国内名院、名科、知名专家
临床护理思维与实践系列丛书

血液科临床护理

思维与实践

主　　审　吴德沛　孙爱宁

主　　编　朱霞明　刘明红　葛永芹

副主编　毛燕琴　汤　芳

编　　委　（以姓氏笔画为序）

卫　峰　王　璇　王桂霞　王爱秋　史丽娜
刘青青　刘梦艳　孙　艳　李　芹　肖佳妮
吴　倩　吴美仪　沈　薇　张　睿　张妍萍
张翠萍　陆　茵　陈　瑛　周爱萍　郑佳佳
姜　媛　顾芙蓉　顾艳婷　徐小丽　黄晓宇
盛佳妮　常梅芳　韩朝娟　薛科强　戴　颖

U0294995

人民卫生出版社

图书在版编目(CIP)数据

血液科临床护理思维与实践/朱霞明,刘明红,葛永芹主编. —北京:人民卫生出版社,2016
(国内名院、名科、知名专家临床护理思维与实践系列丛书)
ISBN 978-7-117-22424-6

Ⅰ. ①血… Ⅱ. ①朱… ②刘… ③葛… Ⅲ. ①血液病—护理 Ⅳ. ①R473.5

中国版本图书馆CIP数据核字(2016)第076676号

人卫社官网	www.pmph.com	出版物查询，在线购书
人卫医学网	www.ipmph.com	医学考试辅导，医学数据库服务，医学教育资源，大众健康资讯

版权所有，侵权必究！

血液科临床护理思维与实践

主　　编: 朱霞明　刘明红　葛永芹
出版发行: 人民卫生出版社(中继线 010-59780011)
地　　址: 北京市朝阳区潘家园南里19号
邮　　编: 100021
E - mail: pmph @ pmph.com
购书热线: 010-59787592　010-59787584　010-65264830
印　　刷: 三河市博文印刷有限公司
经　　销: 新华书店
开　　本: 710×1000　1/16　　印张: 19
字　　数: 351千字
版　　次: 2016年6月第1版　2016年6月第1版第1次印刷
标准书号: ISBN 978-7-117-22424-6/R · 22425
定　　价: 46.00元
打击盗版举报电话: 010-59787491　E-mail: WQ @ pmph.com
(凡属印装质量问题请与本社市场营销中心联系退换)

前言

随着临床护理学科的飞速发展，在医疗护理领域，对专科护理人才的知识结构和临床护理技能也提出了更高的要求。为了满足血液病临床护理实际需求，提升护理品质，我们撰写了这本《血液科临床护理思维与实践》。本书突破了教科书写作中的固有框架，注重切合护理思维和临床实践，更具有临床实用性。全书共两大篇，第一篇为病例篇，共选择了30个病例，既有血液科常见病例，也有临床较为罕见之病例，病种涵盖全面，对疾病在起病、治疗、转归过程中出现的护理问题、相关因素、护理措施、效果评价及康复宣教等内容进行了详细的撰写；这些临床实例，也是多年来我院血液病护理众多案例之中极具代表性的一部分，对临床护理工作具有指导性价值。第二篇为专科护理操作技术篇，包含了护理评估、护理实施、专科技术护理配合及仪器设备使用技术等内容，为临床血液病护理操作技术提供了参考和依据。参加本书编写的人员，均在血液科临床护理一线工作多年，对血液系统疾病和造血干细胞移植具有丰富的临床护理经验。

《血液科临床护理思维与实践》一书的宗旨是为广大医务工作者提供一本专业针对性强、参考价值高、案例丰富、实用性强的血液系统疾病护理参考书，适用于各级医院的血液科护理人员，对其他专科的护理人员也具有一定的参考价值。

在本书的编写过程中，编者除分析、总结病例以外，还参阅了大量血液学书籍和文献资料，在此对这些书籍和文献的作者谨表衷心的感谢！本书的编写还得到血液病著名专家吴德沛教授和孙爱宁教授及临床医师的大力支持，在此一并表示诚挚的感谢。

本书虽经反复讨论、修改和审阅，但难免会有疏漏和不足，敬请读者提出宝贵意见。

编　者

2015年4月

目录

第一篇 病例篇

第二篇 专科护理操作技术篇

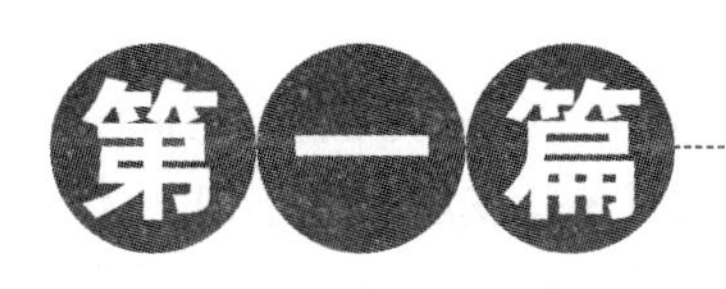

病例篇

病例1 缺铁性贫血患者的护理

患者女性，26岁，面色苍白四年加重一月，近一月来自觉活动后心慌乏力、月经量增多。在当地查血常规示WBC $8.8 \times 10^9/L$、Hb 78g/L、PLT $115 \times 10^9/L$，网织红细胞2.5%，门诊拟“贫血”收入院。

一、诊疗过程中的临床护理

（一）入院时

1. 诊疗情况　入院后查体：T37℃、P90次/分、R18次/分、BP100/60mmHg，神志清楚，面色苍白，中度贫血貌[1]，毛发干枯、皮肤干燥；口角炎、舌炎、舌乳突萎缩，指（趾）甲床苍白匙状甲[2]，月经量多，全身皮肤无淤点、淤斑，浅表淋巴结未触及肿大。胸骨无压痛，双肺呼吸音清，心界不大，心音正常，肝脾未触及，双下肢无水肿。血常规：WBC $4.5 \times 10^9/L$、RBC $2.8 \times 10^{12}/L$、Hb 78g/l、Plt $359 \times 10^9/L$，平均红细胞体积（MCV）73.2fl，平均红细胞血红蛋白（MCH）21.8pg，平均红细胞血红蛋白浓度（MCHC）278g/L，网织红细胞2.0%。血清铁蛋白（SI）=8μg/L（降低），生化指标基本正常。骨髓象有核细胞增生活跃，粒∶红比例为3∶1.1，以红系增生为主，红细胞系统、粒细胞系统和巨核细胞系统均有明显细胞形态异常。未见原始细胞，铁染色：外铁阴性，内铁：0%。骨髓涂片染色提示骨髓小粒可染铁（细胞外铁）消失，幼红细胞<15%。大便隐血阴性。心电图、胸部X片、腹部B超均正常。诊断为“缺铁性贫血”。

思维提示

（1）贫血的表现：缺铁性贫血患者由于缺铁，导致血红蛋白合成减少。血液中血红蛋白含量减少，血液携氧能力下降，引起全身各组织和器官缺氧与功能障碍，导致患者出现面色苍白、乏力、头昏、心悸和气短等症状。缺铁性贫血患者病情严重时，患者可出现贫血缺氧表现，主要表现为乏力、易倦、头晕、头痛、眼花、耳鸣、心悸、气短、食欲缺乏；苍白、心率增快。因此护理上合理的休息与运动非常重要。

（2）组织缺铁表现：缺铁性贫血患者由于长期缺铁，使组织细胞中含铁酶和铁依赖性酶的活性降低，会出现组织缺铁的表现，主要表现为精神行为异常，如烦躁、易怒、注意力不集中、异食癖；体力、耐力下降；易感染；儿童生长发育迟缓、智力低下；口腔炎、舌炎、舌乳头萎缩、口角皲裂、吞咽困难；毛发干枯、脱落；皮肤干燥、皱缩；指（趾）甲缺乏光泽、脆薄易裂，重者指（趾）甲扁平，甚至凹下呈勺状（匙状甲）。要密切观察患者的症状与体征，预防并发症。

2. 护理评估　患者有贫血和组织缺铁的表现。

3. 护理思维与实施方案

贫血致组织缺氧，面色苍白，头晕、乏力，活动后心悸气短
↓
活动无耐力

（1）护理目标：患者无意外损伤发生

（2）护理措施：

- 缺氧症状明显时应给予吸氧并卧床休息，以减轻心脏负荷，减少机体的耗氧量
- 根据贫血的程度、发生发展的速度及基础疾病等，与患者一起制定休息活动计划，逐步提高患者的活动耐力水平
- 指导患者在活动中进行自我监控，若自测脉搏≥100次/分或出现明显心悸、气促时，应停止活动。必要时，在活动时给予协助，防止跌倒
- 教会患者自我监测病情，包括自觉症状、静息状态下呼吸与心跳的频率变化、平卧时的自我感觉，有无水肿及尿量变化等。一旦自觉症状加重，应及时告诉医生。预防贫血性心脏病的发生
- 遵医嘱给予输注红细胞

口角炎、舌乳突萎缩、舌炎
↓
细胞组织缺铁，口腔黏膜受损

（1）护理目标：口腔黏膜炎控制，患者舒适度提高

（2）护理措施：

- 保持口腔清洁，督促患者养成进餐前后、睡前、晨起用碳酸氢钠溶液、2.5%制霉菌素液、牙龈炎冲洗器交替漱口的习惯
- 口腔溃疡糊涂口腔
- 进食细软、无骨刺的食物，并细嚼慢咽
- 食物中加入适当的调味品，以刺激食欲

（二）住院过程中

1. 诊疗情况 入院后了解患者既往饮食习惯不健康，有偏食，平时以食素为主，喜喝浓茶[3]。平素月经量偏多，持续时间长，本次月经来潮时间又超过半月。入院后予妇科B超检查并请妇科会诊，诊断为“功能性子宫出血”，予中药调理[4]，并予口服铁剂速力菲、维生素C等药物，治疗期间患者出现恶心、呕吐、胃部不适和排黑便等胃肠道反应[5]，予对症处理后症状缓解，一周后月经止，三周后查血象：Hb 92g/L，网织红细胞6.0%，溶血检查阴性。

思维提示

（3）铁需要量增加而摄入量不足，是妇女儿童缺铁性贫血的主要原因。患者由于月经失血量多，需铁量增加，偏食等不良的饮食习惯，使铁摄入量不足，造成机体缺铁。故合理的饮食结构和方式，预防性增加含铁丰富的食物或铁强化食物很重要。

（4）患者有功能性子宫出血，是导致缺铁的主要原因，积极治疗功能性子宫出血是根治缺铁性贫血的关键所在。要做好子宫出血的护理，预防并发症。

（5）患者口服铁剂治疗后出现不良反应，有恶心、呕吐、胃部不适和排黑便等胃肠道反应，应给予有效的护理方法，调整服药时间，减少不良反应的发生。

2. 护理评估 患者有偏食、子宫出血、恶心、胃部不适、食欲减退和排黑便等表现。

3. 护理思维与实施方案

偏食以食素为主，喜喝浓茶

↓

营养失调

（1）护理目标：患者愿意接受为其制定的饮食计划，营养缺乏得到纠正

（2）护理措施：

- 纠正不良的饮食习惯：保持均衡饮食，避免偏食或挑食，养成良好的进食习惯，定时、定量、细嚼慢咽，尽可能减少刺激性过强食物的摄取
- 鼓励患者多吃动物肉类、肝脏、血、蛋黄、海带与黑木耳等含铁丰富且吸收率较高的食物
- 食用含维生素C丰富的食物以促进铁的吸收，应避免在服药或进食含铁食物的同时服用茶、咖啡、牛奶等，以免妨碍铁的吸收

月经量多、未净
↓
子宫出血

(1) 护理目标：子宫出血期间无并发症发生
(2) 护理措施：
- 观察出血的量、色、质，正确计算出血量，并及时记录
- 观察患者的面部表情、面色、有无出血性休克症状
- 保持会阴部的清洁，勤换会阴垫，每日两次清洗会阴部

恶心、胃部不适和排黑便
↓
口服铁剂不良反应

(1) 护理目标：合理使用铁剂，密切观察并预防其不良反应
(2) 护理措施：
- 向患者说明口服铁剂的目的，强调按剂量、按疗程服药，定期复查相关实验室检查，以保证有效治疗、补足储存铁，避免药物过量而引起中毒或相关病变的发生
- 指导患者饭后或餐中服用铁剂。反应过于强烈者宜减少剂量或从小剂量开始
- 避免与茶、咖啡、牛奶等同服，还应避免同时服用抗酸药以及H2受体拮抗剂，可服用维生素C、乳酸等酸性药物或食物
- 告知患者服药期间，粪便会变成黑色，此为铁与肠道内硫化氢作用而生成黑色的硫化铁所致，停药后即可好转，以消除患者的紧张情绪

（三）出院前

1. 诊疗情况　入院后经过一系列的治疗与护理，40天后患者面色红润，头晕乏力症状消失[6]。

思维提示

(6) 患有缺铁性贫血，要积极寻找引起缺铁的原因和原发疾病，并进行相应的病因治疗，这样才能从根本上治愈本病，防止复发。

2. 护理评估　患者贫血得以治愈，出院前应给予出院宣教。

3. 护理思维与实施方案

疾病知识缺乏

(1)护理目标:对引起缺铁性贫血的原因有一定的了解,并能自觉避免可能发生的因素

(2)护理措施:

- 告知缺铁性贫血的病因、临床表现及对机体的危害性;相关实验室检查的目的、意义、治疗及护理的配合与要求等,提高患者及其家属对疾病的认识、治疗及护理的依从性,积极而主动地参与疾病的治疗与康复
- 改变不良的饮食习惯,提倡均衡饮食,荤素结合,以保证足够热量、蛋白质、维生素及相关营养素(尤其铁)的摄入。家庭烹饪建议使用铁制器皿,从中也可以得到一定量的无机铁

二、护理评价

患者从住院治疗到治愈出院,护理上给予了一系列的护理方案的实施。入院时为患者制定休息活动计划,减少机体的耗氧量,逐步提高患者的活动耐力水平,并及时给予纠正不良的饮食习惯,避免偏食或挑食,养成良好的进食习惯,提供了丰富的饮食护理,以纠正营养失调。住院期间,随着疾病的治疗,早期制订实施方案,用护理手段为患者减轻药物的不良反应,预防并发症,为恢复期奠定了基础。恢复期时重点是疾病知识的宣教,预防疾病的复发。在患者整个发病过程中,最为重要的是患者的饮食护理,因为缺铁性贫血大多是可以预防和治疗的,为此饮食护理应始终贯穿在患者的入院、住院以及出院过程中。最终患者痊愈出院。

三、安全提示

缺铁性贫血是因体内铁的储存不能满足正常红细胞生成的需要而发生的贫血。是由于铁摄入量不足、吸收量减少、需要量增加、铁利用障碍或丢失过多所致。缺铁性贫血是临床上最常见的贫血,普遍存在于世界各地。

临床症状包括:贫血的症状,如头晕、乏力、活动后心悸、气短及耳鸣、食欲缺乏等;缺铁的症状,如儿童发育迟缓、注意力不集中、学习成绩下降及异嗜癖等;以及造成缺铁的基础疾病的症状。

引起缺铁性贫血的原因主要有:①营养因素;②慢性失血;③吸收障碍。缺铁性贫血大多是可以预防和治疗的,应重视开展卫生宣教和采取预防措施。

四、经验分享

1. 贫血患者的休息和运动　由于存在不同程度的贫血，患者常常不能耐受剧烈的甚至正常的劳动和体育锻炼，容易出现头晕、目眩、恶心、心慌、气短等缺氧症状，对健康十分不利。但这并不是说，贫血患者绝对不能进行任何形式的体育运动和劳动，应根据贫血的程度、患者的年龄、体质和心肺代偿功能来决定其日常活动量，分为卧床休息、适当活动和运动等方式。

对于轻度贫血的年轻患者，鼓励参加一些运动量不大的体育锻炼项目，如短距离的慢跑、散步、快走、做广播操、打太极拳等，时间以 1 小时为宜，以不产生上述缺氧症状为度，若感到疲劳、头晕、心慌等不适则停止活动；对中度贫血的年轻患者和轻度贫血的老年患者，以休息为主，运动和劳动应量力而行，可从事轻度的家务劳动如烹调、洗碗、洗衣、拖地等，因为适度的体育活动和劳动对缺铁性贫血的康复还是有一定益处的，可以增强体质，改善食欲，促进胃肠道对营养的吸收。严重贫血的患者应休息 1～2 星期，必要时卧床静养，待贫血症状好转后可起床活动，恢复期应注意劳逸结合，逐渐增加活动量。另外所有贫血患者要保证充足的睡眠，避免熬夜、重体力劳动等，以免加重心肺负担，影响胃肠道功能和营养物质的吸收，不利于身体健康的恢复。

2. 缺铁性贫血的饮食调理　饮食调理对缺铁性贫血患者非常重要，且能取得良好疗效。通常动物血含铁量最高，吸收率也最高，动物肝脏如猪肝等含铁量和吸收率次之，蛋黄含铁量亦较高，但吸收率较低，其他含铁较高的食物依次有芝麻、芥菜、芹菜、紫菜、木耳、海带等。水果中以杏、桃、李、葡萄干、红枣、樱桃等含铁较多。

对于缺铁性贫血的患者要多食用动物血、动物肝脏、瘦肉类、蛋、乌贼、海蜇、虾米等动物性食品，以及芝麻、海带、黑木耳、紫菜、香菇、黄豆、黑豆、腐竹、红腐乳、芹菜、荠菜、红枣、葵花子、核桃仁等植物性食品。研究表明维生素 C、肉类、果糖、氨基酸、脂肪可增加铁的吸收，而茶、咖啡、牛乳、植物酸、麦麸等可抑制铁的吸收，所以膳食应注意食物合理搭配。特别是 B 族维生素和维生素 C，如新鲜绿叶蔬菜和水果(如苹果、番茄、花椰菜、马铃薯、包心菜等)可促进肠道内铁的吸收。必要时可口服维生素 C 片以促进铁的吸收。提倡使用铁锅炒菜。应注意缺铁性贫血患者餐后不宜多饮茶和咖啡，尤其不要长期饮浓茶，因茶和咖啡含有鞣酸，与铁结合后影响铁的吸收。

病例 2 巨幼红细胞性贫血患者的护理

患者女性，17 岁，学生，头晕乏力二月，加重十天。患者 2 个月前渐感头昏、乏力，近 10 余天来症状加重，精神疲乏，食欲差。门诊拟诊贫血收住入院。发病前未服用特殊药物。自述二年来因减肥每日膳食极为单调，极少佐食新鲜蔬菜，更少进食肉类食物[1]。否认呕血、黑便及尿色深黄。月经 14 岁初潮，近期周期不规律，量少。

一、诊疗过程中的临床护理

（一）入院时

1. 诊疗情况　入院查体：T 37℃、P 98 次 / 分、R 20 次 / 分、BP 120/75mmHg；神清，发育正常，贫血貌，浅表淋巴结无肿大，巩膜无黄染，舌质红，舌面光滑，舌乳头轻度萎缩，有微痛感[2]，颈软，甲状腺不大，HR 98 次 / 分，律齐，未及杂音，肺部未及啰音，腹软，肝脾肋下未及，下肢不肿，四肢肌力正常，神经系统检查未见异常。血常规 WBC 3.2×10^9/L，Hb 83g/L，PLT 63×10^9/L，MCV 122fl，网织红细胞 0.9%；二便常规正常，隐血阴性；肝肾功能正常，LDH 552U/L；血清铁正常范围；血清叶酸 5nmol/L，血清 VitB_{12} 38pmol/L[3]。诊断巨幼红细胞性贫血。

思维提示

（1）本病病因是由于维生素 B_{12} 及叶酸缺乏所致。叶酸的体内活性形式四氢叶酸和维生素 B_{12} 是细胞合成 DNA 过程中的重要辅酶，当叶酸和维生素 B_{12} 缺乏到一定程度时，细胞核中的 DNA 合成速度减慢，细胞的分裂和增殖时间延长，而胞浆内的 RNA 仍继续成熟，细胞内 RNA/DNA 比值增大，造成细胞体积变大，胞核发育滞后于胞浆，形成巨幼变。该患者长期素食导致叶酸和维生素 B_{12} 缺乏进而引发巨幼红细胞性贫血，故应改变患者的不良饮食习惯从而达到去除病因的目的。

（2）维生素 B_{12} 及叶酸缺乏可导致 DNA 合成的障碍，影响到增生旺盛的上皮细胞导致萎缩出现消化道症状，以舌炎最为突出，表现为舌质红、舌乳头萎缩、表面光滑，被称“牛肉舌”，伴疼痛，对热感、酸、食物特别敏感，经常出现舌部溃疡，舌面裂纹等。因此需做好患者的口腔护理，使之保持清洁、湿润，促进食欲。

(3) 贫血：患者 Hb 83g/L，贫血貌。维生素 B_{12} 和叶酸在细胞核的 DNA 的合成过程中是重要而必需的辅酶。当维生素 B_{12} 和（或）叶酸出现缺乏，或者其代谢发生紊乱时，DNA 的合成即发生障碍，影响到骨髓造血细胞而形成贫血，同时维生素 B_{12} 缺乏的患者常有神经系统症状，主要是由于脊髓后、侧索和周围神经受损所致，典型表现为四肢乏力等。因此患者要加强防护，预防跌倒。

2. 护理评估 患者有贫血、口腔问题、营养缺乏等表现。

3. 护理思维与实施方案

不合理饮食
↓
低于机体需要量

(1) 护理目标：纠正患者错误观念，改变不良饮食习惯，改善营养失调

(2) 护理措施：

- 讲述疾病引起的原因，纠正患者错误观念
- 和营养师一起商量确定病人的热量需要，制定饮食计划
- 建议进食含叶酸和维生素 B_{12} 的食品，如：绿叶蔬菜、水果、谷类、动物肉类、肝、肾、禽蛋等
- 减少食物性叶酸的破坏：烹调时不宜温度过高或时间过长，且蒸煮后不宜久置
- 建议少量多餐，细嚼慢咽，进食温凉、清淡的软食
- 关注体重变化及各项营养指标，并做好记录

舌质红、舌面光滑、舌乳头萎缩，有轻微疼痛
↓
口腔黏膜受损

(1) 护理目标：保持口腔清洁，避免口腔感染

(2) 护理措施：

- 观察舌乳头萎缩情况，有无伴随溃疡，干涩等情况
- 告知各种漱口液的作用，根据唾液不同 pH 值采用杀菌、抑菌、促进组织修复的漱口液含漱。协助其漱口，保持口腔清洁；破溃处给予口腔溃疡糊局涂，贝复剂局喷，必要时局部予碘甘油局敷
- 饮食和饮水温度适宜，避免过热、过冷、油腻、辛辣、油炸、含骨刺等刺激食物
- 疼痛影响进餐时，可予利多卡因稀释液漱口止痛

头晕、乏力
HGB83g/L
↓
预防跌倒

(1)护理目标：日常生活得到满足、患者无意外发生

(2)护理措施：

- 患者卧床休息，协助做好各项生活护理，起床时动作缓慢，遵循“起床三部曲”原则
- 床旁设防跌标识，穿防滑鞋，告知注意活动轻缓，避免碰撞跌倒
- 信号铃放置患者床边，嘱患者有需求时及时呼叫求助
- 及时巡视病房

（二）住院过程中

1. 诊疗情况　入院后行骨髓检查，有核细胞增生明显活跃，粒∶红 1.7∶1，可见到巨型晚幼粒和巨型杆状核粒细胞，红系占 30%，可见到各阶段巨幼红细胞；全片见巨核细胞 20 只，可见到巨核细胞核过度分叶；骨髓细胞外铁(+++)。诊断巨幼细胞性贫血。予叶酸片 10mg 每日三次口服；弥可保片 0.5mg 每日 1 次口服[4]。治疗后患者自觉症状迅速好转，网织红细胞第 4 天增高至 3%，第 7 天达最高值 15%，后逐渐回降。治疗第 14 天患者 WBC 6.9×10^9/L，Hb 107g/L，PLT 183×10^9/L。

思维提示

(4) 药物补充治疗要补充足量，直到补足应有的贮存量，维生素 B_{12} 缺乏单用叶酸治疗是禁忌的，因会加重神经系统损害。凡恶性贫血内因子缺陷等患者需要终生维持治疗，上述治疗后如贫血改善不满意，要注意有否合并缺铁，重症病例因大量红细胞新生，也可出现相对性缺铁，都要及时补充铁剂。严重病例补充治疗后血钾可突然降低，因为在贫血恢复的过程中，血钾大量进入新生的红细胞内，会突然出现低血钾，要及时补钾，尤对老年患者及原有心血管疾病患者，营养性巨幼红细胞性贫血可同时补充维生素 C、B_1 和 B_6。

2. 护理评估　患者存在服药知识缺乏，潜在药物不良反应等问题。

3. 护理思维与实施方案

药物知识缺乏

(1) 护理目标：患者能复述药物治疗的目的、作用、剂量、服法，积极配合服药治疗

(2) 护理措施：

- 告知患者叶酸及弥可保的作用及相关不良反应及应对措施
- 按时发药，服药到口，确保患者准确服用
- 监测患者的电解质变化，及时补充钾等电解质
- 密切观察病情，积极处理药物毒副反应，提高病人舒适度
- 观察患者服药后自觉症状、外周血象的变化，了解药物治疗的效果

（三）出院前

1. 诊疗情况　经过口服叶酸片及弥可保片治疗以及改善营养调理，住院2周后，患者病情明显好转，血常规基本恢复正常，给予出院随访[5]。

思维提示

(5) 巨幼红细胞性贫血预后良好，一般经补充叶酸和维生素 B_{12} 以及调整饮食结构后均可恢复。患者虽经治疗后已基本痊愈，但还需定期检查，指导患者继续做好出院后科学饮食习惯和自我的病情监测。

2. 护理评估　患者有疾病预防知识缺乏。

3. 护理思维与实施方案

疾病预防知识缺乏

(1) 护理目标：患者能复述相关疾病预防知识并配合

(2) 护理措施：

- 向患者讲解巨幼红细胞性贫血的病因、临床表现、对机体的危害性，有关检查的目的、意义及自我预防护理要求
- 进行营养知识宣教，纠正偏食习惯及不正确的烹调习惯
- 婴儿应提倡母乳喂养，合理喂养，及时添加辅食品

疾病预防知识缺乏
- 孕妇应多食新鲜蔬菜和动物蛋白质，妊娠后期可补充叶酸
- 在营养性巨幼细胞性贫血高发区，积极宣传改进食谱
- 对慢性溶血性贫血或长期服用抗癫痫药者应给予叶酸预防性治疗，全胃切除者应每月预防性肌注维生素 B_{12} 一次

二、护理评价

患者因贫血入院，针对患者贫血症状及口腔问题、营养问题，护理上给予了安全防护及针对性护理。住院期间护理上进行了周密的病情观察、用药观察及营养指导。最终患者安全度过了各期，痊愈出院。出院前给予了详尽的出院宣教。

三、安全提示

1. 巨幼细胞性贫血是由于脱氧核糖核酸合成障碍所致的一组贫血，主要系体内缺乏维生素 B_{12} 或叶酸所致亦可因遗传性或药物等获得性 DNA 合成障碍引起，表现为贫血、白细胞和血小板减少以及消化道症状，如食欲减退、腹胀、腹泻及舌炎等，维生素 B_{12} 缺乏时常伴神经系统表现，如乏力、手足麻木、感觉障碍、行走困难等周围神经炎、亚急性或慢性脊髓后侧索联合变性表现，后者多见于恶性贫血，小儿和老年患者常出现精神症状，如无欲、嗜睡或精神错乱。叶酸缺乏可引起情感改变，补充叶酸即可消失。维生素 B_{12} 缺乏尚可影响中性粒细胞的功能。护理人员要加强观察，及时发现异常情况，做好安全护理。

2. 在治疗过程中，由于大量的新生红细胞形成，可使细胞外钾离子内移，从而导致血钾突然降低，特别是老年人、有心血管疾患、进食量少者，须遵医嘱预防性补钾，并加强观察，及时发现低钾血症及高钾血症。

四、经验分享

1. 维生素 B_{12} 和叶酸代谢　维生素 B_{12} 为含钴的维生素，仅由某些微生物合成，人体所需的维生素 B_{12} 主要从动物性食物如肉类、肝、鱼、蛋和乳制品中摄取。成人推荐每天摄入量为 2.0μg，一般饮食中的供给量已远超过需要量。正常成人体内维生素 B_{12} 的总量约为 2～5mg，其中约 2mg 贮存在肝内，因此单纯因食物中含量不足而导致缺乏者极为罕见。

叶酸是一种水溶性B族维生素，在新鲜绿叶蔬菜中含量最多，肝、肾、酵母和蘑菇中也较多。食物烹调、腌制及储存过久等均可被破坏，尤其加水煮沸损失量尤大。

2. 巨幼红细胞性贫血的临床类型

（1）营养性巨幼细胞性贫血：以叶酸为主，我国以西北地区多见，主要见于山西、陕西、河南诸省，常有营养缺乏病史，新鲜蔬菜摄入少又极少荤食，加上饮食和烹调习惯不良，因此常伴有复合性营养不良表现，如缺铁、缺乏维生素B_1、B_2、C及蛋白质。本病好发于妊娠期和婴儿期。1/3的妊娠妇女有叶酸缺乏，妊娠期营养不良性巨幼细胞性贫血常发生于妊娠终末期和产后、感染、饮酒、妊娠高血压综合征以及合并溶血、缺铁及分娩时出血过多均可诱发本病。婴儿期营养不良性巨幼细胞性贫血好发于6个月～2岁的婴幼儿，尤其应用山羊乳及煮沸后的牛奶喂养者，母亲有营养不良、患儿并发感染及维生素C缺乏易发生本病，维生素C有保护叶酸免受破坏的作用。

（2）恶性贫血：系胃壁细胞自身免疫性（毒性T淋巴细胞）破坏，胃黏膜萎缩导致内因子缺乏，维生素B_{12}吸收障碍，好发于北欧斯堪的纳维亚人。多数病例发生在40岁以上，发病率随年龄而增高，但也有少数幼年型恶性贫血，后者可能和内因子先天性缺乏或异常及回肠黏膜受体缺陷有关。90%左右的患者血清中有壁细胞抗体，60%的患者血清及胃液中找到内因子抗体，有的可找到甲状腺抗体，恶性贫血可见于甲状腺功能亢进、慢性淋巴细胞性甲状腺炎、类风湿关节炎等，胃镜检查可见胃黏膜显著萎缩，有大量淋巴、浆细胞的炎性浸润。本病和遗传也有一定的关系，患者家族中患病率比一般人群高20倍。脊髓后侧索联合变性和周围神经病变发生于70%～95%的病例，也可先于贫血出现。胃酸缺乏显著，注射组胺后仍无游离酸。

（3）药物性巨幼细胞性贫血：药物性巨幼细胞性贫血可分为二大组：一组是用叶酸或维生素B_{12}治疗有效者，另一组是应用上述药物无效者。一些药物如对氨基水杨酸钠、新霉素、秋水仙碱、二甲双胍、苯乙双胍等，可影响小肠内维生素B_{12}的吸收。抗癫痫药物，如苯妥英、扑米酮等，柳氮磺胺嘧啶及口服避孕药等，可影响小肠对叶酸的吸收。抗代谢药如6-巯嘌呤、氟尿嘧啶、羟基脲及阿糖胞苷等，可导致合成障碍等。

病例 3 再生障碍性贫血患者的护理

患者女性，16 岁，因面色苍白、高热、口腔溃疡、牙龈出血五天，门诊查血常规示 WBC 1.04×10^9/L、Hb 61g/L、PLT 12×10^9/L，网织红细胞 0.002%。门诊拟“三系减少原因待查”收入院。

一、诊疗过程中的临床护理

（一）入院时

1. 诊疗情况　入院后查体：T 39℃、P 92 次 / 分、R 21 次 / 分、BP 110/60mmHg，有乏力、头昏、心悸和气短表现[1]。神志清楚，面色苍白，双下肢皮肤散在出血点、无水肿，口腔内较多白色分泌物，上腭部见三处 0.5cm×0.5cm 的溃疡，右下磨牙牙龈肿胀明显，触痛[2]，有少量渗血[3]。胸骨无压痛。两肺呼吸音清，未闻及干湿性啰音。心界不大，心律齐，未闻杂音。腹软，全腹未及压痛和反跳痛，肝脾肋下未触及，肝肾区无叩击痛。病理征阴性。血常规示：WBC 1.04×10^9/L，Hb 62g/L，PLT 8×10^9/L，中性粒细胞计数 0.35×10^9/L，网织红细胞 0.002%，铁蛋白：1216μg/L，自身免疫抗体均阴性，骨穿提示：骨髓增生低下，粒系 / 红系增生重度低下，淋巴细胞比例增高，血小板少见，骨髓小粒可见，呈半空架状，其间以淋巴细胞为主，可见浆细胞、网状细胞等非造血细胞，巨核未见，提示再生障碍性贫血。

思维提示

（1）患者出现贫血的表现：再生障碍性贫血患者因造血干细胞缺陷和造血微环境损伤以及免疫介导机制等，导致骨髓造血功能衰竭及全血细胞减少，由于血红蛋白含量减少，血液携氧能力下降，引起全身和各组织和器官缺氧与功能障碍，导致患者出现面色苍白、乏力、头昏、心悸和气短等症状。呈进行性加重，应绝对卧床休息，协助做好护理。

（2）患者有感染的表现：再生障碍性贫血患者由于严重的中性粒细胞减少和免疫抑制剂的应用，易继发各种感染，而且感染不易控制。感染部位常见于呼吸道、泌尿道、口腔黏膜及肛周皮肤。急重型者多有发热，体温在 39℃以上，个别患者自发病到死亡均处于难以控制的高热之中。故做好高热护理，减少并发症极为重要。

此患者由于口腔溃疡牙龈出血、高热等原因使唾液分泌减少，使细菌易在口腔内滋生、繁殖而继发感染，因此必须加强口腔护理。

(3) 患者有出血的表现：再生障碍性贫血患者均有程度不同的皮肤黏膜及内脏出血。皮肤表现为出血点或大片淤斑，口腔黏膜有血泡，有鼻出血、牙龈出血、眼结膜出血等。深部脏器可见呕血、咯血、便血、尿血，女性有阴道出血，其次为眼底出血和颅内出血，后者常危及患者生命。此患者双下肢皮肤有散在出血点，牙龈有渗血，应密切观察出血的发生部位、发展或消退情况，及时发现新的出血、重症出血及其先兆。

2. 护理评估 患者有贫血、感染、出血等再生障碍性贫血的主要表现。

3. 护理思维与实施方案

面色苍白、乏力、头昏、心悸和气短，心率92次/分，Hb: 62g/L，血红蛋白含量减少，血液携氧能力下降，引起全身和各组织器官缺氧与功能障碍

↓

活动无耐力

(1) 护理目标：患者生活所需得到满足

(2) 护理措施

- 用药护理：遵医嘱应用雄激素类药物。长期使用雄激素可对肝脏造成损害，用药期间应定期检查肝功能。ATG和ALG治疗过程中可出现超敏反应、出血加重、血清病以及继发感染，应加强病情观察，做好保护性隔离，预防出血和感染
- 定期复查外周血象，了解血红蛋白、白细胞计数及网织红计数的变化
- 根据患者需要协助各项生活护理，如进食、如厕、擦身、坐浴等，满足患者生活所需
- 遵医嘱予输注浓缩红细胞，严格执行输血制度，观察输血反应。做好患者心理护理，避免紧张、急躁等不良情绪，积极配合治疗
- 其他护理措施参见“缺铁性贫血”

T 39℃，口腔内较多白色分泌物，上腭部溃疡，牙龈肿胀明显，触痛，WBC：$1.04×10^9/L$

↓

口腔感染

(1) 护理目标：口腔清洁，感染得到控制，高热时予对症护理，无高热并发症发生

(2) 护理措施

- 每日睡前、晨起用牙龈炎冲洗液进行口腔护理
- 进餐前后用碳酸氢钠液、2.5% 制霉菌素液交替漱口
- 必要时予无菌小纱布浸泡两性霉素溶液后口腔咀嚼
- 无痛碘稀释液湿敷口腔上腭、碘甘油湿敷牙龈每日二次
- 口腔溃疡糊局涂溃疡处
- 口腔溃疡处予贝复剂局喷促进表皮生长
- 高热时给予冰枕降温，遵医嘱给予药物降温
- 密切观察患者的体温与脉搏的变化
- 出汗后及时更换衣褥，保持皮肤清洁干燥，防止受凉
- 观察患者降温后的反应，避免发生虚脱
- 指导病人摄取足够的水分以防止脱水，每天至少 2000ml 以上
- 补充营养，鼓励患者进高蛋白、高维生素、低脂肪的无渣半流质饮食

双下肢皮肤散在出血点，牙龈渗血，PLT：$8×10^9/L$

↓

出血

(1) 护理目标：出血能得到及时而有效的处理

(2) 护理措施

- 严密观察生命体征的变化，观察有无其他脏器的出血
- 保持床单平整，被褥衣裤轻软，擦身、坐浴时避免水温过高和过于用力擦洗皮肤
- 剪短指甲，以免抓伤皮肤
- 高热时禁止用酒精擦浴降温
- 禁止用硬毛牙刷刷牙，牙签剔牙，进食速度宜慢，避免口腔黏膜及牙龈受损

双下肢皮肤散在出血点，牙龈渗血，PLT: 8×10^9/L
↓
出血

- 牙龈出血时，用明胶海绵或 0.1% 肾上腺素棉球局部压迫止血，并及时用生理盐水清除口腔内陈旧血块
- 预防鼻腔黏膜干燥，必要时点滴薄荷油保护，禁止挖鼻孔，以免损伤鼻腔黏膜，引起出血
- 进食无渣半流质饮食，忌进食带刺、骨的食物，以防口腔黏膜损伤而引起出血和感染

（二）住院过程中

1. 诊疗情况　入院后经完善检查，诊断为"重型再生障碍性贫血 - I 型"，给予积极止血、抗感染输血支持治疗，予重组人促红细胞注射液（EPO）、集落刺激因子（G-CSF）刺激造血，环孢霉素（CSA）及再障生血片、十一酸睾酮治疗。并予入净化仓全环境保护下行强化免疫（兔抗人胸腺细胞免疫球蛋白，ATG）治疗。第一天使用 ATG 时，患者出现寒战发热、血压下降[4]，经对症处理后症状缓解，ATG 使用后第五天，血常规示：WBC 0.1×10^9/L，Hb 58g/L，PLT 5×10^9/L，患者出现球结膜出血，全身皮肤均可见密集的新鲜出血点，口腔内出现血疱，牙龈出血不止[5]，患者情绪紧张，悲观、担心预后[6]，经心理疏导以及积极的治疗与护理后，患者病情逐渐稳定。

思维提示

（4）ATG 使用不良反应：ATG 是强效免疫抑制剂，急性副作用包括超敏反应、发热、僵直、皮疹、高血压或低血压及液体潴留。血清病一般出现在 ATG 治疗后的第 7 到 14 天。应用 ATG 需要密切监测生命体征变化，及时发现、及时处理。

（5）患者有颅内出血的危险：重型再生障碍性贫血患者由于血小板减少，均会发生出血，颅内出血常危及患者生命。此患者有球结膜出血，皮肤均可见密集的新鲜出血点，口腔内出现血疱，牙龈出血不止，必须加强观察，提前采取预防措施，减少危险因素。

（6）患者有恐惧心理：重型再生障碍性贫血患者由于起病急，病情严重，有感染、出血等症状，应加强保护性消毒隔离，有条件者可入住无菌层流净化舱，由于药物的副反应和对疾病知识缺乏，患者可出现焦虑、抑郁、甚至绝望、恐惧等负性情绪，这些负性情绪可影响患者的康复信心，及影响诊疗与护理的配合，从而影响疾病康复、治疗的效果。因此，心理护理尤为重要。

2. 护理评估　患者有药物过敏反应、出血等症状，并有恐惧等心理反应。

3. 护理思维与实施方案

第一天使用ATG时，患者出现寒战、发热、血压下降
↓
ATG使用的不良反应

(1)护理目标：及时发现不良反应，协助做好处理

(2)护理措施

- 用药前向患者讲解药物的作用和可能会出现的不良反应
- 先用ATG 2.5mg加到100ml生理盐水中静脉滴注2小时，密切观察是否有严重不良反应，如果没有再进行全量ATG输注
- ATG输注前30分钟遵医嘱使用糖皮质激素和口服抗组胺药物；输注时同步输注糖皮质激素以预防不良反应的发生
- 输注ATG时密切观察病情及生命体征，监测体温变化，给予心电监护监测血压、心率、血氧饱和度
- 输注ATG时床边备气管切开包、肾上腺素等抢救物品、药品
- 出现寒战发热、血压下降等症状时，暂停滴注，汇报医生及时处理，等症状缓解后再缓慢滴注
- ATG治疗后，密切观察患者有无全身肌肉及关节疼痛等血清病症状，及时发现、及时处理

出现球结膜出血，全身皮肤均可见密集的新鲜出血点，口腔内出现血疱，牙龈出血不止，PLT：5×10^9/L
↓
有潜在颅内出血的危险

(1)护理目标：出血得到及时而有效的处理，预防新的出血及颅内出血的发生

(2)护理措施

- 绝对卧床休息，协助做好各项生活护理
- 保持大便通畅，排便时不可用力屏气，有排便困难时可使用开塞露或缓泻剂促进排便
- 注意观察患者出血的发生部位、发展或消褪情况，及时发现新的出血、重症出血及其先兆
- 密切观察生命体征，观察有无头痛、恶心、呕吐，注意血压、瞳孔的变化，一旦发现异常及时汇报医生并协助抢救

出现球结膜出血，全身皮肤均可见密集的新鲜出血点，口腔内出现血疱，牙龈出血不止，PLT：5×10^9/L

↓

有潜在颅内出血的危险

- 遵医嘱正确使用止血药物及输注血小板，严格执行输血制度，并观察输血反应
- 每日监测血常规
- 口腔护理同出血的处理

患者情绪紧张，悲观、担心预后

↓

恐惧、悲观

（1）护理目标：恐惧程度减轻或消除，积极配合治疗

（2）护理措施

- 耐心倾听患者的需求与忧虑，并能给予正确的解释和心理疏导
- 简明扼要讲解疾病的相关知识，目前治疗与护理的主要措施及其配合要求等，特别强调紧张与恐惧不利于控制疾病
- 向患者介绍治疗效果较好的成功例子，鼓励患者正确对待疾病，保持乐观情绪，树立战胜疾病的勇气和信心
- 营造良好的住院环境，建立良好、互信的护一患关系，尽可能避免不良刺激的影响

（三）出院前

1. 诊疗情况　经过全面细致的治疗与护理。住院100日后，患者病情逐渐好转，体温正常，口腔溃疡愈合，无明显感染及出血表现。血常规示：WBC 3.2×10^9/L，Hb 80g/L，PLT 26×10^9/L；复查骨穿提示：骨髓有核细胞增生活跃、粒系造血恢复，血小板逐渐回升。出院后需继续CSA免疫抑制治疗及十一酸睾酮支持治疗，定期查血常规[7]。由于雄激素的长时间治疗，患者可出现面部痤疮、毛发增多，情绪低落，因此不愿与外界交流[8]。

思维提示

（7）接受ATG和环孢素治疗的患者应密切随访，定期查血常规以便及时发现复发倾向或是演变为克隆性疾病如PNH、MDS和AML。ATG治疗后3～4个月应该筛查PNH。如果血细胞计数和血涂片提示复发或其他异常则应进一步做骨髓遗传学检查。

(8) 长期应用雄激素类药物治疗可出现以下副作用，皮肤出现痤疮，毛发增多，儿童及女性声音变粗，女性可出现停经和男性化表现，需帮助患者正确面对。

2. 护理评估　患者需要增加用药随访的知识及心理支持。

3. 护理思维与实施方案

出院后继续CSA免疫抑制治疗及安雄支持治疗
↓
用药与随访治疗

(1) 护理目标：病人能自我监测病情，正确按医嘱用药

(2) 护理措施

- 教会病人自我监测病情，密切随访
- 鼓励患者坚持治疗，树立战胜疾病的信心。保持心情舒畅，按时、按量、按疗程服药
- 鼓励患者根据病情适当进行户外活动，以增加适应外界环境的能力，但避免出入公共场所，以免感染

患者出现面部痤疮、毛发增多，情绪低落，不愿与外界交流
↓
负性情绪——自闭

(1) 护理目标：患者能正确认识出现的症状，积极面对生活

(2) 护理措施

- 向患者解释雄激素类药物应用的目的、主要不良反应，说明待病情稳定后，随着药物剂量的减少，不良反应会逐渐消失
- 帮助病人认识不良心理状态对疾病康复的不利影响
- 与患者积极沟通，和其家人、朋友一起为患者提供心理支持，减少孤独感，增强康复的信心，积极配合治疗

二、护理评价

患者从入院至好转出院，通过一系列护理措施的实施。患者贫血、出血的症状得到了有效的改善，感染得到了有效的控制。抗感染输血支持治疗，并在无菌层流净化仓全环境保护下进行了强化免疫治疗。为了安全有效地度过骨髓空虚期，处理用药后的并发症，我们用护理手段解决了患者发生的护理问题，将预防出血及感染贯穿在整个住院过程中，为早日康复奠定了基础，最终患者安全度过了骨髓空虚期，好转出院。

三、安全提示

1. 再生障碍性贫血主要临床表现为贫血、出血及感染。故护理时应通过早期的观察、预防，及时的处理，防止出血、感染的加重。

2. 再生障碍性贫血患者的感染以呼吸道感染最常见，其次有消化道、泌尿生殖道及皮肤黏膜感染等。感染菌种以革兰阴性杆菌、葡萄球菌和真菌为主，常合并败血症。急重型者多有发热，体温在39℃以上，个别患者自发病到死亡均处于难以控制的高热之中。故应切实做好保护性消毒隔离，全方位预防感染。

3. 再生障碍性贫血患者均有程度不同的皮肤黏膜及内脏出血。皮肤表现为出血点或大片淤斑，口腔黏膜有血泡，有鼻出血、龈血、眼结膜出血等。深部脏器可见呕血、咯血、便血、尿血，女性有阴道出血，其次为眼底出血和颅内出血，后者常危及患者生命。故应密切监测生命体征、观察病情变化，及时发现出血、及时处理。

四、经验分享

再生障碍性贫血患者日常生活注意事项：

1. 再生障碍性贫血患者应避免接触有害环境物质如化学药品、放射性物质等，以免进一步受到伤害。

2. 饮食应注重营养，忌食辛辣食物，忌饮酒。

3. 注意劳逸结合，根据病情适当进行室内外活动，预防感冒。

4. 注意口腔卫生，勤漱口，软毛牙刷刷牙。保持皮肤清洁，勿搔抓皮肤，避免皮下出血。

病例 4 溶血性贫血患者的护理

患者女性，16 岁，因发热 4 天伴皮肤黄染 1 天来院就诊，主诉心悸、气短、头昏无力[1]，门诊以“发热待查”收住入院。既往无肝炎病史，5 天前有感冒症状。

一、诊疗过程中的临床护理

（一）入院时

1. 诊疗情况　入院后查体：T 39℃、P 112 次 / 分、R 24 次 / 分、BP 90/65mmHg，神志清楚，主诉四肢酸痛，有呕吐。皮肤及巩膜明显黄染，腹部压痛点不固定，以脐周为著，双侧肋区均叩痛，尿液呈酱油色[2]，B 超示脾大[3]，胆囊结石。实验室检查，血常规：WBC 5.1×10^9/L，L 21.6%、N 66%、RBC 2.2×10^{12}/L、Hb 60g/L、RC 0.05%、血型 B 型；肝功能：总胆红素 79.9mmol/L，直接胆红素：5.4mmol/L，间接胆红素：74.5mmol/L，GPT、GOP 正常；尿常规：糖（−）、酮体（++）3.9mmol/L、尿比重 1.020、潜血 +++200erg/μl，pH6.0、蛋白质（++）、尿胆原 ±16μmmol/L、亚硝酸盐（−）、WBC 少许。经骨穿证实，骨髓象增生活跃，提示为溶血性贫血。抗人体球蛋白试验阳性，抗 IGg 阳性，抗 C_3 阳性，$CD55^-$ 7%，$CD59^-$ 10%，尿 ROUS 试验阳性。诊断改为“急性自身性免疫性溶血性贫血”。

思维提示

（1）患者出现心血管系统的表现：心悸、气短、头昏无力是贫血患者心血管系统的主要表现，这是缺氧状态下机体交感神经活性增强，促使心率加快、心输出量增加、血流加速的结果，其症状的轻重与贫血的严重程度和个体活动量有关。因此纠正贫血，增加机体活动耐力很重要。

（2）患者出现急性溶血的表现：患者高热，主诉四肢酸痛，有呕吐，皮肤及巩膜明显黄染，尿液呈酱油色，这是由于短期内大量血管内溶血，伴有 PNH GPI 缺失合并 PHN 血管内溶血表现所致。严重者可发生周围循环衰竭，急性肾衰竭。因此密切监测生命体征的变化非常重要。

(3) 脾大，多见于自身免疫性溶血性贫血。是属于血管外溶血，由于红细胞表面膜的变化，被单核—吞噬细胞系统辨认捕捉，在巨噬细胞内破坏，主要是脾破坏红细胞，可引起脾大，脾大可引起腹部不适，疼痛等，甚至破裂，故应做好保护措施。

2. 护理评估 患者有高热，四肢酸痛，呕吐，皮肤及巩膜明显黄染，尿液呈酱油色等急性溶血的表现，同时出现了心悸、气短、头昏无力等贫血表现。

3. 护理思维与实施

高热、四肢酸痛、呕吐、皮肤及巩膜明显黄染，尿液呈酱油色
↓
急性溶血

(1) 护理目标：及时发现病情变化，积极配合医生救治

(2) 护理措施

- 给予心电监护，密切观察患者生命体征、神志、自觉症状的变化，注意贫血、黄疸有无加重，尿量、尿色改变，及时了解实验室检查结果
- 高热时给予降温处理：冰袋降温，调节室温，温水擦浴，遵医嘱给予药物降温
- 饮食指导：避免进食可能加重溶血的食物或药物，鼓励患者多饮水，勤排尿，促进溶血后产生的毒物排出
- 用药护理：遵医嘱正确用药，并注意药物不良反应的观察和预防
- 输血时应注意输血速度不宜过快，以 30～40 滴 /min 为宜，以免加重心脏负荷。输血前认真做好核对工作，严格执行无菌操作。输血过程中严密观察，如疑有输血反应时，应立即停止并给予对症处理

心悸、气短、头昏乏力，Hb 60g/L，中度贫血引起组织缺氧
↓
导致活动无耐力

(1) 护理目标：减轻心悸、气短、头昏无力等症状，增加活动耐力
(2) 护理措施
- 合理安排休息与活动，减少机体耗氧量。增加卧床休息时间，若病情允许，鼓励其生活自理，活动量应以不加重症状为度；指导患者在活动中进行自我监测。若出现明显心悸、气促时，应停止活动。必要时，给予协助，防止跌倒
- 给予氧气吸入，改善组织缺氧状态
- 遵医嘱给予红细胞输注，输血时注意控制输注速度，防止心脏负荷过重而诱发心力衰竭

脾大
↓
腹部不适、疼痛

(1) 护理目标：增加患者舒适度，减少疼痛不适
(2) 护理措施：
- 减少活动量，增加卧床休息时间，采取舒适的体位
- 少量多餐，减轻腹胀，避免弯腰和碰撞腹部，防止外力引起脾破裂
- 遵医嘱适量使用止痛药
- 测腹围，定期做 B 超，观察病情变化

（二）住院过程中

1. 诊疗情况　入院 16 小时后患者病情加重，出现神志淡漠，少尿，T 39.2℃、P 138 次 / 分、R 26 次 / 分、BP 85/55mmHg[4]，血常规：WBC 4.6×10^9 /L，L 20.6%、N 62%、RBC 2.0×10^{12}/L、Hb 55g/L，立即建立两条静脉通路，给予万汶、林格氏液等扩血管治疗，并予甲基强的松龙、环孢霉素、保肝退黄和抗生素治疗。3 小时后患者尿量增多，神志转清，T 38℃，患者较为紧张，担心疾病还会加重，有恐惧感[5]，经过很好的护患沟通，患者逐渐好转。1 周后患者生命体征平稳，黄疸减轻，无感染症状[6]，血常规：WBC 4.8×10^9/L、RBC 3.2×10^{12}/L、Hb 86g/L；肝功能：总胆红素 25.9mmol/L，直接胆红素：3.4mmol/L，间接胆红素：46.5mmol/L；尿常规：无特殊异常。

思维提示

(4) 患者有休克表现，出现了神志淡漠，少尿，T 39.2℃、P 138次/分、R 26次/分、BP 85/55mmHg等，这是休克的表现，积极配合医生做好抢救工作和休克护理非常的重要。

(5) 患者情绪紧张，感觉随时会有生命危险，有恐惧心理，此时心理支持显得非常重要。

(6) 感染：由于患者使用糖皮质激素和免疫抑制剂治疗，容易出现各种感染。此时应给予较为有效的护理方法，尽量减少感染的发生或避免感染加重。

2. 护理评估 患者出现紧张、恐惧，休克，潜在感染等问题。

3. 护理思维与实施方案

神志淡漠，少尿，T 39.2℃、P 138次/分、R 26次/分、BP 85/55mmHg
↓
导致休克

(1) 护理目标：积极配合抢救，纠正休克
(2) 护理措施：
- 迅速建立两条静脉通路，合理补液
- 严密监测生命体征，做好病情观察，如：观察意识、注意皮肤色泽及肢端温度、注意尿量、颜色、比重、pH值，记录24小时出入量
- 绝对卧床休息，避免不必要的搬动，应取平卧位或中凹位，注意保温
- 保持呼吸道通畅，及时清除呼吸道分泌物

患者疾病加重，使其产生恐惧心理
↓
心理障碍

(1) 护理目标：做好心理支持。保持情绪平稳
(2) 护理措施
- 评估患者心理状态，根据患者的不同状态做好相应的心理护理
- 向患者例举相同疾病治疗成功的案例，增强其信心
- 讲解疾病相关知识，使其对疾病发展及预后有相应的了解，消除恐惧心理

T 39.2℃
↓
感染

(1)护理目标：患者感染得到及时监测及处理
(2)护理措施
- 严格执行保护性消毒隔离制度保持病室内合理的温度、湿度，定期开窗通风，限制探陪人员，每日紫外线消毒
- 监测体温，密切观察感染的症状及病情变化，做好记录
- 保持口腔和肛门的清洁，做好口腔护理、会阴部护理等基础护理
- 合理安排好抗生素使用的间隔时间，观察药物疗效和不良反应
- 给予振动排痰仪的应用，减少相关性肺炎的发生

（三）出院前

1. 诊疗情况　经过周全的治疗与护理。住院22日后，患者病情逐渐好转，无心悸、气短，头昏无力明显好转，肝功能恢复正常，尿常规正常，脾脏有所缩小，抗人体球蛋白试验、抗IgG，抗C_3转阴，患者出院[7]。

思维提示

(7) 自身免疫性溶血性贫血尚无根治方法，容易出现反复，使患者增强预防意识很重要，故要做好出院宣教。

2. 护理评估　患者病情好转，予出院宣教。

3. 护理思维与实施方案

本病尚无根治方法，容易出现反复
↓
疾病自护知识缺乏

(1)护理目标：患者对疾病有所了解，疾病自护知识得到提高
(2)护理措施：
- 向患者讲述本病发病诱因，增强预防意识
- 适宜的体育锻炼，不感觉疲劳为度，保证充足的休息和睡眠。溶血发作期间绝对卧床休息
- 注意保暖，多饮水，勤排尿，进食高蛋白、高维生素食物
- 自我监测贫血、溶血及相关症状或体征，包括头昏、头痛、心悸、气促等症状，皮肤有无苍白、黄染，有无尿量减少或浓茶样尿等，出现异常及时就医

二、护 理 评 价

患者从发病到救治的成功，护理上给予了一系列的护理方案的实施。入院时为患者解决了紧张情绪，为进一步治疗增强信心。住院期间，随着疾病的进一步加重，为了安全度过，早期制订实施方案，用护理手段为患者解决了存在的护理问题，为康复奠定了基础。最终患者症状和体征消失，顺利出院。

三、安 全 提 示

1. 本病病程较长，黄疸多呈反复发作。大多数患者在治疗后可长期存活，如有严重并发症（心力衰竭、急性肾衰竭、严重感染）而伴有呼吸困难、水肿、尿少或高热持续不退等危重症候者，预后不良，故减少严重并发症尤为重要。

2. 自身免疫性溶血性贫血尚无根治方法，伴发感染易增加复发率，需帮助患者增强预防意识，做好出院宣教。

四、经 验 分 享

如何预防复发？

注意冷暖适宜，不吃生冷食物，如雪糕、冰啤酒、海鲜，可适量服用维生素 E 来预防因缺少维生素 E 而引发的溶血性贫血。养成现代科学健康的生活方式，忌烟酒，不偏食，不熬夜，少吃零食等。保持心情愉快，乐观情绪，性格开朗，增进机体的免疫力，利于身心健康。

病例 5 阵发性睡眠性血红蛋白尿患者的护理

患者男性，22 岁，因无明显诱因出现间歇性浓茶样尿 8 月余，近 1 月逐渐加重，持续晨起浓茶样尿，偶有夜间血尿，伴发热、咳嗽、头晕、乏力、心悸、面色苍白[1]，实验室检查：WBC $3.0 \times 10^9/L$，RBC $3.5 \times 10^9/L$，Hb 52g/L，PLT $56 \times 10^9/L$。门诊拟“阵发性睡眠性血红蛋白尿（PNH）”收住入院。

一、诊疗过程中的临床护理

（一）入院时

1. 诊疗情况　入院后查体：T 38℃，P 92 次 / 分，R 22 次 / 分，BP 116/74mmHg，神志清楚，神情紧张，巩膜轻度黄染，重度贫血貌[2]，皮肤黏膜苍白，浓茶样尿液，咳嗽，双肺偶可闻及散在性湿性啰音[3]，肝在右锁骨中线肋缘下 3cm，触痛不明显，质韧，脾在左锁骨中线肋缘下 2cm 质软。

思维提示

（1）血红蛋白尿：阵发性睡眠性血红蛋白尿系获得性红细胞膜缺陷引起的慢性血管内溶血，常在睡眠时加重，约有 3/4 患者在病程中有血红蛋白尿发作，因睡眠时呼吸中枢敏感性降低，二氧化碳潴留，血浆 pH 降低，补体易被激活，故一般在晨起较重，呈葡萄酒或红茶色酱油样，轻者可无任何不适，重者有气短、面色苍白、腰腹部疼痛和发热等症状。因此应密切观察患者生命体征变化。

（2）经统计资料，初治时 95% 的患者有贫血，54% 的患者呈全血细胞减少，以贫血为首发者多在发病后半年及 2 年后进入血红蛋白尿发作期。一般血浆游离血红蛋白浓度超过 300～400mg/L 时出现血红蛋白尿，因慢性血管内溶血含铁血黄素尿阳性。血红蛋白尿和持续含铁血黄素尿导致不同程度的铁丢失，每日损失可高达 20mg，导致患者重度贫血貌，皮肤黏膜苍白。如贫血症状无改善，可能会造成组织缺氧，活动后会出现心悸、气短。长期严重的贫血会引起心绞痛、心力衰竭伴以水钠潴留、水肿，甚至伴有心脏杂音。

（3）呼吸道感染：患者继发感染，以支气管感染最为常见，引起发热、咳嗽、全身不适等症状。感染的原因与中性粒细胞减少及吞噬功能降低以及溶血导致单核 - 巨噬细胞系统封闭有关，而感染可诱发溶血或引起再障危象。

2. 护理评估　患者出现重度贫血伴浓茶样尿表现，同时出现乏力、心悸、感染、恐惧等症状体征。

3. 护理思维与实施方案

头晕、乏力、心悸、面色苍白、血红蛋白 52g/L
↓
活动无耐力

（1）护理目标：患者各项生活需求得到满足，贫血症状减轻或缓解

（2）护理措施

- 注意观察患者贫血的症状、体征，评估其活动耐受能力
- 卧床休息，限制患者活动，以减少耗氧，避免突然变化体位，如坐起、起立等，床栏防护，防止晕倒
- 给予氧气吸入 2 升 / 分，改善组织缺氧症状
- 协助各项生活护理，满足机体需要
- 遵医嘱予输血支持治疗，控制输血速度，同时加强监测，及时发现和处理输血不良反应

发热伴咳嗽，双肺偶可闻及散在湿性啰音
↓
感染

（1）护理目标：住院期间患者感染症状得到及时监测处理

（2）护理措施

- 卧床休息，保持安静，帮助病人采取舒适的体位，定时翻身拍背
- 高热时给予物理降温，必要时遵医嘱应用药物降温，掌握药物的适应证及注意事项，慎用解热镇痛药
- 鼓励患者多饮水，每日饮水大于 2000ml 以上，指导正确咳嗽排痰，必要时遵医嘱予化痰处理
- 做好口腔、皮肤、肛周护理，穿棉质衣服，出汗后及时擦身并更换潮湿衣裤
- 遵医嘱给予抗生素药物应用

初次得病，反复出现酱油色尿，神情紧张
↓
焦虑、恐惧

(1)护理目标：患者了解本病的病因、症状、治疗、转归及配合事项，积极配合治疗，恐惧感减轻或消失，情绪稳定

(2)护理措施
- 热情、主动帮助患者熟悉、适应医院环境和同室病友，安置住院、饮食等事项，建立医护患信任关系
- 认真而坦诚的回答患者的询问，并介绍本病的病因、症状、治疗、转归及配合事项，介绍治疗成功的病例，建立信心
- 严密观察患者病情变化，详细记录24h尿量，观察记录尿液的色、质、量，积极处理异常情况

（二）住院过程中

1. 诊疗情况　入院第二天清晨出现尿色加重呈酱油样，伴面黄、腰背酸痛[4]、高热，溶血检查：酸溶血试验(+)，糖水试验(+)，尿蛋白(+)，尿含铁血黄素试验(++)，尿胆原(++)，胆红素(−)，流式细胞术发现粒细胞的CD55和CD59表达下降。遵医嘱给予氧气吸入2～3升/分，并予激素[5]、抗炎、输血、小剂量铁剂[6]治疗以及抗凝治疗。严密观察病情变化，做好各项护理，一周后患者体温控制正常，腰腹痛好转尿色逐渐由深变浅。

思维提示

(4) PNH血栓形成多为单发，主要在肢体浅静脉，很少累及内脏血管，但如在病程中发生腹痛，可能与血栓形成有关。因此密切观察患者有无腰痛、腹痛、四肢疼痛、皮色改变及感觉异常等反应，注意水、电解质及酸碱平衡的变化，发现异常及时汇报处理。

(5) 由于长时间使用肾上腺皮质激素，易引起柯兴氏面容，诱发神经精神症状以及消化系统溃疡、骨质疏松、血糖升高或感染加重等。在治疗期间应注意观察有无不良反应，观察患者服药的依从性，是否按时、按量服用，告知患者不要随意停药，要在医生护士的指导下安全用药。

(6) 长期含铁血黄素尿和血红蛋白尿可导致缺铁，PNH患者每月尿铁量约0.1mg，是正常尿排铁量的200倍，铁剂治疗后多有效，然给铁剂后，正常的与PNH红细胞均生成加速，这些新生成的大量PNH红细胞诱发了溶血，一般给铁剂治疗后5天左右，会诱发溶血加重，故口服铁剂可从小剂量开始，为常规量的1/3。

2. 护理评估 患者出现急性溶血、血栓、服药知识缺乏等表现。

3. 护理思维与实施方案

晨起浓茶样尿，尿色加重，酱油样
↓
排尿异常

(1)护理目标：密切观察尿液的性状，保持排尿通畅，及时对症处理

(2)护理措施

- 记24小时尿量
- 观察尿液色、质、量及尿比重变化，及时汇报医生积极对症处理
- 关注肾功能和尿常规，及时发现蛋白尿，肾功能减退等，并予积极处理
- 会阴护理，保持会阴部清洁
- 做好导尿管护理
- 遵医嘱用药，给予补液、利尿，保证每日有足够的尿量，防止急性肾衰竭发生

静脉血栓、肾脏损害等
↓
潜在并发症

(1)护理目标：加强病情观察及时发现异常，积极采取预防性措施

(2)护理措施

- 密切观察病情，及时发现血栓形成先兆，如腹痛、腰痛、头痛、眼痛、偏瘫、四肢疼痛、感觉异常、皮色改变等，及时汇报医生处理
- 遵医嘱给予抗凝治疗
- 观察抗凝治疗效果及出血等不良反应
- 严密观察患者意识状态的改变及有关检查的结果，观察有无消化道出血的表现，如头晕、头痛、呕血、黑便等。如有突然视力模糊、呼吸急促、喷射性呕吐，甚至昏迷，提示有颅内出血的可能

（三）出院前

1. 诊疗情况 经过周全的治疗和护理，患者病情逐渐好转，发热、黄疸及腰背部酸痛症状消失，尿色逐渐转为淡黄色，体力渐增，查血色素100g/L。病情好转出院[7]。

思维提示

（7）本病多呈慢性过程，中位数生存期约10年，其预后与补体敏感的红细胞量，骨髓再生障碍程度及有无并发症相关，某些PNH患者伴随着年龄的增大，病情可减轻，约5%的患者最终可演变为急性粒细胞性白血病，个别患者可演变为骨髓增生异常综合征，故要加强随访观察。

2. 护理评估　患者出院时的护理宣教要做到位，加强心理疏导。

3. 护理思维与实施方案

出院后疾病自我管理知识缺乏

（1）护理目标：患者能复述出院后注意事项，对疾病自我管理能力得到提升

（2）护理措施

- 予详尽的出院宣教，告知病人出院后活动、饮食、心理、服药等注意事项，加强自我防护
- 告知患者本病的相关诱发因素，如药物、病毒感染、输血、过度疲劳、情绪波动、大量饮酒等，教会患者自我观察疾病症状，帮助患者提高疾病防护能力
- 帮助联系复诊，嘱患者若有不适及时就医

二、护 理 评 价

住院期间，针对患者存在的贫血、血红蛋白尿、发热等问题，经过积极处理及早期干预后，逐渐好转。恢复期向患者进行出院宣教，提高患者对疾病的自我管理能力，最终好转出院。

三、安 全 提 示

欧美文献报道23.1%～49.7%的患者在病程中可发生一次或一次以上血栓形成，而国内发生率（5.3%）较低，且血栓形成发生较晚，多为单发，主要在肢体表浅静脉，很少累及内脏血管，静脉比动脉多见，病情较轻，很少引起死亡。如病程中反复发生腹痛，可能与血栓形成有关，可见肠系膜血栓形成、脾栓塞、肝静脉血栓形成所致的Budd-Chiari综合征；肺微血管血栓形成可致肺动脉高压；大脑静脉或矢状窦血栓形成虽罕见，但可见头痛、眼痛、偏瘫等，常导致死亡。血栓形成的原因与补液激活血小板功能异常、血管内反复溶血、红细胞释放ADP、血小板聚集增强、血浆凝血因子活性增高及纤溶受损有关。

四、经验分享

诱发血红蛋白尿的因素包括药物(铁剂、氯化铵、阿司匹林、呋喃妥因、氯丙嗪、苯巴比妥、磺胺药、青霉素、有机碘造影剂等);病毒感染;输血;过度疲劳;情绪波动;大量饮酒;摄入某些食物(橘子、韭菜、食醋等);月经或妊娠期;疫苗接种;手术等。

通过对疾病知识的了解,使患者做到主动预防,是减少或控制本病复发的关键。

病例 6　急性淋巴细胞白血病患者的护理

患者男性，20岁。因“发热十天”就诊。患者10天前无明显诱因下出现发热，体温高峰38.7℃，伴有咳嗽，无痰，无胸痛。门诊查体多发浅表淋巴结肿大，胸骨压痛阳性。血常规：WBC 12.4×10^9/L，Hb 85g/L，PLT 56×10^9/L；血百分数：中幼粒细胞20%，淋巴细胞30%，原始幼稚细胞50%。骨髓形态学示有核细胞增生明显活跃，粒系10%，红系6%，粒红比1.7∶1，全片见两个巨核细胞，血小板罕见，原始淋巴细胞40%，幼稚淋巴细胞30%，成熟淋巴细胞14%，原始和幼稚淋巴细胞以小细胞为主，免疫分型60%幼稚群体B淋系表达，染色体：46XY，t(9；22)(q34；q11)，BCR/ABL融合基因阳性。诊断急性淋巴细胞白血病（Ph^+ ALL）收住入院。

一、诊疗过程中的临床护理

（一）入院时

1. 诊疗情况　入院后查体：T：39.0℃[1]，P：94次/分，R：20次/分，BP：122/74mmHg。神清，步入病房、面色苍白[2]，上肢及下肢、腹部皮肤见散在出血点[3]，胸骨轻压痛。颏下、颈部、腹股沟可触及肿大淋巴结，质韧，无压痛[4]。咽部充血，双侧扁桃体无肿大，口腔黏膜无溃疡、无出血。颈胸腹B超示：脾大，双侧腋窝、颈部、腹股沟淋巴结肿大。腹部平坦、无压痛、肝肋下2.0cm、质软，脾肋下4cm。患者咳嗽明显，无痰、双肺听诊两肺呼吸音粗，未及干湿啰音。患者主诉头昏、乏力、偶有心慌、胸闷。查WBC：15.9×10^9/L，Hb：80g/L，PLT：50×10^9/L，既往体健，否认食物及药物过敏史，否认输血史。入院当天即给予腰穿，检查脑脊液常规、生化、找脑脊液幼稚细胞，当天报告示脑脊液未见幼稚细胞等异常。

思维提示

（1）T 39.0℃：发热是急性白血病最常见的症状，大多数发热是由于继发感染所致。继发感染是白血病患者死亡最常见的原因之一，主要因为正常粒细胞缺乏或功能缺陷所致。故针对该患者应在积极寻找感染灶的基础上，密切观察体温及伴随症状的变化、实验室及其他影像学结果，并积极采取各种降温措施，感染性高热的患者，慎重选择敏感的药物，遵医嘱用药，观察用药后反应。

（2）患者出现贫血症状：贫血常为急性淋巴细胞性白血病的常见症状，呈进行性加重。半数患者就诊时已有重度贫血。贫血的原因主要是由于骨髓中白血病细胞极度增生与干扰，造成正常红细胞生成减少。贫血的主要表现包括皮肤黏膜苍白、疲乏、困倦、软弱无力，中度以上贫血的患者，常出现呼吸加快以及不同程度的呼吸困难，另外，长期严重贫血者，由于心脏负荷增加及心肌组织缺血、缺氧，可致贫血性心脏病，可表现为心绞痛、心律失常，甚至全心衰竭，严重贫血可出现脑组织缺血、缺氧，无氧代谢增强及晕厥的发生。因此护士应密切观察患者生命体征、实验室及其他检查，在此基础上明确贫血的严重程度，给予相应的护理措施。

（3）皮肤出血：几乎所有的急性白血病患者在病程中都有不同程度的出血，主要原因为血小板减少、血小板功能异常、凝血因子减少、白血病细胞浸润、感染以及细菌毒素对血管的损伤。出血可表现为全身任何部位，以皮肤淤点、淤斑、鼻出血、牙龈出血，女性患者月经过多或持续阴道出血较常见，眼底出血可致视力障碍。严重者发生颅内出血可致死亡。因此，护士应注意观察患者出血表现形式，发生的急缓，主要部位与范围，重点评估有无与出血相关的体征，密切监测血小板、血凝常规等实验室相关结果，出血能及时发现，并得到有效处理。

（4）患者有胸骨压痛，多处淋巴结肿大的表现：常为白血病细胞浸润脏器所致的症状。有脾脏轻或中度肿大，肝脏多轻度肿大，质软。淋巴结肿大多较轻，局限于颈、颌下、腋下、腹股沟等处。有腹腔淋巴结浸润者常诉腹痛。有部分患者以骨或关节痛为起病主要症状，这是由于白血病细胞浸润骨膜或骨膜下出血所致。护士应注意观察淋巴结的大小变化，给予措施提高其舒适度。

2. 护理评估　患者有贫血症状，同时出现了高热、出血、白血病细胞浸润表现。

3. 护理思维与实施方案

体温39.0℃ → 发热

（1）护理目标：患者住院期间的体温能得到及时的监测与处理

（2）护理措施

体温 39.0℃
↓
发热

- 密切监测患者的生命体征，监测体温，发现异常及时汇报处理
- 畏寒、寒战时给予加盖被子等保暖措施
- 毛巾垫于前胸和后背，出汗后及时更换，并予更换潮湿的床单、病员服，保持皮肤干燥
- 协助给予温水擦身、冰袋降温等物理降温措施
- 必要时按医嘱给予药物降温，观察记录用药后体温变化
- 卧床休息，维持病室适宜的温湿度，严格执行消毒隔离制度，每日紫外线消毒病室二次
- 遵医嘱予抗感染药物治疗，并观察疗效及不良反应
- 严格执行各项无菌操作技术，协助患者做好口腔、肛周及皮肤护理
- 鼓励患者进食高热量、高维生素、营养丰富的半流质饮食以补充消耗的能量
- 每日饮水在1500ml以上，及时补充营养及水分，防止电解质紊乱

上肢及下肢、腹部皮肤见散在出血点，血常规示PLT：50×10^9/L
↓
出血

(1) 护理目标：患者出血症状得到及时发现并处理，无人为引起出血

(2) 护理措施：

- 准确评估出血的程度、部位和量，关注相关实验室指标，如血凝常规、DIC、血小板等结果
- 衣着宽松柔软，修剪指甲，勿搔抓皮肤，勿擤鼻、挖鼻
- 保持大便通畅，避免过度用力排便引发颅内出血危险
- 床旁设防跌标识，加防护栏，嘱行动轻缓，避免碰撞，限制活动，预防跌倒
- 饮食细软温凉，无骨刺，无刺激性，勿刷牙、剔牙，防止牙龈出血
- 进行各项操作时动作应轻柔，尽量减少穿刺，穿刺后压迫时间要长，以免造成出血或出血加重
- 小量出血可行局部压迫、冰敷处置。大量出血时，应遵医嘱使用止血药，必要时予输血处理

（二）住院过程中

1. 诊疗情况　入院后患者咳嗽明显，时有白色黏痰，无胸闷胸痛气促，无腹痛腹泻，无肛周疼痛。CT 示左下肺感染，予头孢吡肟抗感染治疗，患者体温降至正常范围，咳嗽症状减轻。患者明确诊断急性淋巴细胞白血病，经讨论予伊马替尼联合 CTX+DVP 方案化疗，化疗过程中予水化碱化，止吐利尿，美斯纳预防出血性膀胱炎等处理，密切观察病情变化。患者主诉夜间睡眠差，多梦、易醒，情绪悲观[5]。化疗 +14 天患者再次出现发热及咳嗽咳痰，血常规 WBC 0.3×10^9/L，Hb 64g/L，PLT 19×10^9/L[6]，复查胸部 CT 示两下肺感染伴少量胸腔积液，痰培养未见特殊菌落，GM 试验阳性，予以卡泊芬净抗真菌治疗，粒细胞集落刺激因子和积极输血支持，后患者体温逐步得到控制。治疗 3 周时患者血象指标渐恢复，+42 天血象 WBC 2.5×10^9/L，Hb 93g/L，PLT 221×10^9/L，复查骨髓本病完全缓解，胸部 CT 平扫未见明显异常。治疗期间患者 3 次脑脊液检查均正常，予预防性甲氨蝶呤联合地塞米松鞘内化疗[7]。

思维提示

（5）患者初次患病，角色转换不能适应，对相关知识缺乏，担心疾病预后等，均会造成患者情绪的波动，睡眠障碍。多数患者会背上不治之症的沉重心理包袱，容易感到恐惧、悲观、绝望等负性情绪，此时心理支持显得特别重要。

（6）骨髓抑制是多种化疗药物共同的不良反应，对于急性白血病的治疗有双重效应：首先是有助于彻底杀灭白血病细胞，但严重的骨髓抑制又可明显增加患者的重症贫血、感染和出血的风险而危及生命，多数化疗药物骨髓抑制作用最强的时间是 7～14 天，化疗期间护士应遵医嘱检查血象，加强感染、出血、贫血的预防、观察和处理，协助医生正确用药。

（7）MTX 鞘内注射：由于化疗药物难以通过血 - 脑屏障，隐蔽在中枢神经系统内的白血病细胞常是白血病复发的根源，尤其急淋患者。患者行鞘内注射治疗后，护士应遵医嘱予去枕平卧 4～6h，注意观察有无头痛、恶心、呕吐、发热等症状。ALL 诱导 CR 后，在巩固强化期间给予鞘内注射预防和治疗 CNSL 是非常重要的。

2. 护理评估　患者存在知识缺乏，焦虑，肺部感染加重等表现。

3. 护理思维与实施方案

诊断明确予伊马替尼联合 CTX+DVP 方案化疗
↓
化疗配合知识缺乏

(1)护理目标：患者了解化疗相关知识并能配合
(2)护理措施：
- 介绍疾病的分型、病因和临床表现以及积极配合化疗的重要性
- 告知化疗过程中可能出现的不适及各种不良反应，教会患者正确的应对方法及配合事项
- 加强护患沟通，建立相互信任的良好关系，鼓励患者说出自身的感受
- 及时处理化疗不良反应，提高患者舒适度

主诉夜间睡眠差，多梦、易醒，情绪悲观
↓
焦虑

(1)护理目标：患者住院期间能正确对待疾病，焦虑情绪减轻，积极配合治疗
(2)护理措施：
- 评估患者的心理反应，针对白血病患者不同时期的心理变化，进行针对性的护理
- 采用有效的方法，改善患者睡眠质量
- 耐心倾听患者的诉说，鼓励患者表达出内心的悲伤情感
- 向患者介绍疾病特点，先进有效的治疗方法以及已缓解的典型病例，组织病友之间进行养病经验交流，以增强患者的信心
- 保持环境整洁安静，治疗护理有序进行，建立良好的医患信任和依托关系
- 鼓励家庭成员参与，共同努力缓解患者的悲观情绪，建立家庭社会支持系统
- 对患者的进步及时给予肯定和鼓励
- 请心理咨询师协同心理疏导

患者发热，咳嗽咳痰，CT示两下肺感染，少量胸腔积液
↓
感染

(1) 护理目标：①患者能有效咳嗽咳痰，呼吸道保持通畅；②患者肺部感染得到及时控制及处理

(2) 护理措施

- 取舒适卧位，适当抬高床头
- 监测体温，密切观察生命体征，监测血氧饱和度变化，观察咳嗽频率，痰的性质、色、量等，及时留取相关实验室标本并跟踪结果报告
- 遵医嘱予吸氧
- 促进有效排痰：指导有效深呼吸和咳嗽，协助翻身拍背等，必要时雾化吸入
- 严格执行保护性消毒隔离制度，保持病室空气流通、新鲜，温湿度适宜，每日二次紫外线灯空气消毒，30分钟/次，空气消毒机过滤消毒空气，每日1h，控制陪护人员
- 每日饮水在1500ml以上，及时补充营养及水分，防止电解质紊乱
- 做好口腔、皮肤、肛周等部位基础护理
- 必要时，遵医嘱给予抗生素消炎、止咳、祛痰等药物治疗，注意观察药物的疗效和不良反应

（三）出院前

1. 诊疗情况　经过周全的治疗与护理。住院40日后，患者病情逐渐好转，体温正常，无出血症状、无咳嗽、无痰，颏下、颈部、腹股沟及肝脾淋巴结已缩小至正常；复查血常规、血凝常规、骨髓象及脑脊液结果均示正常，CT示肺部感染基本控制；住院42天后出院[8]。

思维提示

(8) 成人ALL的预后往往不如小儿ALL，需定期复查，巩固维持治疗，出院健康教育十分重要。

2. 护理评估　患者体温正常，症状缓解，予出院，需加强出院前健康宣教。

3. 护理思维与实施方案

患者出院、定期复诊
↓
出院后相关知识缺乏

(1)护理目标：患者能复述出院宣教内容
(2)护理措施
- 出院前给予详尽的健康宣教
- 嘱患者按时复诊、按时服药，如出现发热、出血、骨及关节疼痛等不适及时就诊
- 嘱保证充足的休息和睡眠、注意保暖避免受凉、注意个人卫生和饮食卫生，保持良好的情绪状态
- 教会其疾病自护的方法，嘱其出现异常及时来院就诊
- 告知咨询电话，协助预约门诊复查

二、护理评价

患者在整个住院期间，护理上给予了一系列的护理方案的实施。入院时患者有发热，贫血，出血等症状，及时给予对症处理后好转；住院期间，随着本病的进一步影响，患者又出现感染加重和情绪问题，为了安全度过化疗不良反应期、粒缺期，在治疗本病同时制定并实施针对性护理方案，用护理手段为患者解决了基本问题，为其尽快恢复奠定了基础。出院前针对本病特点给予详尽的出院宣教和指导，帮助患者为下一步治疗做好准备。

三、安全提示

急性淋巴细胞性白血病患者，由于白血病细胞的直接浸润，可导致中枢神经系统白血病（CNSL）表现。临床检查及尸检，CNSL 的发病率在急性淋巴细胞性白血病中为 74%。CNSL 的初发灶在软脑膜，脑膜上的白血病细胞积聚可导致脑脊液循环的阻碍引起颅内高压。如果大量白血病细胞浸润至颅底颅神经孔部位，可以压迫颅神经，致颅内压升高及颅神经的损害，引起视神经盘水肿及颅神经麻痹。颅内压增高主要表现为恶心、头痛、心率减慢、视力模糊及颅神经麻痹等症状，此外尚可呈现癫痫、共济失调、昏迷、脑膜刺激征、偏瘫及全瘫等。

四、经验分享

1. 患者的“焦虑时间” 化疗期出现消化道反应时，如恶心、呕吐、食欲缺乏等，消化道反应出现的时间及反应程度除与化疗药物的种类有关外，常有个体差异性，患者一般第一次用药反应较强，以后逐渐减轻，症状多出现在用药后 1～3h，持续数小时到 24h 不等，体弱者症状出现较早且较重。因此，化

疗期注意保证良好的休息与进食环境、选择合适的进餐时间、做好患者的饮食指导等等。化疗期可出现骨髓抑制、胃肠道黏膜炎、多脏器的损害等，需密切监测生命体征、各项生化指标、血常规、血凝常规等实验室指标。

2. 白血病患者的心理反应过程与其他类型的恶性肿瘤患者大致相同，常经历震惊否认期、震怒期、磋商期、抑郁期和接受期。另外患者由于长期、反复化疗的原因，个人形象及身体状态较前发生明显变化，如化疗后致脱发、糖皮质激素长期使用导致的医源性肾上腺皮质功能亢进如肌无力、肌萎缩、皮肤变薄、满月脸、水牛背、痤疮、多毛、水肿、高血压、低血钾、糖尿、骨质疏松等症状，使患者非常痛苦。故在护理上要充分了解患者的感受，根据不同的心理状态给予相应的护理。

病例 7 慢性淋巴细胞白血病患者的护理

患者男性，69 岁，因 4 年前无意间发现颈部肿块就诊，查血常规 WBC 19×10^9/L，Hb 112g/L，PLT 101×10^9/L，骨髓 MICM 检查提示慢性淋巴细胞白血病（CLL）（染色体分析为 47XY，+12），临床 Binet 分期 A 期，予以临床随访。近 3 个月患者诉有盗汗消瘦[1]。查体颈部、腋窝、腹股沟淋巴结肿大[2]，脾大[3]。复查血常规 WBC 79×10^9/L，Hb 102g/L，PLT 123×10^9/L；血百分数成熟淋巴细胞占 87%，幼稚淋巴细胞 3%，中性粒细胞 10%，骨穿有核细胞增生明显活跃，以成熟淋巴细胞为主，占 71%，可见少量幼稚淋巴细胞，占 4%。Binet 分期 C 期[4]，考虑病情进展收住入院。

一、诊疗过程中的临床护理

（一）入院时

1. 诊疗情况　入院查体 T 37.6℃，P 86 次 / 分，R 21 次 / 分，BP 105/68mmHg。神志清，精神可，营养差，步入病房，查体合作。皮肤无出血点。双侧颈部、腋窝、腹股沟淋巴结肿大，蚕豆至鸽蛋大小；质中，部分融合，边界相对清楚，无压痛。咽无充血，双侧扁桃体 I 度肿大。肺部呼吸音略粗，未闻及明显干湿性啰音。腹软，腹壁静脉无怒张，全腹无压痛，肝肋下 0.5cm，质中无压痛，脾肋下 3cm，边缘钝，腹水征阴性，双肾区无压痛，肠鸣音正常。腹部 B 超提示肝轻度增大，脾中度增大，腹主动脉旁可见肿大淋巴结，最大 3.0cm×2.7cm。

思维提示

（1）患者有消瘦盗汗：25% 以上的患者在诊断初期并无临床症状。另外一些患者仅有轻微症状如活动耐力减少，乏力或不适。肿瘤本身可引起疲倦、乏力、盗汗、消瘦等症状。因为受影响人群年龄偏高，患者也可表现出潜在疾病的恶化，如肺炎，脑血管疾病或冠状动脉疾病。

（2）淋巴结肿大的表现：慢性淋巴细胞性白血病常见老年人，慢性起病，持续白细胞增高，以成熟小淋巴细胞为主，占 55%～65%，将近 80% 的 CLL 患者在诊断时存在无痛性淋巴结病，淋巴结大多存在颈部，锁骨上或腋下。随着病情的进展，淋巴结可由小变大，逐渐增多，发展至全身，最后引起变形或器官功能丧失。有的患者最终可出现呼吸道梗阻，肿大的淋巴结表面光滑、无粘连、活动度可、质地硬、无触痛。

(3) 约半数以上的CLL患者可有程度不等的脾脏肿大，早期患者可以出现饱胀感和腹部不适，有时患者因脾脏肿大而出现脾功能亢进，进而出现贫血和血小板减少。

(4) Binet分期是1981年Binet和其同事提出的一种新的分类法，其主要根据总的淋巴结肿大将CLL分为ABC三期，在疾病的后期即C期，由于出现骨髓功能受损，所有患者均可出现贫血和血小板减少。

2. 护理评估　患者发热消瘦、盗汗及体重下降。

3. 护理思维与实施方案

体温37.6℃
↓
低热

(1) 护理目标：患者体温得到及时监测并处理

(2) 护理措施

- 密切监测患者的生命体征，发现异常及时汇报处理
- 寒战时给予保暖，出汗时及时更换床单、病员服并予毛巾垫于前胸和后背，保持皮肤干燥
- 协助患者温水擦身，头部予冰袋降温，协助患者做好口腔，肛周及皮肤护理
- 遵医嘱使用退烧药，并予抗生素行抗感染治疗，观察其疗效及不良反应
- 卧床休息，维持适宜的温度湿度，严格执行消毒隔离制度，每日紫外线消毒病室二次
- 鼓励患者进食高热量、高维生素、营养丰富的半流质，并摄入足够的水分

盗汗消瘦
↓
营养失调：低于机体需要量

(1) 护理目标：制订合理的营养计划，摄入均衡营养

(2) 护理措施：

- 监测体重、生化指标，及时反馈相关营养指标
- 给患者提供高热量、高蛋白质、高维生素、易消化吸收的饮食，进食温凉、清淡的软食，少量多餐，细嚼慢咽
- 和营养师一起商量确定病人的热量需要，制定合理的饮食计划
- 必要时遵医嘱予静脉营养
- 视患者体能，予卧床休息，协助各项生活护理，尽量满足患者对生活所需

（二）住院过程中

1. 诊疗情况　患者诊断慢性淋巴细胞白血病，现病情进展，有盗汗、消瘦症状，具有治疗指征。经医生与患者及家属讨论后决定予 FC 方案化疗：Flu 50mg qd×3d，CTX 500mg qd×3d，辅以水化碱化止吐保胃利尿等处理，患者担心化疗药物不良反应，情绪焦虑。化疗后 +7 天查血常规 WBC 15.4×10^9/L、Hb 90g/L、PLT 72×10^9/L，患者出现发热，咳嗽、咳黄脓痰[5]，胸部 CT 示两肺散在片状阴影。考虑继发肺部感染，予以痰培养 + 药敏，结果示肺炎克雷伯杆菌，根据药敏选择美罗培南治疗。后患者发热、呼吸道症状逐步控制。复查胸部 CT 病灶消散。

思维提示

（5）CLL 患者较其他 T 细胞免疫缺损患者更易并发病毒和细菌感染，大部分 CLL 患者存在获得性免疫缺陷，由于体液和细胞免疫功能方面的异常，更易罹患感染性疾病，同时，CLL 患者易出现低丙种球蛋白血症，是易感染的另一主要原因。本病的主要死亡原因是骨髓功能衰竭引起的严重感染。

2. 护理评估　患者化疗后出现肺部感染加重。

3. 护理思维与实施方案

发热、咳嗽、咳黄脓痰，CT 示两肺散在片状阴影
↓
肺部感染

（1）护理目标：患者能有效咳嗽咳痰，呼吸道保持通畅；患者肺部感染得到及时控制及处理

（2）护理措施

- 取舒适卧位，适当抬高床头
- 监测体温，密切观察生命体征，监测血氧饱和度变化，观察咳嗽频率，痰的性质、色、量等，及时留取相关实验室标本并跟踪结果报告
- 遵医嘱予吸氧
- 促进有效排痰：指导有效深呼吸和咳嗽，协助翻身拍背等，必要时雾化吸入
- 严格执行保护性消毒隔离制度，保持病室空气流通、新鲜，温湿度适宜，每日二次紫外线灯空气消毒，30 分 / 次，空气消毒机过滤消毒空气，每日 1h，控制陪护人员

发热、咳嗽、咳黄脓痰，CT 示两肺散在片状阴影
↓
肺部感染

- 每日饮水在 1500ml 以上，及时补充营养及水分，防止电解质紊乱
- 做好口腔、皮肤、肛周等部位基础护理
- 必要时，遵医嘱给予抗生素消炎、止咳、祛痰等药物治疗，注意观察药物的疗效和不良反应

（三）出院前

1. 诊疗情况　目前患者无发热，无咳嗽咳痰，无便血，一般状况可。查体：全身皮肤黏膜未见出血点、淤斑，颈部及腹股沟仍可扪及大小不等淋巴结，质中，无压痛，活动度一般，口腔黏膜完整，两肺呼吸音清，未闻及明显干湿啰音，胸部 CT 示未见异常；腹软，无压痛及反跳痛，肝肋下未及，脾肋下 2 指，质中[6]，双下肢不肿，血常规示：WBC 5.3×10^9/L，Hb 90g/L，PLT 42×10^9/L。复查骨髓缓解中。

思维提示

（6）由于白血病细胞的浸润，半数患者有轻至中度的脾脏肿大，伴腹部饱胀感，晚期可达盆腔，可伴发脾梗死或脾破裂。白血病细胞浸润的肝大并不常见，但当肝脏明显肿大伴肝损时，提示病情处于晚期。白血病细胞在中枢神经系统浸润很少见，可引起头痛，脑膜炎，颅神经麻痹，迟钝或昏迷症状。

2. 护理评估　患者出院，仍有脾大表现，有脾破裂危险。

3. 护理思维与实施方案

脾肋下二指
↓
脾破裂的危险

（1）护理目标：患者脾肿大的程度能得到及时的监测，未发生脾破裂

（2）护理措施：

- 卧床休息，取舒适体位，嘱活动轻缓，避免碰撞、跌倒
- 保持大便通畅，防止便秘，勿久蹲及用力咳嗽屏气排便，以免腹压增高；如有排便呕吐等情况时，用手按压腹部，以减轻腹部压力
- 监测患者的生命体征、腹围，记录 24 小时尿量
- 倾听患者的主诉，如有脾区剧烈疼痛，血压下降等脾破裂征兆立即汇报医生协助处理

二、护 理 评 价

患者住院期间针对患者存在的感染、营养不良、脾大等症状，给予了积极的治疗和前瞻性的护理，保障患者的安全，无并发症发生，病情好转出院。

三、安 全 提 示

约 30% 患者在诊断慢性淋巴细胞性白血病时均有无痛性淋巴结肿大，多见于颈部、锁骨上和腋窝淋巴结。随着疾病发展，肿大淋巴结可致局部变形或器官功能障碍，有的患者最终可出现上呼吸道梗阻。要注意观察病情，及时发现并处理危急情况。

四、经 验 分 享

慢性淋巴细胞性白血病 Binet 分期（表 1-1）：主要根据总的淋巴结肿大将 CLL 分为 A、B、C 三期，依据淋巴结肿大的区域进行分类（主要有五个淋巴结区：颈部、腋窝、腹股沟、肝和脾）。

表 1-1　慢性淋巴细胞性白血病 Binet 分期

分期	临床特点	中位生存期（月）
A	血和骨髓中淋巴细胞增多，同时又少于 3 个区域的淋巴结肿大	>7
B	血和骨髓中淋巴细胞增多，超过 3 个或 3 个以上区域的明显淋巴结肿大	<5
C	B 期患者出现贫血（男性 Hb<110g/L；女性 Hb<100g/L）或血小板减少（<100×10^9/L）	<2

病例 8 急性粒细胞白血病患者的护理

患者男性，42 岁，因 8 天前出现乏力、反复顽固性呃逆并伴一过性左上牙龈疼痛[1]，3 天前出现发热，体温最高达 39℃，发热前无畏寒、寒战，稍有咳嗽、咳白痰[2]。外院予抗生素抗感染治疗、并予地塞米松退热，效果不理想。外院查血常规：WBC 86.6×10^9/L、Hb 52g/L、PLT 32×10^9/L；血百分涂片可见 90% 以上原幼细胞，即来我院诊治，门诊以“急性白血病”收入院。

一、诊疗过程中的临床护理

（一）入院时

1．诊疗情况　入院后查体：T 38.5℃、P 110 次 / 分、R 22 次 / 分、BP 110/70mmHg；神志清楚，精神萎靡，重度贫血貌；主诉头晕、乏力明显[3]，偶有一过性胸闷不适，能自行缓解；全身皮肤黏膜可见散在淤点、淤斑[4]；全身浅表淋巴结未触及肿大；咽红、牙龈肿痛；反复呃逆[5]；双肺呼吸音清，未闻及干、湿啰音，胸骨有压痛；腹软、无压痛，肝、脾肋下未触及，双下肢无水肿。入院急查血常规示：WBC 79×10^9/L、Hb 54g/L、PLT 25×10^9/L，血百分涂片可见 90% 以上原幼细胞，骨髓报告示急性粒细胞性白血病 M1 型[6]。

思维提示

（1）急性白血病：起病可急可缓。起病急骤的病例，往往以高热、进行性贫血、明显出血倾向或骨关节疼痛为早期表现，少数病例以抽搐、失明、牙龈肿胀、面神经麻痹、心包积液为首发症状。

（2）发热是急性白血病最常见的症状，原因主要是感染，最常见的感染是呼吸道感染，尤其是肺炎、咽炎、扁桃腺体炎，常有发热而找不到明显的病灶。因此，在护理急性白血病的过程中，及时观察热型、查找感染原因及感染部位，给予有效措施防治感染十分重要。

（3）贫血常为首发症状，贫血最常见和最早出现的症状就是疲乏，困倦，软弱无力，呈进行性加重，可能与骨骼肌氧的供应不足有关，导致患者表现为乏力、头晕。

(4) 出血：几乎所有的急性白血病患者在病程中都有不同程度的出血，主要原因是因为血小板减少、血小板功能异常、凝血因子减少、白血病细胞浸润、感染以及细菌毒素对血管的损伤，出血常表现为皮肤淤点、淤斑、鼻出血、牙龈出血，严重者可发生颅内出血。一般认为伴有感染或者严重贫血的患者容易出血。

(5) 牙龈红肿、呃逆可能为白血病细胞浸润表现。

(6) 急性粒细胞白血病(AML)是一个具有高度异质性的疾病群，它可以由正常髓系细胞分化发育过程中不同阶段的造血祖细胞恶性病转化而来，本病患者为M1，根据FAB分型和定义，M1为急性髓性白血病伴最低限度成熟细胞，即急性粒细胞性白血病未分化型，其未分化的原粒细胞占骨髓非幼红细胞的≥90%，AML患者总的完全缓解率仅为50%～70%，长期无病生存率为25%～30%。

2. 护理评估 患者有贫血、发热、感染、出血等症状体征。

3. 护理思维及实施方案

体温38.5℃，口腔牙龈红肿胀痛，咽部发红
↓
感染

(1) 护理目标：体温得到有效监测和处理，感染控制

(2) 护理措施

- 休息：卧床休息，采取舒适体位，维持适宜的温湿度，加强保护性消毒隔离。密切监测生命体征变化，做好记录
- 降温：给予物理降温，必要时遵医嘱给予药物降温
- 加强基础护理，着透气棉质衣服，及时更换汗湿衣物，保持口腔、皮肤等处清洁干燥
- 鼓励进食高热量，高维生素，营养丰富的半流质或软食，指导摄取足够的营养及水分，维持水和电解质平衡
- 遵医嘱予抗感染治疗

头晕，乏力，胸闷不适 Hb 54g/L → 活动无耐力

(1)护理目标：患者基本生活需求得到满足

(2)护理措施

- 卧床休息，取舒适卧位，床栏防护，预防跌倒
- 将生活用品置于随手可及处，协助生活护理，满足患者需要
- 根据贫血的程度，合理安排休息与活动
- 氧气吸入，改善组织缺氧症状
- 输注红细胞支持

皮肤瘀点瘀斑，PLT 25×10^9/L 所致 → 出血

(1)护理目标：患者出血能被及时发现，并得到及时有效的处理

(2)护理措施

- 卧床休息，起床时行动轻缓，避免碰撞
- 穿棉质病员服，衣服宽大、柔软，勿抠鼻擤鼻，勿搔抓皮肤
- 出血早期冰敷，后期予热敷消散处理
- 进行各项操作时动作应轻柔，以免触发出血或加重出血
- 进食清淡易消化无骨刺的软食或半流质，保持排便通畅，防止排便时过度屏气

（二）住院过程中

1. 诊疗情况　入院后予口服羟基脲，并予 IA（艾诺宁 20mg d1～2、10mg d3; Ara-C 280mg（CI 24h）d1-7）诱导化疗，行 PICC 置管术[7]，化疗中患者尿酸增高，出现高尿酸血症[8]，予降尿酸，加强碱化水化，用药后第 4 天血常规：WBC 0.33×10^9/L、Hb 60g/L、PLT 8×10^9/L，伴有齿龈渗血[9]。T 38℃，肛周外痔破溃[10]，疼痛明显，NRS 评分 3 分，咳嗽，咳白色痰，胸部 CT 提示支气管肺炎。立即给予降温、止血、两性霉素 B 抗感染等治疗，并给予肛周湿敷护理、微波照射。患者情绪低落[11]，难以承受疾病带来的痛苦，但经过很好的护患沟通以及同室病友的开导，患者情绪逐渐平稳。

思维提示

(7)化疗药物治疗：化疗是目前白血病治疗最主要的方法，也是造血干细胞移植的基础。据文献报道，AML 一疗程完全缓解率为 40%，二疗程达 60%～70%，急性白血病的化疗过程分为两个阶段：诱导缓解和缓解后治疗。此患者首次行 IA 化疗。艾诺宁心脏毒性较弱，

但骨髓抑制作用较强，阿糖胞苷也可致骨髓抑制，为了保护血管，防止化疗药物外渗至组织坏死，化疗前行了中心静脉置管，因此导管的维护十分重要，要警惕导管源性感染。

(8) 高尿酸综合征：白血病细胞自发溶解或者经化疗等破坏后释放核酸嘌呤，最终形成尿酸，出现高尿酸血症。尿酸多沉积在肾脏和关节，引起间质或输尿管阻塞，严重者可引起肾衰竭。是肿瘤溶解综合征表现之一，可以发生在化疗进行后的24～48小时内，因此要给予患者降尿酸治疗并加强碱化水化。

(9) 牙龈渗血：血小板低下，凝血功能障碍可引发出血。患者在治疗前有牙龈红肿浸润，治疗过程中出现牙龈渗血。此时做好患者口腔护理很重要，是避免患者感染加重的有效方法。

(10)患者由于长期处于骨髓抑制期，抵抗力薄弱，免疫功能低下，同时肛门是人体排泄口，部位的特殊性，易发生肛周感染。此时应指导患者坐浴，并给予相应的护理措施，减轻患者的痛苦。

(11)白血病患者的心理反应过程一般有五期：震惊否认期，震怒期，切磋期，抑郁期和接受期。该患者现正处于强烈的恐惧，忧伤，悲观失望的负性情绪中，需要帮助患者认识不良的心理状态对身体康复的影响不利，给予心理支持和正向引导显得非常重要。

2. 护理评估　患者存在出血、感染、疼痛、肿瘤溶解综合征等表现。

3. 护理思维与实施方案

予IA诱导化疗，行PICC置管术
↓
潜在导管感染

(1)护理目标：患者无导管源性感染发生

(2)护理措施：

- 每日评估导管局部情况，及时发现异常情况给予积极处理
- 按静脉导管维护的操作标准流程进行导管维护
- 加强保护性消毒隔离，各项操作严格执行无菌技术操作

化疗中患者尿酸增高
↓
高尿酸血症

(1)护理目标：患者尿酸恢复正常范围

(2)护理措施：

- 正确抽取血液送检，监测肾功能及尿酸浓度
- 予补液治疗，加强水化碱化
- 多饮水>3000ml/d
- 遵医嘱使用降尿酸药物，观察疗效及不良反应

牙龈渗血
↓
出血

(1)护理目标：患者牙龈出血得到及时处理

(2)护理措施：

- 准确评估出血的部位和量并及时记录
- 及时清除口腔血渍，保持呼吸道通畅，防止窒息
- 冰盐水加去甲肾上腺素含漱止血
- 加用止血药物，成份输血支持
- 做好口腔护理，保持口腔清洁，预防并发症
- 饮食清淡细软温凉，无刺激性

咳嗽咳痰，体温38.5℃
↓
肺部感染

(1)护理目标：患者咳痰顺畅，呼吸道保持通畅

(2)护理措施

- 物理降温，必要时遵医嘱药物降温
- q2h翻身拍背，促进痰液松动排出，必要时行雾化吸入
- 评估痰液色、质、量、黏稠度，及时行痰培养药敏试验，遵医嘱使用敏感抗生素治疗
- 补充水分，鼓励患者多进食果汁、菜汤等液体，以补充消耗，保持水电解质平衡
- 加强保护性消毒隔离，防止交叉感染，保持病室温湿度适宜，空气清新

肛周外痔破溃，疼痛明显，NRS评分3分
↓
疼痛

(1)护理目标：患者肛周疼痛减轻

(2)护理措施

- 正确评估患者疼痛程度
- 协助舒适卧位，尽量减少仰卧时间，多采取侧卧或者俯卧，避免肛门长时间处于受压位
- 软化大便，便后使用柔软的纸巾轻拭，加强坐浴
- 局部予以碘伏纱布局敷，微波理疗，贝复剂局喷
- 疼痛剧烈者遵医嘱给予物理止痛或药物止痛

患者情绪低落
↓
预感性悲哀

(1)护理目标:患者能正确面对现状,积极配合治疗,情绪保持平稳
(2)护理措施
- 评估患者的心理状态,进行针对性的护理,帮助患者认识不良的心理状态对身体康复的影响
- 建立良好的生活方式,指导患者正确配合治疗护理,提高生存的信心
- 组织病友之间进行养病经验的交流
- 建立家庭社会支持网,增强战胜病魔的信心

(三)出院前

1. 诊疗情况 经过周全的治疗与护理。住院25日后,血象示:WBC 5.42×10^9/L、Hb 67g/L、PLT 33×10^9/L,体温恢复正常,皮肤淤点、淤斑吸收,肛周破溃已愈合。复查胸部CT:炎症吸收明显,于入院第27日复查骨提示本病缓解[12],腰穿结果阴性[13],29天后痊愈出院。

思维提示

(12)骨穿是诊断和判断急性白血病治疗疗效的主要依据,临床分型,对指导治疗和疗效判断,预后估计等有重大意义。急性白血病完全缓解疗效标准是:①临床无白血病细胞浸润所致的症状和体征,生活正常或接近正常;②血象:Hb≥100g/L(男),或≥90g/L(女及儿童),中性粒细胞绝对值$\geq1.5\times10^9$/L,血小板$\geq100\times10^9$/L,外周血白细胞分类中无白血病细胞;③骨髓象:原粒细胞Ⅰ型+Ⅱ型(原始单粒+幼稚单核细胞或原始淋巴+幼稚淋巴细胞)≤5%,红细胞及巨核细胞系正常。

(13)腰穿术用于诊断脑膜白血病,并通过腰椎穿刺鞘内注射化疗药物治疗脑膜白血病。腰穿既是诊断也是防治中枢神经系统白血病的主要手段。患者初次行腰穿术,不仅要关注患者的感受,术后需密切观察有无不良反应。

2. 护理评估 出院前患者因初次行腰穿术,要护理宣教。

3. 护理思维与实施方案

患者行腰穿术

(1)护理目标:腰穿术后生命体征平稳,无并发症发生

(2)护理措施

- 操作前向患者解释腰穿的目的及意义,嘱患者排尿
- 操作时,协助患者取头低抱膝侧卧位,正确配合腰穿术
- 腰穿术后去枕平卧 6 小时,保持局部穿刺处伤口皮肤无渗血、敷料干燥,防止穿刺处感染
- 观察有无头痛、恶心,呕吐等不适症状,发现异常及时汇报医生积极配合处理

二、护 理 评 价

患者从住院到出院,护理上给予了一系列的护理方案的实施。入院时针对患者发热、出血、贫血等症状,及时给予改善组织缺氧,输血支持;住院期间,由于治疗并发症的发生及化疗后血象迅速下降,为了保证患者的治疗安全,我们根据患者的病情有的放矢的制订患者治疗、护理方案。因为白血病是骨髓造血系统的恶性肿瘤,多数患者和家属会背上不治之症的心理包袱,加之治疗过程中出现的种种并发症及沉重的经济压力使他们易产生恐惧、悲观、绝望等负性情绪,因此心理护理与支持应始终贯穿在患者的入院、住院以及出院过程中。

三、安 全 提 示

1. 急性白血病患者血小板低下伴高热时禁用酒精擦浴降温,因为酒精会刺激血管,引起血管的扩张,血管壁通透性提高,容易引发出血。

2. 两性霉素 B 为抗深部真菌感染药。用于治疗深部真菌感染及真菌性脑膜炎,输注前需用 5% 葡萄糖液稀释,不可用生理盐水稀释,本品起始剂量宜小,避光缓慢滴注,每剂滴注时间至少 6 小时。因本品可致局部刺激,静脉滴注时应走中心静脉通道,无不良反应后再逐渐加量。本品副作用较大,有低钾血症、发热、寒战、恶心、呕吐、肾功能损害等,给药前可给予解热镇痛药和抗组胺药,治疗期间注意血钾变化,注意肝、肾功能及心电图监测,肾功能不良者慎用本品。

四、经 验 分 享

肛周破溃疼痛的处理:局部可给予冰敷。冷敷可使局部皮肤及血管收

缩，减轻局部充血，抑制感觉神经，减轻疼痛，缓解症状，有降温、止血、镇痛和消肿的作用。因常用的冰块面积较大，不能直接作用于肛周局部，应使用小冰块。能较大程度的作用于肛周表面，减轻患者的疼痛和痛苦。使用冰敷时应密切观察肛周皮肤的局部血运情况。

病例 9 急性早幼粒细胞白血病患者的护理

患者男性，45 岁，因拔牙后出血不止 6 天，发热 1 天，双上肢大片淤点、淤斑，症状逐渐加重，伴有头痛头晕，查血象示：WBC：22.4×10^9/L，Hb：74g/L[1]，PLT：9×10^9/L。外周血原始细胞 65%，早幼粒细胞 23%，拟诊为“急性白血病”收入院。既往有“银屑病”两年，服用“雷公藤”、“银康大败毒胶囊”等药。

一、诊疗过程中的临床护理

（一）入院时

1. 诊疗情况　入院后查体：T 39℃[2]，P 110 次 / 分、R 22 次 / 分、BP 140/85mmHg，神志清楚，面色苍白，精神萎靡，双眼睑轻度水肿，全身皮肤散在分布出血点，双上肢有大片淤点、淤斑，腹部及四肢皮肤可见散在色素沉着斑。左上颌第二磨牙处牙龈渗血不止，有纱条压迫止血，口腔黏膜光整，牙龈无明显肿胀，咽后壁不红，双侧扁桃体无肿大。有咳嗽，无咳痰，双肺呼吸音清，未及明显干湿性啰音，胸骨无明显压痛，全身浅表淋巴结未及明显肿大。DIC 筛选：凝血酶原时间 17.7s，凝血酶时间 23.4s，血浆纤维蛋白原 0.72g/L，明显下降，D- 二聚体 40.73μg/ml，明显升高，3P 阴性[3]。骨髓报告示急性早幼粒细胞白血病 M3b，免疫分型示髓系表达。

思维提示

（1）贫血：患者 Hb 74g/L，贫血体貌。大多数急性白血病患者在初诊时即有较明显的贫血表现，主要原因是白血病细胞能抑制正常多能干细胞以及红系祖细胞，从而使红系细胞生成减少；无效造血；溶血；急、慢性失血等，在患者贫血严重并有明显症状时，要绝对卧床，加强防护，预防跌倒。

（2）感染：患者入院时就有高热，大多数患者发热是较常见的症状，而感染是发热最可能的原因，感染发生的机制：中性粒细胞数量减少及功能缺陷；免疫缺陷；皮肤黏膜屏障的破坏，病原菌侵入。要加强保护性隔离。

（3）患者出现DIC表现：急性早幼粒细胞白血病（APL）出凝血障碍的主要机制是：白血病细胞的促凝活性；APL纤溶亢进和蛋白水解活性增强；细胞因子与内皮细胞相互作用引起凝血功能障碍；膜联蛋白AnnexinⅡ过度表达引起纤溶亢进。急性早幼粒细胞白血病除了具有白血病的一般表现外，出血倾向是其主要的临床特点，约20%～30%的患者死于早期出血，其DIC的发生率高达60%，因此做好出血的护理至关重要。

2. 护理评估 患者有高热、感染、皮肤黏膜出血，伴有弥散性血管内凝血等危及生命的症状体征。

3. 护理思维与实施方案

左上颌第二磨牙牙龈渗血不止，全身皮肤散在分布出血点，双上肢有大片瘀点瘀斑，PLT：9×10^9/L，DIC筛选：凝血酶原时间17.7s，凝血酶时间23.4s，血浆纤维蛋白原0.72g/L，D-二聚体40.73μg/ml

↓

出血

（1）护理目标：出血症状得到及时控制，维持有效循环功能

（2）护理措施

- 监测生命体征，注意血压、脉搏、尿量
- 补充凝血因子：迅速建立静脉通路，给予输血制品支持治疗
- 口腔护理：去甲肾上腺素冰盐水含漱止血，加强漱口，保持清洁
- 避免加重出血：限制活动，避免碰撞，穿着柔软、宽松、棉质衣裤，床单元平整、清洁、无碎屑。严禁抠鼻、剔牙、搔抓皮肤，忌用牙刷刷牙
- 检测血凝常规，血常规等变化

T 39℃、P 110次/分、R 22次/分、有咳嗽，无咳痰，双肺呼吸音清，未及明显干湿性啰音

↓

体温过高

（1）护理目标：监测体温变化，高热得到及时控制

（2）护理措施

- 评估发热原因、热型及伴随症状，监测血压等生命体征变化，及时发现感染性休克
- 降温：采用物理降温，必要时遵医嘱给予药物降温
- 补液抗感染，补充营养和水分，防止脱水
- 维持适宜的温度（18～20℃）湿度（50%～60%），保持皮肤、口腔清洁，促进患者舒适

左上颌第二磨牙处牙龈渗血不止，有纱条压迫止血，咳嗽
↓
误吸的危险

(1)护理目标：保持呼吸道通畅，防止误吸
(2)护理措施
- 侧卧位，头偏向一侧，床头抬高15°
- 及时清除口腔渗血，避免下咽，有义齿者取下
- 进温凉、无刺激性流质饮食，进食时应取出压迫的纱条，防止误咽

面色苍白，精神萎靡，伴有头痛头晕，Hb：74g/L
↓
自理能力低下

(1)护理目标：根据患者需要协助各项生活护理，满足患者生理、心理需要
(2)护理措施
- 作好各项基础护理，协助患者进食、饮水、如厕、擦身、更衣等生活护理
- 床旁设防跌标识，加防护栏，预防跌倒，将热水瓶、刀具等危险物品远离病人，定位放置，防止意外损伤
- 及时巡视病房
- 将常用物品放在患者方便取用处，信号灯置手边，嘱患者有需求时及时呼叫求助

（二）住院过程中

1. 诊疗情况 患者入院后反复发热，T 39.8℃，P 117次/分，诉心悸，牙龈仍渗血不止[4]，予止血、降温、消炎、输血补充凝血因子等方法紧急救治，并予亚砷酸、维A酸诱导分化并联合柔红霉素化疗[5]，同时行外周中心静脉置管。患者情绪较紧张，诉担心预后，卧姿僵硬，不敢挪动躯体[6]，经过医护人员耐心沟通后好转。化疗过程中，患者出现恶心、呕吐、食欲下降、血清转氨酶增高。患者予诱导分化治疗第4天起，出现水肿，体重急剧增加，最高时较基础体重增加10公斤，皮肤张力紧张[7]，尿少，伴发热、高白、胸腔积液等分化综合征症状[8]，头晕、食欲缺乏、睡眠欠佳，便秘，肺部感染严重，干咳、胸闷，脉氧85%～86%[9]，低钾，予降白、抗炎、利尿、补钾、保肝等治疗，同时加强病情观察，积极预防并发症等护理后逐渐好转。

思维提示

（4）出血：急性早幼粒细胞白血病（APL）是急性白血病中病情十分凶险的一种类型，出血症状十分常见，发生率可达72%～94%。血小板减少及质量异常，血管壁异常，凝血障碍，抗凝物质增多等均会引起出血，尤其是在化疗过程中可使原有的DIC症状进一步加重。患者血象低下，牙龈仍渗血不止，治疗期间又有便秘，极易导致颅内出血致生命危险，必须加强观察，提前采取预防措施，减少危险因素。

（5）化疗毒副反应：全反式维A酸可促进APL细胞的分化，纠正出凝血机制的异常。三氧化二砷可诱导APL细胞的分化和凋亡，两种药物联合具有协同促分化作用，也可促进耐药细胞对药物的敏感性。药物常见副作用有食欲减退、恶心、呕吐、手足麻木、肝功能损害及维A酸综合征等。要密切观察，注重预防，减少诱发因素。

（6）心理问题：白血病男女均可以发病，但关于白血病的死亡率，根据国际癌研究中心调查显示男性明显高于女性，APL出血倾向是主要临床特点，早期死亡率高，患者突然起病，症状明显，感到生命受到威胁，有恐惧感，因此心理支持非常重要，包括医护人员、家庭、社会等。

（7）压疮：局部组织长时间受压，血液循环障碍可导致局部组织缺血缺氧坏死。容易发生压疮的人群有：水肿患者、发热患者、肥胖者，营养不良者等，患者治疗期间出现水潴留等高危因素，且患者持续高热，消耗大，加上患者形体高大，故要加强皮肤护理，预防压疮的发生。

（8）分化综合征是维A酸治疗中最严重的并发症之一，主要表现为发热、白细胞升高、胸闷、呼吸困难、水潴留伴水肿、胸腔或心包积液、高血压、呼吸窘迫、缺氧，呼吸功能衰竭等，常发生在高白细胞的患者，发生率10%～25%，是致死原因。护理上要加强病情观察，监测生命体征，积极对症处理。

（9）肺部感染：有25%的患者可以在确诊白血病的时候出现严重的软组织或下呼吸道感染，对抗生素应用疗效不佳的患者，要注意是否存在深部的真菌感染，此时应给予有效的护理方法，减少感染的发生，促进感染的控制。

2. 护理评估　患者有体液失衡、肺部感染、恐惧心理、皮肤问题，潜在药物毒副反应，颅内出血等的危险。

3. 护理思维与实施方案

牙龈渗血不止，DIC 筛选：凝血酶原时间 17.7s，凝血酶时间 23.4s，血浆纤维蛋白原 0.72g/L，明显下降，D- 二聚体 40.73μg/ml，明显升高，咳嗽，便秘

↓

颅内出血危险

(1) 护理目标：降低引发颅内出血的危险因素，及时发现先兆，积极处理

(2) 护理措施

- 绝对卧床休息，床上活动时动作轻、缓，避免头部撞击和剧烈晃动
- 密切观察生命体征，观察有无头痛、恶心、呕吐症状，注意血压、瞳孔有无变化，一旦发现异常及时汇报医生并协助抢救
- 保持情绪稳定，勿过度用力屏气排便，必要时给予缓泻剂，保持大便通畅
- 遵医嘱予补充凝血因子支持治疗，输注过程中观察患者的反应
- 必要时床旁备好吸引器、压舌板、开口器等急救用品

化疗过程中，患者出现恶心、呕吐、食欲下降、血清转氨酶增高

↓

舒适的改变

(1) 护理目标：密切观察化疗反应，积极处理，提高患者舒适度

(2) 护理措施

- 告知患者化疗相关不良反应，使其有心理准备
- 做好预防工作，避免及减轻化疗不适感
- 密切观察病情，积极处理化疗毒副反应，提高患者舒适度
- 饮食清淡、易消化，并选择合适的进餐时间进餐
- 如胃肠道反应严重无法正常进食者，应遵医嘱给予静脉补充营养
- 遵医嘱合理使用止吐药，并观察药物效果及不良反应

诱导分化治疗第4天起，出现浮肿，体重急剧增加，最高时较基础体重增加10公斤，尿少，伴有头晕、乏力、心悸、胸闷等症状
↓
体液失衡：水肿

(1) 护理目标：利尿脱水，纠正体液潴留，保持出入量平衡
(2) 护理措施
- 限制水、钠摄入，维持水平衡：水摄入量＝前一日出液量+500ml
- 遵医嘱使用利尿剂，观察疗效、不良反应，及时解除水潴留症状
- 记24小时出入量，监测尿常规，肾功能
- 密切观察病情，注意有无头晕、乏力、心悸、胸闷、气急等急性左心衰竭和水中毒或稀释性低钠血症的症状

发热、胸腔积液，干咳、胸闷，脉氧85%～86%
↓
肺部感染

(1) 护理目标：给予对症护理，积极采取预防措施，促进感染控制
(2) 护理措施
- 正确留取痰标本，观察痰液的颜色、性状、气味及量
- 保持呼吸道通畅，q2h翻身、拍背，指导患者作深呼吸，促进肺底部分泌物排出。痰液黏稠不易咳出者行雾化吸入
- 合理氧疗
- 遵医嘱使用化痰药，合理使用抗生素，积极控制感染
- 做好口腔护理，防止口咽部微生物的侵入
- 保护性隔离，环境洁净，温湿度适宜，补充营养和水分

出现浮肿，体重急剧增加，最高时较基础体重增加10公斤，皮肤张力紧张
↓
压疮危险

(1) 护理目标：皮肤完整无破损
(2) 护理措施
- 避免局部组织长期受压，每2h翻身一次，翻身时应抬起病人，注意避免拖、拉、推等动作，病人身体空隙处垫软枕、海绵垫，降低骨突出处所受的压力
- 避免局部理化因素的刺激，保持皮肤清洁干燥，避免潮湿、摩擦、尿便等刺激，床单平紧无碎屑

出现浮肿，体重急剧增加，最高时较基础体重增加10公斤，皮肤张力紧张
↓
压疮危险

- 观察局部皮肤颜色改变，注意皮肤温度、湿度和皮肤弹性
- 改善营养状况，病情许可应给予患者高蛋白、高维生素膳食，同时适当补充矿物质

患者情绪紧张，担心预后，卧姿僵硬，不敢挪动躯体
↓
心理障碍：恐惧

(1) 护理目标：做好心理支持，保持良好心态，正视病情，积极配合治疗，不发生抑郁自杀等症状

(2) 护理措施

- 评估心理状态，鼓励倾诉内心感受，了解患者心理动向
- 向患者讲解疾病相关知识和配合事项，介绍同种疾病良好预后
- 安慰开导患者，与其建立良好的护患关系，创造积极向上的良性病房氛围，帮助患者正视现状，树立信心
- 协助患者更换体位，消除恐惧感
- 启动家庭、社会支持系统，共同面对疾病

（三）出院前

1. 诊疗情况　经过积极的治疗和护理，住院22日后，患者病情逐渐稳定，骨穿提示本病缓解，脑脊液涂片未见幼稚细胞。血常规示：WBC：$2.47\times10^9/L$，Hb：66g/L，PLT：$77\times10^9/L$，血百分数：成熟粒59%，嗜酸粒1%，淋巴40%。于住院39日后好转出院，予出院继续服药治疗，定期随访[10]。

思维提示

(10)患者虽经诱导治疗后已经缓解，但是因患者体内仍然有残存的白血病细胞，随时可能复发，因此还需定期检查，持续巩固治疗。

2. 护理评估　患者在服药，预防感染、出血、导管自护等方面存在知识缺乏。

3. 护理思维与实施方案

提高患者导管自护能力

(1) 护理目标：患者能按要求进行导管的自护，并复述

(2) 护理措施

- 正确活动肢体，避免带管侧的手臂过度用力，如提重物、用力撑床等
- 衣服袖口不宜过紧，穿脱衣服时应小心，防止牵拉致导管脱落。穿衣服时，应先穿穿刺侧手臂，脱衣时则后脱穿刺侧手臂
- 每周来院换药 1 次，保持局部清洁干燥，注意观察穿刺局部有无发红、肿胀、疼痛、渗液、敷料松脱、导管断裂或破损等情况，如有异常及时来电咨询或来院处理

提高患者疾病自我管理能力

(1) 护理目标：患者能按要求做好疾病自我管理

(2) 护理措施

- 出院前一阶段，给予详尽的健康宣教，包括个人卫生、饮食卫生、活动强度、心理状态、服药方法、复查途径等
- 注意环境安全，加强劳动防护
- 定期复查血象，按医嘱用药，坚持定期巩固强化治疗，如有发热、出血、骨、关节疼痛等不适，及时去医院检查

二、护理评价

急性早幼粒细胞白血病是急性髓细胞白血病的一种特殊类型，早幼粒细胞胞浆内充满异常颗粒，常伴有出血倾向，严重者出现 DIC，对化疗敏感，但早期死亡率高，尤其在用细胞毒药物化疗时，约有 10%～20% 的患者死于早期出血。该患者能顺利度过危险期，使疾病得到控制，是医护合作的共同结果，特别是在护理上给予了周密细致的全方位护理。在入院初期，针对患者的状况，护理上积极有效的给予了降温，口腔出血处理，监测化验指标，准确用药，个人卫生处置，全环境保护等，以保障患者安全。在整个治疗过程中，患者病情反复，出现了严重并发症，护理上周密的进行了病情的观察，出血护理，高热护理，贫血护理，深静脉导管维护，基础护理，心理支持及健康宣教，特别是在处理一些威胁生命的潜在并发症时，如颅内出血，脏器衰竭等，护理上给予了积极有效的预防措施，有效降低和避免了相关并发症的发生，保障

了患者的生命安全，为患者的恢复奠定了基础。进入疾病稳定期开始，对患者出院后的自护意识和自护能力进行了培养和锻炼，包括导管，饮食，服药，活动，复查等，有效地提升了患者对自身疾病的自护意识和自护能力，为出院后的顺利度过做好了准备，为今后的治疗和延长生存奠定了基础。

三、安全提示

1. DIC 急性早幼粒细胞白血病 DIC 的发生率高，早期死亡率高，DIC 是一种全身性血栓－出血综合征，是血栓和出血并存的病理过程。血栓容易导致组织细胞缺血，且症状隐匿，不易被发现，最后导致多脏器的功能衰竭。本综合征发展迅速，若不积极进行治疗，预后不良，因此做好病情观察和出血的预防护理至关重要。

2. 颅内出血 患者血小板低下，凝血功能障碍，伴咳嗽，便秘，是诱发颅内出血的高危因素，应警惕！密切观察神志，瞳孔，血压，脉搏，呼吸情况，注意有无头痛，恶心，呕吐等颅内压升高的迹象，必要时快速滴注脱水剂。

3. 导管护理 置管是侵入性操作，也是容易导致感染的途径，要严格执行无菌操作，做好导管日常维护，注意观察穿刺局部有无发红、肿胀、疼痛、渗液、敷料松脱等情况，及时处理静脉炎、堵管、导管断裂或破损等突发情况，如患者不明原因发热，应及时行导管血培养排除导管感染的因素。

四、经验分享

1. 怎样进行保护性隔离？

（1）环境：限制人员探视，严格执行消毒隔离制度，防止交叉感染。保持病室清洁、空气新鲜，温度达 18～20℃，湿度为 50%～60%，早、晚开窗通风 1 次，每次 30 分钟。每日早、晚紫外线照射病室 1 次，每次 30 分钟。每日用含氯消毒液擦拭家具、地面。晨晚间护理时严格按一床一刷一湿扫。

（2）预防感染：戴口罩，预防受凉、感冒，加强口腔、肛周、皮肤护理。正确漱口，饭前饭后用 5% 碳酸氢钠溶液、制霉菌素漱口，晨起、睡前用牙龈炎冲洗液漱口，每次含漱 3 分钟。大便后、睡前坐浴 15～30min，每日擦身 1～2 次，剪指（趾）甲每周 2 次，每周洗头 1～2 次，如有脱发，使用睡帽头巾，嘱其不搔抓头皮，必要时予剃发。

（3）预防出血：卧床休息，保持情绪稳定。注意活动轻、缓，穿防滑拖鞋，避免碰撞、跌伤；穿着柔软、宽松、棉质衣裤，床单平整、清洁、无碎屑。指导患者勿抠鼻、剔牙、搔抓皮肤，勿用牙刷刷牙。大便时勿过度用力屏气，必要时予通便药通便治疗。

2. 白血病患者饮食要求 进食清淡、细软、易消化、无鱼刺、骨渣，无刺激饮食。忌辛、辣、硬、粗糙、有刺食物，注意制作和烹饪方法，如鱼肉类剔骨刺制成圆子，虾类去壳作成虾仁等，尽量采用蒸、煮、炖等制法，避免煎、炸等方法。水果尽量食大个能去皮的，如香蕉、苹果、橙、梨等，洗净后削皮切成小块后食用，必要时可制成水果羹汤食用。

病例 10 慢性粒细胞白血病患者的护理

患者女性，36 岁。患者于 5 个月余前无明显诱因下出现乏力、食欲缺乏，近 3 个月自觉上腹饱胀，夜间盗汗明显[1]，3 个月间体重减轻 10 余斤。外院查血常规示 WBC 87.4×10^9/L，Hb 102g/L，PLT 402×10^9/L[2]。门诊考虑慢性粒细胞白血病（CML）收住病房。

一、诊疗过程中的临床护理

（一）入院时

1. 诊疗情况　入院后查体：T 36.9℃、P 84 次 / 分、R 20 次 / 分、BP 130/75mmHg，神志清，精神软，浅表淋巴结未及，胸骨压痛阴性，心肺查体无特殊，腹软，肝肋下未及，脾大过脐，质韧，无结节，无压痛。腹部 B 超示巨脾[3]。血百分数：中晚幼粒细胞 5%，成熟粒 65%，淋巴 10%，嗜碱 7%，嗜酸 6%，单核 7%，幼红 2 个 /100WBC；骨髓形态有核细胞增生极度活跃，以粒系为主，粒红比 11∶1，原始细胞 3%，巨核全片 36 只，嗜酸嗜碱易见。诊断考虑慢性粒细胞白血病慢性期。

思维提示

（1）慢性粒细胞白血病的患者可出现典型的怕热、消瘦、盗汗等高代谢症候群，因此要注意加强基础护理和营养管理。

（2）慢性粒细胞白血病患者外周血中可见细胞升高，常高于 25×10^9/L，当白细胞极度增高时，由于白细胞瘀滞，循环受阻，可出现呼吸困难、发绀、脏器梗死、眼底静脉扩张、视神经盘水肿、眼底出血和男性阴茎异常勃起、耳鸣、神志改变，甚至中枢神经系统出血等表现，要加强密切观察，及时处理突发症状。

（3）巨脾：巨脾是慢性粒细胞白血病最突出的体征，可大至平脐，质坚无压痛，患者常感上腹部饱胀不适，少数患者因发生脾梗死或脾周围炎而出现显著左上腹和左肩部疼痛，要加强观察，注意保护，预防发生外伤性脾破裂。

2. 护理评估　患者有乏力、盗汗、食欲缺乏，体重减轻，巨脾等表现。

3. 护理思维与实施方案

消瘦，脾大过脐
↓
活动无耐力

(1) 护理目标：住院期间各项生活需求得到满足，无跌倒发生
(2) 护理措施
- 评估患者的活动能力，床边设防跌标志
- 协助取舒适卧位休息，给予各项生活照顾，满足基本需求
- 床栏防护，嘱多卧床休息，勿擅自下床活动，防止跌倒
- 床边备助行器，便器等必备物品
- 信号铃置手边，指导患者如有需求及时求助

巨脾
↓
脾破裂的危险

(1) 护理目标：患者脾肿大的程度能得到及时的监测，未发生脾破裂
(2) 护理措施：
- 卧床休息，取舒适体位，嘱活动轻缓，避免碰撞、跌倒
- 保持大便通畅，防止便秘，勿久蹲及用力咳嗽屏气排便，以免腹压增高；如有排便呕吐等情况时，用手按压腹部，以减轻腹部压力
- 监测患者的生命体征，监测腹围，记录 24 小时尿量
- 倾听患者的主诉，如患者主诉脾区剧烈疼痛，血压下降应及时汇报医生

食欲缺乏，3 个月间体重减轻 10 余斤
↓
营养失调

(1) 护理目标：患者能摄入均衡营养，满足机体需求
(2) 护理措施
- 和营养师一起商量确定病人的热量需要，制定患者饮食计划
- 给患者提供高热量、高蛋白、高维生素、易消化吸收的饮食，注重食物的色、香、味
- 必要时遵医嘱予静脉营养
- 关注体重变化及各项营养指标，并做好记录

（二）住院过程中

1. 诊疗情况 患者入院后，予以口服羟基脲并水化碱化治疗[4]，白细胞逐步下降，入院第六天血常规示 WBC 16.2×10^9/L，Hb 79g/L，PLT 305×10^9/L，染色体及 BCR-ABL 融合基因结果回报符合 CML 之特征，第七天开始口服伊马替尼治疗。伊马替尼口服过程中患者体重略有增加[5]，利尿处理后恢复。

思维提示

（4）羟基脲属于周期性特异性 DNA 合成抑制剂，毒性低，可延缓疾病进程，有利于提高移植成功率。由于羟基脲具有同时降低白细胞和血小板的功能，且起效快，作用时间短，诱发急变率低，价格低廉，我国作为治疗 CML 首选药物，但不属于诱导缓解类药物。不良反应有：①骨髓抑制为剂量限制性毒性，可致白细胞和血小板减少，停药后 1～2 周可恢复；②可出现胃肠道反应，偶有中枢神经系统症状和脱发，要密切观察，加强预防处理。

（5）格列卫即甲磺酸伊马替尼，是酪氨酸激酶抑制剂，属于诱导缓解类药物，用药后可出现恶心、呕吐、腹泻、肌肉痉挛、水肿、皮疹等，但一般症状轻微，因此要监测病情，使用利尿剂时关注体重和电解质变化。

2. 护理评估 患者出现体重增加，水肿等并发症。

3. 护理思维与实施方案

口服药物治疗
↓
服药知识缺乏

（1）护理目标：患者了解服药的目的、作用、副作用，能按医嘱自觉规范服药

（2）护理措施：
- 告知患者服用羟基脲、格列卫的目的、作用和副作用，强调按时服用的重要性
- 教会患者自我观察药物不良反应，嘱如有不适，及时告知医务人员
- 护士按时发药，服药到口

口服格列卫后体重增加明显，水肿
↓
体液过多

(1) 护理目标：患者体重得到及时监测，出入量维持平衡
(2) 护理措施：
- 每日监测体重变化，必要时测腹围；体重变化明显及时汇报医生，协助处理
- 遵医嘱记 24 小时尿量，必要时记 24 小时出入量，保持出入量平衡
- 清淡饮食，限制食盐摄入
- 使用利尿剂期间监测电解质变化，发现异常及时汇报医生处理

（三）出院前

1. 诊疗情况　经过伊马替尼等治疗与周全的护理，患者症状消失，查体脾脏明显回缩，入院第 12 天血象示 WBC 5.89×10^9/L，Hb 85g/L，PLT 141×10^9/L，出院门诊继续服用伊马替尼，定期随访治疗[6]。

思维提示

(6) 慢性粒细胞性白血病是起源于多能造血干细胞的恶性克隆增殖性疾病，根据分期标准可分为慢性期，加速期和急变期三期，一旦转变为急性白血病，则在短期内死亡。因此对于患者出院后管理及指导非常重要。

2. 护理评估　出院时的护理宣教。

3. 护理思维与实施方案

疾病自我管理知识缺乏

(1) 护理目标：患者能正确认识到疾病演变过程，学会自我观察病情并积极配合治疗
(2) 护理措施
- 做好出院前的宣教，告知患者服用羟基脲、格列卫的目的、作用和副作用，强调按时服用的重要性
- 保持合理的饮食习惯，避免刺激性食物，加强营养，多补充蛋白质及各种维生素
- 生活起居有规律，适当加强锻炼，增强体质，以减少发生感染的机会
- 教会患者自我观察药物不良反应，定期门诊复查血象，若有不适，及时就医

二、护理评价

患者为慢性粒细胞白血病慢性期，入院时患者乏力脾大，消瘦，护理上给予安全指导和生活照顾以及营养补充。住院期间，患者出现水肿等药物不良反应，予积极对症处理后缓解。出院时给予了详尽的出院指导，提高了患者疾病自我管理能力，为今后的进一步治疗奠定了基础。

三、安全提示

巨脾患者可能会发生脾破裂，表现为突感脾区疼痛，发热，多汗，甚至休克，脾区拒按，有明显触痛，脾可进行性肿大，脾区可闻及摩擦音，甚至出现血性腹水，应注意观察病情和症状，倾听患者主诉，加强安全防护，避免腹部撞击等损伤。

四、经验分享

慢性粒细胞白血病具备下列中二项者可考虑为进入加速期：

(1) 不明原因的发热、贫血、出血加重和(或)骨骼疼痛。

(2) 脾脏进行性增大。

(3) 非药物引起的血小板进行性降低或增高。

(4) 原始细胞(Ⅰ型+Ⅱ型)在外周血或骨髓中>10%。

(5) 外周血嗜碱性粒细胞>20%。

(6) 骨髓中有显著的胶原纤维增生。

(7) 出现 Ph 以外的其他染色体异常。

(8) 对传统的抗 CML 药物无效。

(9) CFU-GM 增生和分化缺陷，集簇增多，集簇 / 集落比值增高。

另外，有 20%～25% 的患者无明显加速期阶段，而直接进入急变期。加速期可持续半年至一年半，最后进入急变期。

病例 11 骨髓异常增生综合征患者的护理

患者女性，41 岁，因“体检发现血象异常 6 个月，低热 3 天”入院。患者六月前体检时发现三系血细胞减少，WBC 2.9×10^9/L，Hb 95g/L，PLT 20×10^9/L，来我院就诊，骨髓形态示：有核细胞增生活跃，原始细胞 3%，粒红比 0.33∶1，红系占有核细胞 60%。易见花瓣样、核出芽等病态造血改变，巨核细胞全片 14 只，易见小巨核，血小板显著减少，染色体分析为 47XX，+8，诊断骨髓异常增生综合征 RA（MDS-RA）[1]。后于我院门诊随访，口服十一酸睾酮，维 A 酸，复方皂矾丸，维血宁等药物治疗。近一个月复查血象较前有下降趋势。3 日前患者出现低热，为进一步治疗收住入院。

一、诊疗过程中的临床护理

（一）入院时

1．诊疗情况　主诉头晕、乏力明显，活动后心悸感[2]。查体：T：37.7℃[3]，P：98 次 / 分，R：18 次 / 分，BP：100/60mmHg，中度贫血貌，全身皮肤可见散在淤点淤斑[4]，肺部听诊无异常。血常规 WBC 2.3×10^9/L，Hb：60g/L，PLT：11×10^9/L。

思维提示

（1）MDS-RA，由于 FAB 亚型不同，症状也轻重不同，典型的 MDS-RA 表现为慢性进行性贫血，发热缓慢，偶有轻度出血现象，如皮肤，黏膜出血等，生存期长，转为白血病者少，临床上常称为低危组或者早期阶段，应做好相应的护理。

（2）患者有贫血的表现：轻度贫血症状较轻微，中度贫血活动后感心悸气促，重度贫血是患者在静息状态下仍感心悸气促，极重度患者常并发贫血性心脏病。血象和骨髓象中血细胞形态和数量的异常变化是诊断 MDS 的主要依据。90% 的 MDS 患者有不同程度的病态造血，血象中有全血细胞减少的病例占半数以上，部分患者仅为一系或二系细胞减少。该患者有贫血症状，要卧床休息，预防跌倒。

（3）MDS 患者起病隐匿，可无特殊症状，原因不明的发热占 10%～15%，多数为低热，要做好发热护理。

（4）出血：血小板减少及质量异常，血管壁异常，凝血障碍，抗凝物质增多等均会引起出血，皮肤表现为出血点或大片淤斑，口腔黏膜有血泡，有鼻出血、眼结膜出血等。深部脏器可见呕血、咯血、便血、颅内出血等，后者常危及患者生命。此患者有皮肤散在淤点淤斑。必须加强观察，提前采取预防措施，减少危险因素。

2. 护理评估　患者有低热、贫血、乏力、出血等表现。

3. 护理思维与实施方案

头晕乏力、心悸，Hb：60g/L
↓
自理能力低下

（1）护理目标：根据患者需要协助各项生活护理，满足患者生理、心理需要

（2）护理措施

- 作好各项基础护理，协助患者进食、饮水、如厕、擦身、更衣等生活护理
- 床旁设防跌标识，加防护栏，预防跌倒，将热水瓶、刀具等危险物品远离病人，定位放置，防止意外损伤
- 将常用物品放在患者方便取用处，信号灯置手边，嘱患者有需求时及时呼叫求助
- 遵医嘱进行输血支持治疗

全身皮肤见散在瘀点瘀斑，PLT：11×10^9/L
↓
出血

（1）护理目标：出血症状得到及时观察和处理

（2）护理措施

- 指导患者绝对卧床休息，活动轻缓，避免碰撞或外伤
- 协助做好各种生活护理，保持皮肤清洁，擦身时应避免水温过高和用力擦洗皮肤，床单平整，衣裤宽大轻软，勤剪指甲，避免抓伤皮肤
- 饮食温凉，细嚼慢咽，禁食过硬、过粗糙的食物，指导患者勿用牙刷刷牙，忌用牙签剔牙
- 尽可能减少注射次数，静脉穿刺时应避免扎压脉带过紧和时间过长，穿刺部位拔针后需适当延长按压时间
- 检测血凝常规，血常规等变化
- 遵医嘱予以止血药物，血制品对症支持治疗

（二）住院过程中

1. 诊疗情况 入院后予以输血、抗炎等对症支持治疗，患者体温控制，头晕乏力减轻。复查骨穿结果示增生明显活跃，原始细胞9%，染色体示47XX，+8，−7。提示病情进展至MDS-RCMD-1。予地西他滨$20mg/m^2/d$化疗五天[5]。化疗过程中，患者有轻度恶心、呕吐、食欲下降表现，对症处理后好转。化疗后第4天患者进入粒缺期，血常规示WBC $0.9\times10^9/L$，N $0.4\times10^9/L$，Hb 56g/L，PLT $12\times10^9/L$。化疗后第7天患者出现畏寒高热，最高体温39.4℃，伴有咳嗽，咳白色黏痰[6]，查体肺底可及湿性啰音。肺部CT检查见双下肺渗出性阴影，考虑炎症。予以广覆盖、联合抗生素治疗并输血对症支持，加强病情观察，预防并发症等护理。后患者病情逐渐好转稳定。

思维提示

（5）地西他滨最常见的不良反应：中性粒细胞减少，血小板减少，贫血，虚弱，发热，恶心，咳嗽，淤点，便秘，腹泻，高血糖，大剂量可引起神经毒性，表现为嗜睡、失语、偏瘫等，但停药后可恢复正常。要注意观察药物不良反应和毒副作用。

（6）感染：化疗药物的应用，可使骨髓增生低下、中性粒细胞减少，极易发生感染，同时免疫功能缺陷、皮肤黏膜屏障的破坏等都容易使病原菌侵入导致感染发热。要加强保护性隔离，MDS目前缺乏特异性有效治疗方法，异基因造血干细胞移植是唯一可能治愈MDS的方法。

2. 护理评估 患者有高热、感染等危及生命的症状体征。

3. 护理思维与实施方案

治疗过程中有恶心，呕吐
↓
舒适度的改变

（1）护理目标：患者化疗期间恶心呕吐症状得到及时的控制，舒适度增加

（2）护理措施：

- 向患者讲解化疗药物的作用、副作用，教会患者正确应对恶心呕吐症状
- 注意饮食清淡，忌油腻辛辣，油炸等食物减少消化道刺激，避开化疗药物使用时段进食；避免食用核桃、茄子、香蕉等易导致恶心呕吐的食物
- 观察患者恶心呕吐的程度，关注呕吐物的色质量，呕吐后及时清除呕吐物，协助其漱口，保持口腔清洁，减少不良刺激
- 遵医嘱给予止吐药物，注意水电解质平衡

T 39.4℃，咳嗽、咳痰
↓
体温过高、感染

(1)护理目标：监测体温变化，肺部感染得到及时控制及处理

(2)护理措施

- 密切监测患者的生命体征，监测体温，发现异常及时汇报处理
- 寒战时给予保暖，出汗时及时更换床单、病员服并予毛巾垫于前胸和后背，保持皮肤干燥
- 协助患者温水擦身，冰袋降温，必要时按医嘱给予药物降温
- 协助 q2h 翻身拍背，必要时给予雾化吸入
- 卧床休息，维持病室适宜的温湿度，严格执行消毒隔离制度，每日紫外线消毒病室二次
- 遵医嘱行抗感染治疗，并观察其疗效及不良反应
- 严格执行各项无菌操作技术，做好口腔，肛周及皮肤护理
- 鼓励患者进食高热量、高维生素、营养丰富的半流质，并摄入足够的水分

（三）出院前

1. 诊疗情况　经过积极的治疗和护理，患者病情逐渐稳定。现体温正常，呼吸道症状消失，复查CT肺部感染基本吸收。血常规示：WBC 3.1×10^9/L，Hb 80g/L，PLT 26×10^9/L；复查骨髓提示本病有改善趋势（原始细胞下降至4%）。患者造血干细胞移植指征明确，告知今后治疗方向[7]。

思维提示

（7）异基因造血干细胞移植是治愈MDS的唯一方法。对有移植指征的患者要提前干预，对其进行移植相关知识宣教。研究显示：年龄大、病程长、HLA不匹配、男性、治疗相关MDS的患者行造血干细胞移植死亡率明显增加。

2. 护理评估　患者对移植相关知识缺乏。

3. 护理思维与实施方案

移植相关知识缺乏

(1)护理目标：患者了解移植相关知识

(2)护理措施

- 介绍疾病的分型、病因和临床表现、化疗方案及造血干细胞移植的方法，鼓励患者通过专家咨询和相关书籍了解移植的相关知识
- 参加移植病员病友会，促进患者之间的沟通交流，让治疗成功的患者现身说法，介绍移植过程中的不适及各项配合事项
- 加强护患沟通，建立相互信任的良好关系，鼓励患者说出自身的感受，针对性进行指导和心理疏导
- 向患者解释入住净化舱的目的和注意事项，介绍舱内患者的生活状况，让患者有所准备
- 在进行各项检查操作前向患者解释原因，消除其因未知而产生的焦虑

二、护理评价

骨髓增生异常综合征主要表现为外周血全血细胞减少，骨髓细胞增生，成熟和幼稚细胞有形态异常即病态造血。该患者在经历一时期的MDS后转化成为急性白血病前期，随着疾病的进一步加重，并发症亦逐渐的增多。但在患者整个发病过程中，最为重要的是预防出血和感染的加重，在护理过程中采取了相对应的护理措施、重在预防感染、防止出血，同时对患者就造血干细胞移植的相关知识进行宣教，以帮助患者顺利做好移植准备，为今后的治疗奠定了基础。

三、安全提示

MDS的治疗主要目的：改变自然病程和改善生存质量，患者病情平稳出院后建议做好防护，减少感染机会。讲究个人卫生，保持口腔、皮肤、肛周的清洁。养成良好的生活习惯，避免过于劳累。保持良好、平和的心理状态。有出血、发热、头痛等症状及时就医。按时服药，定期复查。在患者出院前留下随访地址和联系电话，同时发放随访卡，以便医患之间的联系。

四、经验分享

造血干细胞的移植种类

(1) 根据造血干细胞的来源分为：骨髓、外周血、脐带血等。

（2）根据供受者关系分类：自体造血干细胞移植；亲缘供者HLA相合的异基因造血干细胞移植；亲缘供者HLA不全相合的异基因造血干细胞移植；无血缘关系的供者HLA相合的异基因造血干细胞移植；无血缘关系的供者HLA不全相合的异基因造血干细胞移植；无血缘关系的脐带血移植。

（3）根据移植前预处理方案分类：清髓性移植；非清髓性移植。

▶ 病例 12　霍奇金淋巴瘤患者的护理

患者，女性，22 岁，1 个月前出现发热、盗汗、全身瘙痒、体重减轻入院。体检：双颈部淋巴结和锁骨上淋巴结肿大，尚可活动，为无痛性，饮酒后局部可有疼痛感[1]。于门诊行右颈部淋巴结活检，镜下见淋巴结结构消失，其内细胞成分多样，有大量嗜酸性粒细胞、浆细胞、组织细胞、淋巴细胞和少量中性粒细胞浸润，并有多种瘤巨细胞，体积大，直径约 15～45um，椭圆形或不规则形；胞浆丰富，双色性或嗜酸性；核大，核内有一嗜酸性核仁，周围有一透明晕。诊断“霍奇金淋巴瘤（HL）”入院。

一、诊疗过程中的临床护理

（一）入院时

1. 诊疗情况　入院查体：T 37.0℃、P 102 次 / 分、R 22 次 / 分、BP 130/85mmHg，神志清楚，轻度贫血貌，消瘦，皮肤瘙痒[2]，血常规：WBC 22.12×10^9/L，Hb 87g/L，PLT 582×10^9/L。双颈部淋巴结肿大，胸部 CT 提示右上纵隔占位灶，大小约 6×4×5cm，伴纵隔内多发肿大淋巴结影，食道、气管受压管径变窄；前上中纵隔内淋巴结融合，胸腔积液，腹膜后及左侧腹股沟淋巴结肿大。B 超：左侧腹股沟部淋巴结肿大，双侧颈部及锁骨上多发淋巴结肿大，双侧腋下未见明显肿大淋巴结[3]；骨髓活检：1. 切片见可疑 HL 细胞，未见典型的 R-S 细胞，2. 合并反应性嗜酸细胞增多；骨髓淋巴瘤免疫分型：未见异常表达；多重 PCR：阴性；骨髓细胞检测到克隆性 TCR 重排。确诊为霍奇金淋巴瘤Ⅲ期[4]。

思维提示

（1）淋巴结肿大：霍奇金淋巴瘤首发症状常是无痛性颈部或锁骨上淋巴结进行性肿大（60%～80%），其次为腋下淋巴结肿大。HL 通常从原发部位向邻近淋巴结依次转移，越过邻近淋巴结向远处淋巴结区的跳跃传布较少见。肿大的淋巴结可以活动，也可互相粘连，融合成团块，触诊有软骨样感觉。饮酒后引起淋巴结疼痛是 HL 特有的表现。

（2）皮肤瘙痒：这是 HL 较特异性的表现，可为 HL 的唯一全身症状。局灶性瘙痒发生于病变部淋巴引流的区域，全身瘙痒大多数发生于纵隔或腹部有病变的病人，多见于年轻患者，尤其是女性。盗汗、疲乏及消瘦等全身症状较多见。

（3）淋巴结肿大可以压迫邻近器官组织造成功能障碍和相应临床表现。如纵隔淋巴结肿大可致咳嗽、胸闷、气促、肺不张及上腔静脉压迫综合征等；腹膜后淋巴结肿大可压迫输尿管，引起肾盂积水等。HL 侵犯多器官可引起肺实质浸润、胸腔积液、骨质破坏等。

（4）根据淋巴瘤的分布范围，HL 临床分Ⅳ期，Ⅲ期表现为横膈上、下均有淋巴结病变（Ⅲ），可伴脾累及（ⅢS），结外器官局限受累（ⅢE），或脾与局限性结外器官受累（ⅢSE）。

2. 护理评估 患者消瘦、皮肤瘙痒、肿瘤浸润等表现。

3. 护理思维与实施方案

患者胸部 CT 提示食道、气管受压管径变窄，胸腔积液，R 22 次/分

↓

舒适的改变

（1）护理目标：患者胸闷、气急能得到及时处理，舒适度增加

（2）护理措施

- 根据患者病情采取舒适卧位，抬高床头 15°～30°，呼吸困难时采取半卧位，并给与高流量面罩氧气吸入，床旁备气切包
- 鼓励患者进食流质，对严重呼吸困难者，给予鼻饲饮食
- 对于鼻塞经口呼吸患者，注意保护口腔黏膜，予以口腔护理及注意保湿

Hb：87g/L，轻度贫血貌。消瘦

↓

活动无耐力

（1）护理目标：患者能得到的日常生活协助，生理、心理所需得到满足

（2）护理措施

- 做好各项基础护理，协助患者进食、饮水、如厕、擦身、更衣等生活护理
- 床旁设防跌标识，加防护栏，预防跌倒，将热水瓶、刀具等危险物品远离患者，定位放置，防止意外损伤
- 及时巡视病房
- 将常用物品放在患者方便取用处，信号灯置手边，嘱患者有需求时及时呼叫求助

全身皮肤瘙痒
↓
潜在皮肤完整性受损

(1)护理目标:患者皮肤完整性无人为受损
(2)护理措施
- 保持病室适宜的温度及湿度,保证皮肤清洁,衣着柔软宽松,促进患者舒适
- 勤修剪指甲,指导患者勿过度用力搔抓皮肤,防止发生损伤感染
- 适当冷敷,减轻痒感
- 保持床单元整洁,干燥,柔软,无刺激
- 遵医嘱用药物对症处理,缓解症状

(二)住院过程中

1. 诊疗情况 患者入院第2天开始采用ABVD+CTX方案化疗[5],化疗过程尚顺利,患者自觉胸闷、气急症状明显缓解。于第4天出现高热,最高体温可达到39℃,发热前无畏寒、寒战,急抽外周血培养及导管血培养;血常规示WBC 1.47×10^9/L,Hb 64g/L,PLT 22×10^9/L,胸部CT示肺纹理增加,考虑粒缺期合并感染,予舒普深、斯沃抗感染,化疗结束第3天出现口腔疼痛,查体可见左侧颊黏膜有0.5cm×1cm大小溃疡,左下第一磨牙牙龈红肿伴疼痛明显,予用5%碳酸氢钠、制霉菌素、牙龈炎冲洗剂等药物交替漱口及升白细胞抗感染治疗后症状减轻。

思维提示

(5) 20世纪70年代提出了ABVD方案治疗霍奇金淋巴瘤,ABVD方案对生育功能影响小,不引起继发性肿瘤,成为HL的首选方案,对照研究显示联合化疗对HL的疗效不逊于放疗,甚至比放疗好。化疗药物常见副作用有食欲减退、恶心、呕吐、手足麻木、肝功能损害等。CTX易致出血性膀胱炎,要注重预防,减少诱发因素。

2. 护理评估 患者出现发热,感染,口腔溃疡,潜在出血等症状。

3. 护理思维与实施方案

发热,T 39℃,胸部CT示肺纹理增加
↓
肺部感染

(1)护理目标:患者感染得到及时监测和处理,促进感染控制
(2)护理措施
- 监测体温,做好发热护理

发热，T 39℃，胸部CT示肺纹理增加
↓
肺部感染

- 保持呼吸道通畅，q2h翻身、拍背，指导患者作深呼吸，促进肺底部分泌物排出。痰液黏稠不易咳出者行雾化吸入
- 合理氧疗
- 遵医嘱使用化痰药及抗生素，积极控制感染
- 做好口腔护理，防止口咽部微生物的侵入
- 保护性隔离，环境洁净，温湿度适宜，补充营养和水分

口腔溃疡，牙龈红肿
↓
舒适的改变

(1)护理目标：患者口腔问题得到及时有效的处理，舒适度增加

(2)护理措施：

- 碘甘油湿敷牙龈红肿处及溃疡处，口腔溃疡糊局涂，贝复剂局喷
- 做好口腔护理，5%碳酸氢钠，制霉菌素，牙龈炎冲洗剂等药物交替漱口；每日三餐前后，睡前，晨起均要漱口，呕吐，吐痰后也应漱口，保持口腔清洁
- 疼痛明显时，可遵医嘱予利多卡因稀释液含漱，微波治疗bid
- 指导患者进食温凉饮食、无刺激性饮食，如菜粥、烂面等

患者血象低下，PLT 22×10^9/L
↓
有出血的危险

(1)护理目标：患者出血的先兆得到及时发现和处理，无人为出血发生

(2)护理措施

- 绝对卧床休息，床上活动时动作轻、缓，避免撞击和剧烈晃动
- 密切观察生命体征，观察有无头痛、恶心、呕吐，注意血压、瞳孔有无变化，一旦发现异常及时汇报医生并协助抢救
- 保持情绪稳定，勿过度用力屏气排便，必要时给予缓泻剂，保持大便通畅
- 遵医嘱予补充新鲜血小板、凝血因子输注支持
- 床旁备好吸引器、压舌板、开口器等急救用品

（三）出院前

1. 诊疗情况 ABVD+CTX 方案化疗后 12 天复查血象为 WBC 2.42×10^9/L，Hb 78g/L，PLT 25×10^9/L，患者体温正常，口腔溃疡、牙龈红肿已减轻，复查胸部 CT：肺部感染较前好转。入院 22 天后，患者病情稳定好转出院，出院当天血象 WBC 4.35×10^9/L，Hb 90g/L，PLT 124×10^9/L[6]。

思维提示

（6）HL 是化疗可治愈的肿瘤之一，其预后与组织类型及临床分期紧密相关，淋巴细胞为主型预后最好，5 年生存率为 94.3%，女性治疗预后较男性为好。要做好患者出院宣教，定期随访复查。

2. 护理评估 患者出院，要做好患者出院宣教。

3. 护理思维与实施方案

出院自我管理知识缺乏

（1）护理目标：患者能复述相关知识，自我管理意识得到提高

（2）护理措施

- 给予详尽的健康宣教，包括个人卫生、饮食卫生、活动强度、心理状态、服药方法、复查途径等
- 注意加强自我防护，做好导管自护
- 定期复查血象，按医嘱用药，坚持定期巩固强化治疗，如有淋巴结肿大、发热、出血等不适，及时去医院检查

二、护理评价

患者为初治淋巴瘤，从入院到出院，针对患者存在的皮肤问题、感染、潜在出血、舒适度等问题，给予积极的处理和护理。使患者安全度过，直至出院。

三、安全提示

淋巴结肿大可压迫邻近器官，如压迫神经可引起疼痛；纵隔淋巴结肿大，可致咳嗽、胸闷、气促、肺不张及上腔静脉压迫症等；腹膜后淋巴结肿大可压迫输尿管，引起肾盂积水；硬膜外肿块导致脊髓压迫症等。HL 侵犯各器官可引起肺实质浸润、胸腔积液、骨痛、腰椎或胸椎破坏、脊髓压迫症、肝大和肝痛、黄疸、脾大等。5%～16% 的 HL 患者发生带状疱疹。

四、经验分享

淋巴瘤根据淋巴结的分布范围，按照 Ann Arbor 会议提出的 HL 临床分期方案，进行临床分期和分组。

Ⅰ期　病变仅限于一个淋巴结区（Ⅰ）或单个结外器官局部受累（ⅠE）。

Ⅱ期　病变累及横膈同侧两个或更多的淋巴结区（Ⅱ），或病变局限侵犯淋巴结以外器官及横膈同侧一个以上淋巴结区（ⅡE）。

Ⅲ期　横膈上、下均有淋巴结病变（Ⅲ），可伴脾累及（ⅢS），结外器官局限受累（ⅢE），或脾与局限性结外器官受累（ⅢSE）。

Ⅳ期　一个或多个结外器官受到广泛性或播散性侵犯，伴或不伴淋巴结肿大。肝或骨髓只要受到累及均属Ⅳ期。

分期记录符号：E，结外；X，直径 10 厘米以上的巨块；M，骨髓；S，脾脏；H，肝脏；O，骨骼；D，皮肤；P，胸膜；L，肺。

淋巴瘤各期按全身症状的有无分为 A、B 两期。无症状者为 A，有症状者为 B。全身症状包括三个方面：

（1）发热 38℃以上，连续 3 天以上，且无感染原因。

（2）6 个月内体重减轻 10% 以上。

（3）盗汗，即入睡后出汗。

病例 13　非霍奇金淋巴瘤患者的护理

患者男性，53 岁，因“发热、胸闷咳嗽伴消瘦一月余”就诊，体检：全身多发浅表淋巴结肿大，门诊予行颈部淋巴结活检，结果提示为：非霍奇金淋巴瘤(NHL)（弥漫大 B 细胞型）[1]，遂收住入院。

一、诊疗过程中的临床护理

（一）入院时

1．诊疗情况　入院时主诉咳嗽咳痰伴发热，感胸闷、气促，体重进行性下降，半年内体重下降 10%。查体：T 39.2℃、P 110 次 / 分、BP 100/70mmHg、R 26 次 / 分，消瘦，双侧颈部、腋下、腹股沟可触及数枚淋巴结，无压痛，左侧颈部见一 5cm 手术切口，线未拆，口腔黏膜完整，咽不红，双肺呼吸音粗，左下肺闻及哨笛音，心律齐，腹软，无压痛及反跳痛，肝脾肋下未及。胸部 CT 检查为：双下肺感染，胸腔积液。腹部 CT 检查为：肝脾及腹腔淋巴结肿大[2]。

思维提示

（1）淋巴瘤起源于淋巴结和淋巴组织，其发生大多与免疫应答过程中淋巴组织增殖分化产生的某种免疫细胞恶变有关。NHL 常原发累及结外淋巴组织，往往跳跃性播散，越过邻近淋巴结向远处淋巴结转移，大部分 NHL 为侵袭性，发展迅速易发生早期远处播散。根据 NHL 国际工作分型，弥漫大 B 淋巴瘤为中度恶性程度淋巴瘤。

（2）NHL 的临床表现随年龄增长而发病增多，男较女为多，常以发病或各系统症状发病，发生于胸部的 NHL，以肺门及纵隔受累最多，半数有肺部浸润或（和）胸腔积液、发热、消瘦、盗汗等全身症状。多见于晚期，全身瘙痒很少见。

2．护理评估　患者有发热、咳嗽、咳痰，胸闷，体重进行性下降等症状体征。

3．护理思维与实施方案

T 39.2℃
↓
体温过高

(1)护理目标：患者体温变化得到及时监测，高热及感染得到及时处理
(2)护理措施
- 评估发热原因、热型及伴随症状，监测血压等生命体征变化，及时发现感染性休克
- 降温：采用物理降温，必要时遵医嘱给予药物降温
- 对于有感染的患者遵医嘱给予对症抗感染治疗
- 补充营养和水分，防止脱水
- 病室环境维持适宜的温度、湿度，并经常通风换气
- 保持皮肤、口腔清洁，促进患者舒适

半年内体重下降 10%
↓
营养失调

(1)护理目标：患者能摄入均衡营养，满足机体需求
(2)护理措施
- 和营养师一起商量确定患者的热量需要，制定病人饮食计划
- 给患者提供高热量，高蛋白，高维生素，易消化吸收的饮食，注重食物的色，香，味
- 必要时遵医嘱予静脉营养
- 关注体重变化及各项营养指标，并做好记录

咳嗽咳痰、感胸闷、气促，R 26 次 / 分，胸部 CT：双下肺感染、胸腔积液
↓
低效型呼吸形态

(1)护理目标：患者能有效将痰液咳出，胸闷症状得到改善，患者的舒适度增加
(2)护理措施
- 抬高床头，协助取舒适卧位，q2h 翻身拍背，教会患者有效的咳嗽咳痰的方法，协助其将痰液咳出
- 监测生命体征，评估缺氧状态，观察呼吸频率及脉氧的变化，给予氧气吸入，必要时予面罩加压吸氧
- 协助患者多饮水，遵医嘱予雾化吸入，以稀释痰液
- 及时留取痰培养送检，遵医嘱予化痰抗感染治疗

（二）住院过程中

1．诊疗情况：患者入院后行抗感染治疗后症状控制，诊断明确，予以PICC置管术，选用美罗华[3]+CHOP方案化疗[4]（具体为：美罗华600mg d1，环磷酰胺1.2g d2，长春地辛4mg d2，表柔比星110mg d2，地塞米松15mg d2～d6）。用药过程中出现胃肠道反应、便秘，对症处理后好转。

思维提示

（3）美罗华是第一个被美国FDA批准用于治疗肿瘤的单克隆抗体，经临床研究证实，美罗华对B细胞非霍奇金淋巴瘤有明显的治疗效果。药物在输注时可发生严重的不良反应如：低血压、支气管痉挛、发热、畏寒、寒战、荨麻疹及低氧血症等，因此输注时应严密观察，监测血压、脉氧、体温等生命体征的变化。

（4）CHOP方案毒性较低，为侵袭性NHL的标准治疗方案，每3周一疗程。本方案五年无病生存率达41%～80%，在化疗过程中，要密切观察化疗药物不良反应，如恶心、呕吐、出血性膀胱炎、周围神经炎、心脏毒性等，及时给予预防措施。

2．护理评估　患者出现恶心呕吐，便秘等潜在并发症。

3．护理思维与实施方案

胃肠道反应
↓
舒适的改变

（1）护理目标：患者胃肠道反应得到及时处理，舒适度增加

（2）护理措施

- 加强饮食护理，嘱患者进食清淡易消化的饮食，忌烟酒及辛辣食物，忌香蕉、核桃、茄子等易致恶心呕吐的食物，少量多餐，调整进食时间，避开使用化疗药物时段进食
- 每日饮水1500～2000ml，以减轻药物对胃肠道黏膜的刺激，并有利毒素的排泄
- 对有颜色的化疗药物，采取遮蔽药物输液瓶的方法，以免产生暗示性呕吐。分散注意力，如听轻音乐等
- 一旦发生呕吐，立即予头偏向一侧卧位，清除呕吐物，防止窒息，保持口腔清洁
- 密切观察呕吐次数、呕吐物的量及性状，化疗前半小时按医嘱正确及时使用有效的止吐药物，预防恶心、呕吐的发生

便秘
↓
排便异常

(1)护理目标:患者排便正常
(2)护理措施
- 进食清淡易消化饮食,多吃新鲜蔬菜水果,多饮水,晨起空腹可饮用蜂蜜水
- 顺时针按摩下腹部,勤坐浴,促进肠蠕动
- 遵医嘱使用缓泻剂。必要时予开塞露灌肠

(三)出院前

1. 诊疗情况 经过积极抗感染治疗及化疗,患者双侧颈部、腋下、腹股沟淋巴结较入院时明显缩小,胸部CT提示双下肺感染好转,无胸腔积液。予出院休养[5]。

思维提示

(5) 患者出院后定期复查及巩固治疗非常重要,年龄在55岁以下的患者,重要脏器功能正常,如属缓解期短、难治易复发的侵袭性淋巴瘤,4个CHOP方案能使淋巴结分离大于3/4者,可考虑全淋巴放疗及大剂量联合化疗后进行异基因或自体造血干细胞移植,以期最大限度的杀灭肿瘤细胞,取得较长期缓解和无病存活。

2. 护理评估 患者有出院后相关知识缺乏问题。

3. 护理思维与实施方案

出院自我管理知识缺乏

(1)护理目标:患者能复述相关知识,自我管理意识得到提高
(2)护理措施
- 给予详尽的健康宣教,包括个人卫生、饮食卫生、活动强度、心理状态、服药方法、复查途径等
- 注意加强自我防护,做好导管自护
- 定期复查血象,按医嘱用药,坚持定期巩固强化治疗,如有淋巴结肿大、发热、出血等不适,及时去医院检查

二、护理评价

该患者从入院至出院,针对其发热、感染及化疗期间的不良反应给予一系列的有效的护理措施,使其症状缓解,顺利完成化疗。出院前,对患者进行

了出院宣教，提高患者对疾病的自我管理能力，为今后的治疗和延长生存奠定了基础。

三、安全提示

1. 美罗华的不良反应

（1）过敏反应：发热、寒战、肌肉强直、低血压、风疹、血管神经性水肿等。

（2）心脏毒性：对于具有心脏病史的患者应该进行密切的监测。

（3）肺部毒性：包括组织缺氧、肺浸润和急性呼吸衰竭。

（4）胃肠道反应：恶心呕吐、腹泻、腹痛、消化不良、便秘等。

2. 导管护理　置管是侵入性操作，也是容易导致感染的途径，要严格执行无菌操作，做好导管日常维护，注意观察穿刺局部有无发红、肿胀、疼痛、渗液、敷料松脱等情况，及时处理静脉炎、堵管、导管断裂或破损等突发情况，如患者不明原因发热，应及时行导管血培养排除导管感染的因素。本患者由于全身散在淋巴结的肿大，PICC置管时应在结合CT影像后在超声引导下进行，减少置管失败的几率。

四、经验分享

1. NHL的预后指标　1993年Shipp等提出了NHL的国际预后指标（International Prognostic Index，IPI），将预后分为低危、中危、高中危、高危四类。年龄大于60岁、分期为Ⅲ期或Ⅳ期、结外病变一处以上、需要卧床或生活需要别人照顾、血清LDH升高是5个预后不良的IPI。

2. 淋巴瘤须与其他淋巴结肿大疾病相区别　局部淋巴结肿大要排除淋巴结炎和恶性肿瘤转移。结核性淋巴结炎多局限于颈两侧，可彼此融合，与周围组织粘连，晚期由于软化、溃破而形成窦道。以发热为主要表现的淋巴瘤，须和结核病、败血症、结缔组织病、坏死性淋巴结炎和恶性组织细胞病等鉴别。结外淋巴瘤须和相应器官的其他恶性肿瘤相鉴别。

3. NHL的浸润表现　NHL常以高热或多系统症状发病，无痛性颈和锁骨上淋巴结进行性肿大为首见表现者较HL少，据统计，咽淋巴环病变占NHL的10%～15%，发生部位多在软腭、扁桃体、其次为鼻腔及鼻窦，临床有吞咽困难、鼻塞、鼻出血及颌下淋巴结肿大。NHL累及胃肠道部位以小肠最多见，临床上表现有腹痛、腹泻和腹块，症状可类似消化性溃疡、肠结核或脂肪泻等。累及肾脏主要表现为肾肿大、高血压、肾功能不全及肾病综合征。中枢神经系统病变多在疾病进展期，以累及脑膜和脊髓为主。骨骼损害以胸椎及腰椎最常见，股骨、肋骨、骨盆及头颅骨次之。约20%的NHL有骨髓侵犯，可形成淋巴瘤细胞白血病，以小淋巴细胞、小裂细胞和淋巴母细胞型最易侵犯骨髓。皮肤受累表现为肿块、皮下结节、浸润性斑块、溃疡等。

病例 14 原发性巨球蛋白血症患者的护理

患者男性，72 岁，因头晕、乏力、时有头痛、双下肢麻木一月，体液免疫示：IgM 50.2g/L，Kappa- 轻链 7210mg/dl，拟诊为“原发性巨球蛋白血症”收住入院。

一、诊疗过程中的临床护理

（一）入院时

1．诊疗情况　入院后查体：T 36.9℃、P 82 次 / 分、R 19 次 / 分、BP 130/85mmHg，神志清楚，面色苍白[1]，精神萎靡，主诉头晕、头痛、乏力[2]，视物模糊，双下肢麻木，皮肤黏膜有散在淤点、淤斑[3]，血常规提示 Hb 64g/L，红细胞沉降率 110mm/h，口腔黏膜完整，双肺呼吸音清，未及明显干湿啰音，眼底镜检查视网膜出血、水肿和渗出，视网膜静脉节段性扩张，呈现“腊肠样”现象。彩超示：双侧腹股沟、腋下、颈部多发淋巴结肿大；ECT 提示双侧指掌关节、腕关节、膝关节、足对称性反应性骨形成活跃；骨髓形态示：有核细胞增生活跃高水平，浆样淋巴细胞比例占 72%，骨髓活检镜下见：小淋巴细胞、淋浆样细胞及浆细胞弥漫浸润[4]，目前诊断为：原发性巨球蛋白血症。

思维提示

（1）患者出现贫血症状：贫血，是本病最常见症状，其原因主要为：骨髓淋巴样浆细胞浸润，红系受抑制生成减少，红细胞寿命缩短、溶血和出血等。患者年老体弱且贫血症状明显，因此要加强防护，预防跌倒。

（2）高黏滞综合征：出现高黏滞综合征的原因主要是：由于巨球蛋白的恶性克隆增殖，使血浆蛋白显著增加，血液黏滞度增高，从而使血液流体动力学抵抗增加。高黏滞血症可引起神经精神症状和眼底改变，如头晕、头痛、肢体麻木、视物模糊，严重的甚至可发展至昏迷。因此在护理中要密切观察病情变化减少并发症。

(3) 出血：出血主要是由于异常IgM参与了蛋白之间的相互作用。血小板计数大多正常，但巨球蛋白包裹血小板，干扰了血小板因子释放，影响了血小板功能。异常IgM可与Ⅱ、Ⅴ、Ⅶ、Ⅷ、Ⅸ、Ⅹ、Ⅺ等凝血因子相互作用而抑制了凝血功能，凝血酶时间延长，导致出血。血清黏滞度增高、冷沉淀物和免疫复合物的形成等造成血管壁损伤导致出血倾向。出血多表现为鼻、口腔黏膜出血、皮肤紫癜、晚期可发生内脏或脑出血。护理上要密切观察出血征兆，减少危险因素。

(4) 组织器官浸润：约半数患者发生不同程度肝、脾、淋巴结肿大；大约20%累及周围神经，主要表现为对称性末梢感觉障碍，下肢较上肢严重。周围神经病变：原因主要有四肢微小血管结构发生异常变化，表现为动脉变细，静脉扩张，动静脉分流和新生血管形成，毛细血管内皮细胞增生肥大，基底膜增厚，管腔狭窄，从而神经内血流量和氧张力降低。因此四肢要做好防护，减少并发症的发生。

2. 护理评估：患者为老年人、有贫血症状，伴有出血、高黏滞综合征及组织器官浸润的表现。

3. 护理思维与实施方案

头晕、乏力，双下肢麻木 Hb 64g/L，眼底镜检查视网膜出血

↓

自理能力低下

(1) 护理目标：患者各项生活所需得到及时帮助和满足

(2) 护理措施

- 做好各项基础护理，协助患者进食、饮水、如厕、擦身、更衣等生活护理
- 床旁设防跌标识，加防护栏，预防跌倒，将热水瓶、刀具等危险物品远离患者，定位放置，防止意外损伤
- 将常用物品放在患者方便取用处，信号灯置手边，嘱患者有需求时及时呼叫求助
- 遵医嘱进行输血支持治疗

皮肤瘀点瘀斑

↓

出血

(1)护理目标：出血症状得到及时观察和处理

(2)护理措施

- 指导患者绝对卧床休息，活动轻缓，避免碰撞或外伤
- 协助做好各种生活护理，保持皮肤清洁，擦身时应避免水温过高和用力擦洗皮肤，床单平整，衣裤宽大轻软，勤剪指甲，避免抓伤皮肤
- 饮食温凉，细嚼慢咽，禁食过硬、过粗糙的食物，指导患者勿用牙刷刷牙，忌用牙签剔牙
- 尽可能减少注射次数，静脉穿刺时应避免扎压脉带过紧和时间过长，穿刺部位拔针后需适当延长按压时间，注射与穿刺部位交替使用，必要时加压包扎
- 监测血凝常规，血常规等变化
- 遵医嘱予以止血药物，血制品对症支持治疗

（二）住院过程中

1. 诊疗情况 患者入院后经抗感染治疗，咳嗽症状减轻，复查 IgM 70.4g/L，予行血浆置换[5]，置换后患者出现口唇肢体麻木，予补钙治疗后缓解[6]。入院第4天予置管后行 R-CHOP 方案化疗，化疗期间患者出现恶心、呕吐，食欲减退，三天未解大便[7]，经对症处理后症状缓解，化疗结束后一周进入粒缺期，血常规示：WBC 0.53×10^9/L，Hb 78g/L，PLT 50×10^9/L，同时患者出现咳嗽、咳痰，持续高热，T 39.3℃[8]，经过抗感染、升白针提升白细胞，输血等对症治疗后病情稳定。

思维提示

(5) 血浆置换疗法：原发性巨球蛋白血症患者 IgM 主要存在于血液循环中，血浆置换可以迅速降低血清 IgM 水平，对高粘滞综合征引起的昏迷、高 IgM 引起的周围神经和中枢神经病变等起到较好的疗效，但应同时给予病因治疗。血浆置换期间要做好相应的护理。

(6) 低血钙：枸橼酸钠是血浆置换中最常用的抗凝剂。枸橼酸钠的抗凝机制是，它可以结合血浆中的钙离子形成枸橼酸钙，钙离子是第Ⅳ凝血因子，在整个凝血过程中起着重要的作用。如果血浆中钙离子缺乏，整个凝血过程就不能正常进行。低血钙的症状是：口周麻木，畏寒，心动过速，严重时可以发生手足搐搦。应加强观察并积极处理。

（7）便秘：化疗期间患者常有恶心、呕吐，为减轻胃肠道反应，制酸剂的应用，加之患者乏力，活动减少等均使得胃肠道蠕动减慢，产生便秘；而排便时用力是颅内压骤然升高导致颅内出血的重要诱因，因此保持大便通畅尤其重要。

（8）感染：患者由于正常免疫球蛋白减低致免疫缺陷，易发生反复感染，如呼吸道细菌、真菌及病毒感染。化疗药物的使用可导致粒细胞减少引发感染，因此在化疗后粒缺期的保护性隔离尤其重要。

2. 护理评估　患者存在的护理问题有低血钙、便秘、感染等表现。

3. 护理思维与实施方案

枸橼酸钠是最常用的抗凝剂，如果大量输入体内有可能发生枸橼酸盐中毒
↓
低血钙

（1）护理目标：患者低血钙先兆得到及时发现并积极处理

（2）护理措施

- 分离前患者先预防性口服钙剂、钙糖
- 监测生命体征，注意血压、脉搏、呼吸变化，倾听患者主诉，必要时检测血钙浓度
- 如发现低血钙先兆，应立即减慢全血速度比，通知医生并遵医嘱予缓慢静注葡萄糖酸钙
- 穿着柔软、宽松、棉质衣裤，床单平整、清洁、无碎屑，肢体保暖，适当按摩肢体

化疗过程中，患者出现恶心、呕吐、食欲下降
↓
舒适的改变

（1）护理目标：患者化疗期间恶心呕吐症状得到及时的控制，舒适度增加

（2）护理措施：

- 向患者讲解化疗药物的作用，副作用，教会患者正确应对恶心呕吐症状
- 注意饮食清淡，忌油腻辛辣，油炸等食物减少消化道刺激，避开化疗药物使用时段进食；避免食用核桃、茄子、香蕉等易导致恶心呕吐的食物
- 观察患者恶心呕吐的程度，关注呕吐物的色质量，呕吐后及时清除呕吐物，协助其漱口，保持口腔清洁，减少不良刺激
- 遵医嘱给予止吐药物，呕吐症状明显时，注意水电解质平衡

便秘
↓
排便异常

(1) 护理目标：患者保持大便通畅
(2) 护理措施
- 每日沿结肠走向顺时针按摩 2 次，每次 15 分钟，促进肠蠕动
- 多食新鲜蔬菜水果，适量摄入粗纤维食物，如红薯等
- 晨起空腹饮蜂蜜水，帮助患者养成每日定时排便的习惯
- 遵医嘱予口服缓泻剂，必要时遵医嘱灌肠

咳嗽、咳痰，高热
↓
肺部感染

(1) 护理目标：患者能做到有效咳嗽、咳痰，肺部感染症状减轻或消失
(2) 护理措施
- 观察痰液的色、质、量，正确留取痰液标本
- q2h 翻身、拍背，同时指导患者进行有效咳嗽，促进痰液排出。痰液黏稠不易咳出时予以雾化吸入
- 遵医嘱予氧气吸入
- 遵医嘱使用化痰药物和抗生素，积极控制感染
- 做好口腔护理，保持口腔清洁湿润无异味

（三）出院前

1. 诊疗情况 住院治疗 20 日后，患者病情逐渐稳定，血清 IGM 降至 14g/L，骨穿提示本病缓解。血常规示：WBC：5.6×10^9/L，Hb：120g/L，PLT：157×10^9/L，于 23 日后好转出院，予继续服药治疗，定期随访[9]。

思维提示

(9) 原发性巨球蛋白血症是一种恶性增殖性疾病，病程迁延，呈慢性过程，告知患者出院后需要定期随访，继续巩固治疗。

2. 护理评估 患者预备出院，出院宣教知识欠缺。

3. 护理思维与实施方案

提高患者疾病自我管理能力

(1)护理目标:患者能复述出院宣教知识并配合

(2)护理措施:

- 出院前一阶段,给予详尽的健康宣教,包括个人卫生、饮食卫生、活动强度、心理状态、服药方法、复查途径等
- 注意环境安全,加强劳动防护
- 定期复查血象,按医嘱用药,坚持定期巩固强化治疗,如有不适,及时去医院检查

二、护 理 评 价

住院期间针对患者存在的贫血、感染、出血等症状,护理上密切观察病情变化,减少并发症,并协助患者做好生活护理,防止跌倒发生;在化疗期间,严格做好消毒隔离,使患者顺利完成治疗,安全度过粒缺期,出院前给予出院宣教和指导,帮助患者提高疾病自护能力,为后续治疗打下基础。

三、安 全 提 示

原发性巨球蛋白血症是一种进展缓慢的疾病,早期可数年无临床症状,临床表现以贫血、出血(常见皮肤紫癜、鼻出血),淋巴结、肝、脾大,血中单克隆 IgM 大量增加使血液黏滞性显著升高而导致高黏滞血综合征(如视力障碍、一过性瘫痪、反射异常、耳聋、意识障碍),神志昏迷等为主。患者中位生存期 5 年,20% 患者可生存 10 年以上。死亡的主要原因为疾病恶化、贫血、出血、感染,也有的患者因发展为弥漫大细胞淋巴瘤(Richter 综合征)而死亡。老年男性、贫血、体重减轻、中性粒细胞减少及具有冷球蛋白血症者预后差。

由于血液黏滞度的增高,极易发生静脉血栓,PICC 置管术后的患者在护理中要密切观察肢体有无肿胀、剧烈疼痛等栓塞先兆。

病例 15　恶性组织细胞病患者的护理

患者男性，27 岁，于 20 天前无明显诱因下出现高热，体温最高达 39.5℃，热前有畏寒、寒战，后可降至正常，数小时后体温再次上升，抗感染治疗效果不佳。10 天前查血常规：WBC 2.0×10^9/L，Hb 156g/L，PLT 30×10^9/L，在外院予丙球，激素，升白治疗效果不佳，血常规提示，白细胞和血小板计数进行性的下降，门诊骨穿提示，见大量异性组织细胞，为进一步治疗收住我科。

一、诊疗过程中的临床护理

（一）入院时

1. 诊疗情况　入院后查体：T 39℃[1]、P 110 次 / 分、BP 120/70mmHg、R 22 次 / 分，神志清，主诉胸闷气促，咳嗽，咳痰，为淡黄色黏痰[3]，口腔黏膜内散在多处溃疡[4]，表面发白，触之疼痛。齿龈渗血[2]，皮肤黏膜散在多处淤斑，淤点，肛周黏膜完整，触诊：脾脏肿大，为肋下一指[5]，查血常规：WBC 1.0×10^9/L，Hb 68g/L，PLT 16×10^9/L，血凝常规：PT，APTT 均延长，骨穿：见大量异性组织细胞。肿瘤全套：铁蛋白大于 1500ng/ml。胸部 CT：双肺多发结节斑片影，纵隔淋巴结肿大，双侧胸腔积液。确诊为恶性组织细胞病。

思维提示

（1）患者出现高热表现：恶性组织细胞病高热为其最突出及最常见、最先出现的症状，多为不规则高热，持续不退，也有呈弛张热，稽留热，或间歇发热，有的开始低热或中等度发热，随着病情的进展，患者出现持续的高热，热前伴有畏寒寒战。护理上应监测体温变化，做好高热的护理。

（2）患者出现了齿龈渗血，皮肤黏膜淤斑淤点等出血表现：全血细胞减少为恶性组织细胞病又一主要表现，可表现为多个部位有出血倾向，如齿龈、鼻出血，皮肤黏膜淤斑淤点，消化道出血，颅内出血等，出血后止血较难，应告诫患者不能有任何的损伤。护理上应密切观察出血先兆，警惕颅内出血的发生。

（3）患者出现了胸闷、气促、咳嗽咳痰等肺部感染的症状，由于恶性组织病患者全血细胞减少，免疫力下降，导致肺部感染，也可能为本病肺部的浸润。若感染及本病未能及时控制，易导致呼吸衰竭的发生。护理上应协助患者做好翻身拍背，防止肺部感染加重。

（4）口腔黏膜炎症的出现：恶性细胞浸润皮肤黏膜导致局部黏膜的屏障遭到破坏，局部继发细菌，真菌感染而导致皮肤黏膜的破溃，溃疡的发生。护理上应加强口腔护理，防止口腔黏膜炎症状加重和出现新的口腔溃疡。

（5）异常组织细胞浸润是本病的特点，累及范围广泛，常见肝、脾大，可达肋下 3～5cm，护理上应正确指导患者活动，保持大便通畅，减少腹压，注意安全，避免碰撞跌倒发生。

2. 护理评估　患者出现了高热、胸闷气促，咳嗽咳痰、口腔溃疡、同时出现了齿龈出血，皮肤黏膜淤斑淤点，肝脾大等表现。

3. 护理思维与实施方案

患者于20天前出现无明显诱因下的高热，体温最高达39.5℃
↓
高热

（1）护理目标：患者的体温能得到及时的监测与处理，自觉舒适感增加

（2）护理措施：

- 定时测量体温，观察体温变化及热型。体温超过38.5℃时根据病情遵医嘱予物理降温或药物降温
- 畏寒时予保暖，出汗后及时更换衣服，保持皮肤、口腔清洁
- 给予清淡、易消化的高热量、高蛋白、丰富维生素的流质或半流质饮食，鼓励患者多饮水
- 保持室内通风，温湿度适宜
- 遵医嘱给予补液、抗炎治疗，观察用药效果

患者口腔黏膜散在多处溃疡，表面发白，触之疼痛
↓
口腔感染

（1）护理目标：患者口腔溃疡得到及时护理，疼痛减轻

（2）护理措施：

- 观察记录患者的牙齿、牙龈、口腔黏膜、唇、舌的情况及口腔唾液 pH 值的变化，必要时做咽拭子培养

患者口腔黏膜散在多处溃疡，表面发白，触之疼痛
↓
口腔感染

- 给予口腔清洁护理，改善口腔卫生
- 根据唾液不同 pH 值采用杀菌、抑菌、促进组织修复的漱口液含漱。破溃处给予口腔溃疡糊局涂，贝复剂局喷，必要时局部予碘甘油局敷
- 饮食、饮水温度适宜，避免过烫、过冷的食物
- 讲解口腔卫生保健知识，告知正确的漱口方法

患者齿龈出血，皮肤黏膜瘀斑瘀点，PLT 16×10^9/L，血凝常规：PT，APTT 均延长
↓
出血

(1)护理目标：患者出血症状得到及时监测，无人为出血症状发生

(2)护理措施

- 指导患者绝对卧床休息，注意活动缓慢，避免碰撞
- 密切观察生命体征，观察患者皮肤黏膜有无新增瘀斑瘀点等出血症状，观察有无头痛、喷射性呕吐，血压瞳孔改变等颅内出血征兆，发现异常及时汇报医生
- 保持口腔清洁，遵医嘱予去甲肾上腺素加入生理盐水中稀释后漱口，并注意观察用药疗效
- 进食清淡易消化，少渣，无刺软食，如面，馄饨，蒸蛋等，宜温凉，细嚼慢咽，进食后加强漱口
- 保持大便通畅，排便时勿用力，必要时予开塞露通便
- 及时修剪指甲；勿抠鼻，剔牙；保持床单元平整干燥。每日温水檫身，避免水温过高，穿宽大柔软衣裤
- 监测血常规，血凝功能，遵医嘱及时予止血药物，血制品支持治疗
- 护理操作动作轻柔，尽可能减少注射次数。静脉穿刺时避免扎止血带过紧或时间过长，穿刺部位适当延长按压时间

患者咳嗽咳痰，胸闷气促，胸部CT：双肺多发结节斑片影，纵膈淋巴结肿大
↓
气体交换受损

(1)护理目标：监测血氧饱和度，保持患者呼吸通畅，预防窒息
(2)护理措施：
- 根据患者的病情给予舒适的体位
- 密切观察病情，倾听患者的主诉；监测血氧饱和度
- 遵医嘱给予氧气吸入，根据病情调节氧流量，必要时予面罩吸氧，并向患者讲解氧疗的重要性及注意事项
- 协助患者翻身拍背，指导患者正确排痰，保持呼吸道通畅，每日给予雾化吸入两次，促进痰液排出
- 遵医嘱使用祛痰平喘抗感染药物，观察用药后反应
- 鼓励患者进食，保证每日热量的供给，增强体质

脾脏肿大，肋下一指
↓
潜在并发症：脾破裂

(1)护理目标：患者住院期间无人为因素造成脾破裂
(2)护理措施：
- 严密观察病情变化，监测生命体征，如有异常，及时汇报医生
- 指导患者注意休息，避免剧烈运动，如弯腰下蹲，注意保护腹部，避免外力冲撞
- 保持大便通畅，勿用力摒，避免剧烈咳嗽，避免增加腹压

（二）住院过程中

1. 诊疗情况　入院后30小时患者仍然有发热，最高体温达40℃，主诉胸闷，咳嗽症状加剧，咳黄色黏痰，痰液黏稠不易咳出[6]，SPO2 89%（低流量鼻导管吸氧），遵医嘱改用面罩吸氧8L/分。查体：神志清，皮肤黏膜未见新鲜的出血，齿龈渗血止，双肺布满哮鸣音，腹部膨隆，肝脏肋下三指，脾脏肋下一指。血常规：WBC 0.9×10^9/L，Hb 96g/L，PLT 11×10^9/L，血凝常规提示PT、APTT均延长，复查骨穿：异型组织细胞明显增多，占38%。CT：深部多部位淋巴结及肝脾大。予输注血小板、血浆、纤维蛋白原等支持治疗，同时给予联合抗感染治疗。患者病情进展迅速，经科内讨论给予CHOP方案化疗，

化疗期间患者出现恶心呕吐反应[7]，予对症处理。患者入院期间，反复高热，症状控制不良，出现紧张恐惧情绪[8]。

思维提示

（6）患者本病未能得到控制，肺部感染加重，痰液增多，痰液黏稠，加之患者疲乏无力，导致清理呼吸道无效。护理上促进痰液的咳出，防止窒息的发生。

（7）患者应用CHOP方案化疗，减轻肿瘤负荷，化疗带来一系列的副作用使患者病痛雪上加霜，此时应做好患者化疗期间的护理减轻患者的痛苦，同时化疗后患者的免疫力会进一步的降低，护理上应做好消毒隔离工作，保持口腔，肛周的清洁，预防肛周的感染，避免口腔黏膜感染加重。

（8）患者由于反复的高热，病情进展迅速，生命受到威胁，情绪常不稳定，会出现紧张，恐惧，对外界刺激产生过分强烈的反应，情绪波动过大，因此需建立良好的护患关系，给予心理支持安慰，最大限度改善患者舒适度，密切观察患者情绪和行为变化，防止自杀等意外发生。

2. 护理评估　患者痰液黏稠无力咳出，气体交换受损。化疗引起的副作用，疾病的严重性带来的心理恐惧。

3. 护理思维与实施方案

痰液黏稠，咳嗽无力，脉氧下降
↓
清理呼吸道无效

（1）护理目标：患者能掌握有效咳痰的方法，痰液阻塞得到及时发现和处理，无人为引起窒息

（2）护理措施：

- 取舒适体位，定时翻身，行胸背部叩击，指导患者有效咳嗽的方法
- 评估患者痰液的色、性质、量、密切观察患者的呼吸情况，并及时处理呼吸道分泌物，注意患者是否有呼吸困难、紫绀加重、烦躁不安、意识障碍等呼吸道阻塞情况发生
- 遵医嘱给予雾化吸入及化痰抗感染药物，注意观察疗效
- 应保证摄入足够的水分，若患者不伴有心、肾功能障碍，每日摄水应在1500ml以上
- 保持病室清洁，维持室温在18～22℃，湿度在50%～60%

患者化疗期间出现恶心，呕吐等症状
↓
舒适的改变

(1)护理目标：患者化疗期间恶心呕吐症状得到及时的控制，舒适度增加

(2)护理措施：

- 向患者讲解化疗药物的作用，副作用
- 饮食清淡易消化，忌油腻辛辣、油炸等食物，减少消化道刺激，错开用药时段进食，以减少恶心呕吐的发生
- 呕吐明显时，遵医嘱给予止吐药物，并及时补充营养及水分防止水电解质紊乱
- 化疗期间多饮水，每日>3000ml，减轻化疗药物的毒副作用
- 告知各种漱口液的作用，协助其漱口

患者病情危重，反复高热，生命受到威胁
↓
恐惧

(1)护理目标：患者能正确认识疾病，恐惧感减轻，敢于面对现状，接受治疗

(2)护理措施：

- 鼓励患者表达自己的感受，并耐心倾听患者说出恐惧的原因
- 最大限度增加患者的舒适度，减少和消除引起恐惧的医源性相关因素
- 陪伴患者，建立良好的护患关系，给予精神安慰和心理依托
- 环境安静整洁，避免与抢救或危重患者共处一室，减少不良刺激
- 建立亲情陪伴，给予安全感
- 让患者参与一些力所能及的日常生活，如在协助下自己进餐、饮水，体现自身价值
- 对患者的进步及时给予肯定和鼓励

（三）出院前

1. 诊疗情况：患者入院第六日晨体温39.8℃，仍有咳嗽、咳痰，痰中带血丝，面罩吸氧8L/分下，SPO_2 94%～95%，自觉胸闷气喘。晨解小便一次为肉眼血尿。血常规WBC 0.46×10^9/L，Hb 63g/L，PLT 8×10^9/L。痰培养结果：铜绿假单胞菌。咽拭子培养为：肺炎克雷伯杆菌。尿常规结果：红细胞566个/μl。中午12:30患者脉氧和心率进行性下降，神志丧失，经无创呼吸机辅助呼吸，强心、升压、兴奋呼吸等积极抢救治疗，患者生命体征未能改善。家属要求自

动出院[9]。

思维提示

(9) 本病大多数发病急，病情进展迅速，治疗预后极差，虽经积极联合化疗，部分患者可获一定的疗效，但效果持续时间短，早期死亡率高，仅约5%的患者生存期超过一年。本病死亡原因多为感染，出血，肝肾衰竭和全身衰竭。该患者出现脉氧和心率进行性下降，伴神志的丧失，经积极的抢救治疗但生命体征未能改善，家属最终要求自动出院，在护理上应做好患者及家属的临终关怀护理。

2. 护理评估　患者病情危重，生命体征进行性下降，家属放弃治疗，给予自动出院的关怀护理。

3. 护理思维与实施方案

患者病情危重，经积极抢救后生命体征未能改善，家属要求自动出院
↓
临终关怀

(1) 护理目标：最大限度提高患者舒适度，临终前有尊严

(2) 护理措施：

- 一般护理：临终患者身体虚弱各方面功能下降需要给予精心的生活照顾，注意保持皮肤清洁干燥，勤翻身，防治压疮的发生，每日进行口腔及会阴护理
- 环境护理：给患者创造一个良好舒适的环境缓解患者身体及生理上的压力，避免混乱嘈杂的声音
- 临终患者听力消失最晚：很多人到死亡的最后一刻仍有听力因此在患者弥留之际，鼓励家属对患者说些安慰性语言让患者安心的离去

二、护 理 评 价

患者从入院到最后的自动出院，护理上给予了一系列的护理方案实施，入院时就针对患者高热，出血，口腔溃疡，胸闷气促等症状给予了积极的医疗护理措施，使患者的舒适度得到提高。恶组起病急骤，病情凶险，进展快，预后较差，随着疾病的进一步加重，并发症逐渐增多，患者也出现了紧张恐惧的心理问题，治疗上及时给予化疗，减轻肿瘤负荷，在化疗期间，患者出现恶心、

呕吐、食欲减退，护理上在给予对症治疗的同时，嘱其进食易消化的食物，少量多餐，尽量减少胃肠道反应的发生，但最终患者病情危重自动出院。在给予恶性组织病患者护理时我们应严密观察病情，加强护患沟通，做好心理疏导，尽量减轻患者的痛苦。

三、安 全 提 示

1. 高热为恶性组织细胞病的典型症状之一，要及时做好体温的监测及各种生命体征的监测，发现异常及时汇报医生，做好退热护理。

2. 出血的观察，患者因血小板持续减低，可出现全身各部位出血，要做好相应的预防和护理，防止出血的进一步加重，要注意观察血压意识瞳孔等情况，若出现剧烈头痛，喷射状呕吐，视物模糊，瞳孔改变，血压下降的等症状，应考虑为颅内出血，立即汇报医生给予紧急处理。

四、经 验 分 享

1. 如何使发热患者舒适度增加？

患者高热，应用药物后退热的过程中往往会大汗淋漓，衣裤床单被套潮湿，护理中护理人员除了遵医嘱给予降温措施以外，还应增加促进患者舒适的护理措施。首先我们应保持床单位的整洁，及时更换清洁的衣裤床单被套。患者胸前 / 背后垫好干净干燥的毛巾，床单上垫好大浴巾。患者出汗多时，及时更换潮湿的毛巾，浴巾，一方面可以减少频繁的给患者更换衣裤增加其疲劳感，另一方面护士可以一个人就可以给患者更换，减少人力。

2. 肛周及口腔护理是预防感染的关键

肛周细菌较多，是细菌入侵的门户，为保持肛周的清洁，每日大便后予清洗肛周，碘甘油局涂肛周。睡前予 0～2% 的碘伏液坐浴。如肛周有外痔，发红触痛则予 1∶1 的无痛碘纱布湿敷肛周，微波照射，每日两次。口腔是细菌侵入的另一个门户，血液科患者常规予牙龈炎冲洗器，碳酸氢钠，制霉素交替漱口，口腔黏膜局部有溃疡时予口腔溃疡糊局涂，贝复剂局喷，严重时予碘甘油棉球局敷。对口腔感染的患者饮食给予温度适宜，无刺激的软质食物，疼痛较严重者用利多卡因稀释液含漱后进食。

3. 如何做好心理护理？

因为病情进展迅速，情绪不稳定，患者会出现紧张恐惧情绪，对治疗护理产生消极态度，对家人照顾不满意，对饮食挑剔，不配合护理，拒绝治疗，因此要建立良好的护患关系，获得患者的充分信任并尽量满足患者的要求和愿望，做好安全防范措施，预防自杀，及时请心理咨询师协助会诊疏导。

病例 16　原发性血小板增多症患者的护理

患者女性，61 岁，农民，因头晕、乏力半年，加重一月来院就诊。门诊查血常规：WBC 12.3×10^9/L，Hb 96g/L，PLT 1227×10^9/L，门诊拟血小板增多症而收住入院。

一、诊疗过程中的临床护理

（一）入院时

1. 诊疗情况　入院后查体：T 36.3℃、P 78 次 / 分、R 18 次 / 分、BP 120/85mmHg，神志清楚，轻度贫血貌，感头晕、乏力明显，主诉双下肢常会出现自发性或轻微碰撞后淤斑。查体：双下肢有陈旧性淤斑[1]，无水肿、无麻木和疼痛表现，全身浅表淋巴结未及肿大，两肺呼吸音清，心律齐，脾肋下三指[2]，无触痛。入院后查血常规：WBC 12.35×10^9/L，Hb 95g/L，PLT 1250×10^9/L，血凝常规示正常，骨髓和活检提示：有核细胞增生活跃，巨核细胞明显增多，染色体提示：正常核型，JAK2V617F 基因阳性。腹部 B 超提示：脾脏肿大，诊断为原发性血小板增多症（ET）。

思维提示

（1）患者出血：多数 ET 患者有不同程度的出血，以皮肤出血、鼻出血、牙龈出血、胃肠道出血常见，长期失血可导致不同程度的贫血，故应密切观察患者出血的表现和进展，并做好患者头晕、乏力的对症护理。

（2）患者脾脏肿大：约 80% 的患者有明显的脾脏肿大，对于此类患者应做好重要脏器的保护、避免碰撞，防止脾脏破裂出血。

2. 护理评估　患者有头昏、乏力明显的表现，双下肢有陈旧性淤斑的症状。

3. 护理思维与实施方案

患者双下肢常伴有自发性或轻微碰撞后瘀斑，双下肢陈旧性瘀斑
↓
出血

(1)护理目标：患者住院期间无意外损伤出血
(2)护理措施
- 密切观察出血的部位、范围，并准确记录
- 避免加重出血：卧床休息，如需下床活动动作宜缓慢，避免碰撞，穿着柔软、宽松的棉质衣裤，床单平整、清洁无碎屑。严禁抠鼻、剔牙、搔抓皮肤
- 饮食护理：给予清淡、易消化软食，避免辛辣、刺激、含骨刺之食物

患者轻度贫血貌，头昏、乏力明显
↓
活动无耐力

(1)护理目标：患者能够保持最佳活动状态，头晕、乏力症状好转或消失
(2)护理措施
- 观察贫血的程度，与患者一起制定休息与活动计划，逐步提高患者的活动耐力水平
- 嘱患者卧床休息，如厕或外出时有人陪伴，如头晕，乏力严重给予协助其床上大小便，呼叫器放在患者触手可及之处
- 防止意外跌倒受伤
- 活动耐力极度缺乏时，予协助各项日常生活，满足个体需求；贫血严重时，可给予氧气吸入

（二）住院过程中

1. 诊疗情况　患者入院明确诊断后给予了血小板分离清除术，同时，肠溶阿司匹林抗血小板聚集、羟基脲、干扰素治疗。在使用干扰素期间有发热，体温最高达 40℃[3]，后血小板明显下降（PLT 412×10^9/L），但白细胞也降至 3.35×10^9/L[4]，给予了预防感染护理。在治疗过程中出现两次鼻出血，双下肢出现了新鲜出血点，后予停用肠溶阿司匹林治疗[5]。

思维提示

(3) 发热：ET 患者使用干扰素后常见的不良反应有发热、头痛、四肢酸痛，故在使用干扰素期间要观察药物的不良反应，高热时要及时给予退热处理，防止并发症。

(4) 白细胞低下（WBC 3.35×10^9/L）：羟基脲是 ET 患者常使用的骨髓抑制药，能有效的降低血小板、白细胞。ET 患者本身抵抗力下降，再加之白细胞低下时更容易感染，故在口服羟基脲时，要注意定期观察患者的血象，并要做好预防感染的护理。

（5）出血：ET患者本病就有不同程度的出血，加之使用肠溶阿司匹林后可能导致出血加重，故要密切观察患者出血的表现和进展，尤其是有无脑出血的先兆表现。

2. 护理评估　患者在治疗过程中出现了紧张、恐惧的情绪及发热、出血的表现。

3. 护理思维与实施方案

患者在血小板分离清除术前，由于知识的缺乏
↓
紧张、恐惧

(1)护理目标：患者紧张、恐惧情绪得到有效疏导
(2)护理措施
- 在血小板分离清除术前，向患者讲解血小板分离清除术的目的、过程和注意事项，并强调这是治疗疾病的一个手段，只要积极配合，不会引起身体的伤害
- 指导患者大量饮水
- 在血小板分离清除术过程中，要认真倾听患者的主诉，如有手足麻木等不适，及时汇报医生处理
- 允许家属陪伴在旁，给予亲情关怀

患者在使用干扰素期间有发热，体温最高40℃
↓
体温过高

(1)护理目标：患者体温变化得到及时监测，高热得到及时处理
(2)护理措施
- 向患者解释使用干扰素的作用和副作用
- 评估发热的原因、热型，观察患者有无头痛、四肢酸痛等伴随症状，监测血压的变化，发现异常及时汇报医生并配合做好处理
- 给予冰枕物理降温，必要时遵医嘱给予消炎痛栓、泰诺林等药物降温，并观察记录降温效果
- 每日饮水1500ml，进食清谈、易消化饮食
- 维持适宜的温度（18～20℃）、湿度（50%～60%），保持皮肤、口腔清洁，提高患者舒适度

患者使用羟基脲化疗后白细胞低下（WBC 3.35×10^9/L）
↓
潜在的感染

(1) 护理目标：患者得到保护性隔离，防止外源性感染

(2) 护理措施：

- 定期监测血常规、体温的变化
- 环境保护：限制人员探视，严格执行消毒隔离制度，防止交叉感染
- 嘱患者戴口罩，注意保暖，防止受凉感冒
- 加强口腔、肛周、皮肤护理，防止感染

患者在治疗过程中出现两次鼻出血，双下肢又出现新鲜出血点
↓
潜在的颅内出血

(1) 护理目标：引发患者颅内出血的危险因子减少或降低，出血先兆得到及时发现处理

(2) 护理措施

- 密切观察出血量、范围，出血时，给予解释、安慰，保持情绪稳定
- 出血严重时绝对卧床休息，床上活动动作要缓慢
- 给予停用可能加重出血的药物，如肠溶阿司匹林
- 密切观察生命体征，观察有无头痛、恶心、呕吐，注意血压、瞳孔变化，一旦发现异常，及时汇报医生处理
- 保持大便通畅，勿过度用力排便

（三）出院前

1. 诊疗情况　患者经过周全的治疗和护理，住院 20 天后，病情逐渐好转，头晕、乏力症状好转，体温正常，双下肢淤点、淤斑吸收。查血常规：WBC 5.3×10^9/L，Hb 103g/L，PLT 403×10^9/L，出院回家休养，出院时告知患者要继续服药，定期门诊随访[6]。

思维提示

(6) 患者入院后虽不适症状好转，但未完全恢复正常，加之 ET 患者病程长，出院后还需继续服药治疗，故一定要做好相关的出院宣教。

2. 护理评估　患者有服药、预防出血、感染等问题。

3. 护理思维与实施方案

患者出院后还需继续服药治疗，定期检查

↓

相关知识缺乏

(1)护理目标：患者能复述出院后服药、预防出血、感染等相关知识，提高自护能力

(2)护理措施

- 出院前一阶段，应逐步给予详细的健康宣教，包括个人卫生、饮食卫生、休息和活动、心理状态、服药方法、复查时间和途径等
- 定期复查血象，按医嘱服药，如有发热、出血、肢体疼痛等不适要及时去医院就诊
- 出院时，以上宣教内容再次向患者和家属重复，请患者复述，从而提高自我防护能力

二、护理评价

患者入院后通过一系列的治疗和护理头晕、乏力感减轻。在治疗过程中患者虽然出现了紧张、恐惧情绪以及发热等药物不良反应，但我们采取了有效的沟通手段和针对性的个性化护理，稳定了患者的情绪，提高了治疗依从性，缓解了患者不适的症状，并有效预防了感染、出血等并发症的发生，最后病情稳定出院。

三、安全提示

1．患者头晕、乏力明显，在整个住院期间要做好防护措施，预防跌倒意外的发生。

2．ET 患者约 80% 有明显的脾脏肿大，对于此类患者要注意多卧床休息，避免碰撞，出院后也要避免到人口密集的场所，防止脾脏碰撞出血。

3．患者血小板功能异常，容易导致出血。而颅内出血可以致命，故要密切观察有无颅内出血的先兆症状，做好相应的预警护理。

四、经验分享

1．如何做好心理护理？

患者为老年女性，文化程度低，住院后医生采用了血小板分离的治疗手段。一方面患者缺乏对自身疾病的认知度，另一方面患者对血小板分离清除术的目的、操作过程不了解以及对分离血小板是否会引起机体伤害存在思想顾虑，故在血小板分离清除术进行前出现了严重的紧张和恐惧情绪。针对患者的情况，我们首先采用了通俗易懂的语言向患者介绍其自身疾病的病因、症状及目前采取的治疗方案，向患者说明所采用的血小板分离清除术的机理

和具体操作方法并强调这是治疗其疾病的一个手段，不会引起身体任何不适。在进行血小板分离清除术时留一个家属陪护，以增强患者的心理安全感，从而减轻患者紧张、恐惧的情绪，配合完成血小板分离清除术的整个过程。

2. 如何做好预防感染的护理？

ET患者本身抵抗力下降，加之使用羟基脲后会出现白细胞低下，更加容易感染。故要限制人员探视，严格执行消毒隔离制度，注意环境保护，防止交叉感染；嘱患者戴口罩，注意保暖，防止受凉感冒；加强口腔、肛周、皮肤护理，勤漱口和坐浴，防止感染；注意进食新鲜、卫生之食物。

3. 出院时做好正确的出院健康宣教非常重要

ET患者因为病程长，需要长期治疗，定期复查，门诊随访。出院时应该做好各项宣教工作：

（1）心理指导：向患者讲解此病病程长，需长期服药，回家后要按时按量正确服药，疾病缓解后仍能正常的工作和生活，增强其战胜疾病的信心，保持良好的情绪。

（2）运动指导：指导患者进行适当的运动，注意劳逸结合。因此类患者有脾脏肿大，故在运动时需注意自我防护，防止创伤。

（3）饮食指导：应给予高蛋白、高维生素、高热量易消化的食物，鼓励患者多饮水，多吃新鲜蔬菜和水果，尤其是芹菜，避免辛辣刺激性的食物，合理烹调，保持色香味俱全，保证充足的营养。

（4）个人卫生指导：指导患者注意个人卫生，饭前便后要洗手，饭后漱口。经常洗澡，保持床单元清洁，穿棉柔衣物。外出要注意保暖，防止受凉感冒。

（5）预防并发症的指导：ET患者不仅容易出血，还可并发血栓，下肢静脉和肠系膜静脉为血栓好发部位，指导患者出现四肢麻木、疼痛、腹痛等症状时应及时到医院就诊。

病例 17 真性红细胞增多症患者的护理

患者男性，52 岁，农民，因面红、腹胀一个月来就诊。追问病史，近半年来反复头昏、胸闷伴右下肢活动障碍，未进行诊治，否认吸烟史、COPD 史和高原长期居住史。门诊查血常规：WBC 23×10^9/L，Hb 197g/L，RBC 6.1×10^{12}/L，PLT 320×10^9/L，HCT：0.55，门诊拟“真性红细胞增多症（PV）”而收住入院。

一、诊疗过程中的临床护理

（一）入院时

1. 诊疗情况　入院后查体：T 37℃、P 92 次 / 分、R 22 次 / 分、BP 170/100mmHg，神志清楚，感头昏、乏力，胸闷，皮肤瘙痒，无皮疹，皮肤黏膜未见淤斑、淤点，面红呈醉酒貌，瞳孔等大等圆，口唇轻度发绀，颈无抵抗，心肺听诊无异常。腹部平软，脾脏左肋下 6cm[1]，质地硬，无结节、压痛，双下肢无水肿，右下肢肌力降低，评估为 3 级[2]，病理征（+）。头颅 CT 示：陈旧性左基底节脑梗。查血常规：WBC 23×10^9/L，Hb 197g/L，RBC 6.1×10^{12}/L，PLT 320×10^9/L，HCT：0.55，Ret：1.1%，血分类：中性粒细胞 0.76，淋巴细胞 0.02，单核 8%，嗜酸 3%，嗜碱 1%；血沉：17%。骨髓象：骨髓各系增生明显活跃红系为主，粒红比：1.2∶1，未见明显原幼细胞，染色体：46XY，Bcr/abl（-），骨髓活检无明显纤维化。诊断为真性红细胞增多症。

思维提示

（1）患者头昏、乏力、胸闷、皮肤瘙痒，面红，醉酒貌，口唇轻度发绀，脾脏左肋下 6cm。由于红细胞过多、血液黏滞度增高、血流缓慢和组织缺氧，导致微循环障碍及全身血管扩张、充血以及红细胞压积的增加，出现多血神经症状。故应做好患者头昏、乏力、胸闷的对症护理。

（2）右下肢肌力降低，评估为 3 级。为左基底节脑梗的表现和后遗症。脑梗死是 PV 最常见的严重并发症之一，故要密切观察脑梗死的表现，如有无意识障碍、偏瘫、失语等症状，是否有反复，并做好相应的护理。

2. 护理评估 患者 BP 170/100mmHg，面红，有头昏、乏力、胸闷的症状，并有右下肢肌力降低的表现。

3. 护理思维与实施方案

患者血常规：WBC 23×10^9/L，Hb 197g/L，RBC 6.1×10^{12}/L，PLT 320×10^9/L，感胸闷

↓

舒适的改变

（1）护理目标：患者生活所需得到满足，舒适度增加

（2）护理措施：

- 予多功能监护仪监测患者血氧饱和度、脉搏、血压等情况
- 给予氧气 3L/分持续吸入，吸氧期间做好患者的鼻腔护理
- 协助患者卧床休息，取舒适体位：如半卧位等，或用枕头垫于后背部，以患者自觉舒适为原则
- 床边备座便器，方便患者起床排尿排便，必要时协助患者用便盆床上大小便
- 协助患者完成擦身、坐浴、进食等基本生活护理

患者 BP 170/100mmHg，面红，头昏、乏力

↓

活动无耐力

（1）护理目标：患者能够保持最佳机能状态，表现为血压正常，乏力症状好转或消失

（2）护理措施

- 鼓励患者应卧床休息，如厕或下床活动时应有人陪伴，如下床活动时头昏、乏力严重者，应协助其床上大小便，呼叫器放在患者触手可及之处，拦起床档，并有防跌倒醒目标识，防止意外跌倒受伤
- 鼓励患者树立治疗信心，尽可能在无不适症状的前提下自理日常生活活动
- 病室环境舒适、安静，光线柔和，空气清新
- 给患者低盐低脂清淡易消化饮食

患者右下肢肌力降低，评估为 3 级，头颅 CT 示：陈旧性左基底节脑梗
↓
生活自理能力下降

（1）护理目标：患者右下肢肌力逐渐增强，生活自理能力明显提高

（2）护理措施

- 密切监测血压，观察有无意识障碍、偏瘫、失语等症状，以免发生再次脑梗现象
- 与患者家属及亲友沟通合作，使患者得到心理上的支持和安慰
- 生活护理：协助患者各项生活护理：如擦身、如厕及个人卫生，帮助翻身和保持床单位整洁；满足患者基本生活需求，指导其学会配合和使用便器
- 患者病情稳定后应尽早给予肢体主动和被动功能锻炼，防止局部肌肉废用性萎缩

（二）住院过程中

1．诊疗情况　患者入院后在给予小剂量阿司匹林的基础上给予静脉放血[3]、羟基脲化疗[4]、干扰素治疗[5]。患者在治疗过程中，情绪较紧张，尤其在静脉放血前，有些恐惧，经过很好的护患沟通后，患者的情绪平稳并能配合好整个静脉放血过程。口服羟基脲后，患者出现了恶心、呕吐的胃肠道反应，给予对症处理后症状缓解。患者入院时有皮肤瘙痒的症状，在使用羟基脲化疗后症状加重，加用了干扰素皮下注射治疗。

思维提示

（3）静脉放血：少量多次静脉放血可以快速降低血细胞，稀释血液，静脉放血的同时需从另一条静脉通道补充大量的晶体溶液扩充血容量，并大量饮水，稀释血液，防止静脉血栓形成。

（4）羟基脲化疗：常用剂量 15～20mg/（kg•d），真性红细胞增多症最常使用的骨髓抑制药，能有效的控制红细胞、白细胞和血小板升高，同时静脉放血联合羟基脲化疗可以降低血栓的发生率。在口服羟基脲时，要注意观察患者有无胃肠道反应。

（5）干扰素：干扰素 α 起始剂量 300 万 U，每周三次，对 50% 或更多的真性红细胞增多症患者有效，不仅可使红细胞、白细胞及血小板数量降低，还可以改善真性红细胞增多症普遍的瘙痒症状，干扰素治疗的患者向白血病和骨髓纤维化进展的发生率低。在使用中，要注意观察注射干扰素后的发热、全身肌肉酸痛等不良反应。

2. 护理评估　①治疗过程中出现了紧张、恐惧的情绪；②使用羟基脲化疗后还出现了恶心、呕吐的不良反应；③患者入院时有皮肤瘙痒的症状，但在使用羟基脲化疗后症状加重。

3. 护理思维与实施方案

患者在静脉放血前，由于知识的缺乏
↓
紧张、恐惧

(1) 护理目标：患者紧张、恐惧感减轻，情绪平稳
(2) 护理措施
- 遵医嘱确定放血量，并积极做好放血的协助工作
- 在放血前，向患者耐心讲解静脉放血的目的、过程和注意事项，向患者强调这是治疗疾病的一个手段，只要积极配合，对身体没有伤害
- 指导患者大量饮水
- 在静脉放血的同时从另一条静脉通道补充大量的晶体溶液如低分子右旋糖酐等以扩充血容量
- 在放血过程中，要注意倾听患者的主诉，并做好监护，如出现冷汗、心率快、血压异常应停止放血

患者使用羟基脲化疗后皮肤瘙痒症状加重
↓
舒适的改变

(1) 护理目标：患者皮肤瘙痒症状缓解，舒适度增加
(2) 护理措施
- 患者皮肤瘙痒难忍时，可轻轻拍打或用冷敷方式，切勿用手搔抓，以免抓伤引起感染，故给予定时修剪指甲
- 保持皮肤清洁，穿棉质柔软内衣裤
- 按医嘱正确使用干扰素，并注意观察用药后有无发热、肌肉酸痛等不良反应
- 遵医嘱使用赛庚啶、阿司匹林口服

患者在口服羟基脲过程中，出现了恶心、呕吐的胃肠道反应
↓
舒适的改变

(1)护理目标：患者恶心、呕吐得到及时观察与处理，舒适度增加
(2)护理措施
- 向患者解释口服羟基脲的作用和副作用
- 恶心、呕吐症状严重时，予及时清除呕吐物，协助患者漱口，并安慰患者
- 遵医嘱按时予以止吐药的使用
- 口服羟基脲期间，指导患者正确服药，多饮水，进食清淡、易消化饮食，宜少量多餐

（三）出院前

1. 诊疗情况　患者经过周全的治疗和护理，住院10天后，头昏、乏力、胸闷症状缓解，皮肤瘙痒好转，住院21天后病情好转出院。出院时，右下肢肌力评估为4级[6]。BP 135/90mmHg，查血常规：WBC 6.36×10^9/L，Hb 160g/L，RBC 5.2×10^{12}/L，PLT 280×10^9/L，血分类：中性粒细胞0.70，淋巴细胞0.28，单核2%。

思维提示

(6) 患者右下肢肌力评估为4级：为左基底节脑梗的后遗症，患者肢体功能尚未完全恢复，出院后还需继续康复锻炼，故一定要做好相关的出院宣教。

2. 护理评估　出院前患者右下肢肌力评估为4级，较前略有好转，但还需要进一步加强功能锻炼，故要做好出院指导。

3. 护理思维与实施方案

出院前患者右下肢肌力评估为4级
↓
生活尚不能完全自理

(1)护理目标：患者生活自理能力得到提高
(2)护理措施
- 出院前，做好出院宣教，正确指导肢体功能的锻炼
- 心理指导：向患者讲解真红病程长，需长期服药，回家后要按时按量正确服药，疾病缓解后仍能正常的生活和工作，增强患者战胜疾病的信心。生活尚不能完全自理者，要加强心理疏导，指导其参加一些力所能及的活动

出院前患者右下肢肌力评估为4级
↓
生活尚不能完全自理

• 运动指导：指导患者进行活动和锻炼，以不感疲劳为主，避免损伤皮肤和黏膜，做好自我保护，防止意外和创伤。外出要注意保暖，防止受凉感冒。生活不能完全自理者，要加强功能锻炼，预防废用性萎缩

二、护理评价

患者住院期间，通过积极治疗和护理，头昏、乏力、胸闷不适的症状改善。在治疗过程中患者出现了紧张恐惧的反应，但通过护士有效的沟通和护理，稳定了患者的情绪，缓解了患者不适的症状，最后病情稳定出院。

三、安全提示

1. 防止误诊　由于本病并发脑血管病缺乏特异性表现，容易发生误诊，从而影响患者的治疗和预后。因此，对于这一类患者发生脑血管病变，医务人员要引起警惕，要注意排除血液系统疾病。

2. 真性红细胞增多症患者经常出现血压高，头昏乏力症状，一旦出现脑梗死并发症时，患者会出现不同程度的肢体功能障碍，存在严重的安全隐患，因此要确保患者安全，防跌倒、防创伤。

四、经验分享

1. 如何做好心理护理？

患者为农民，文化程度低，住院后医生采取了静脉放血的治疗手段，使患者非常紧张和恐惧，此时我们应用通俗易懂的语言、和蔼的态度向患者解释疾病的病因、症状、治疗情况等，使患者对疾病有所了解，向其强调这是治疗疾病的一个手段，只要积极配合，不会造成身体的伤害。从而减轻了患者紧张恐惧情绪，配合静脉放血的整个过程。

2. 如何做好出现药物不良反应的护理？

当患者在口服羟基脲治疗的过程中出现恶心呕吐等胃肠道反应时，应向患者解释恶心、呕吐的原因，并安慰患者，避免其过度情绪紧张。并及时清除呕吐物，协助患者漱口，及时给予止吐药物的使用，指导患者正确服药，多饮水，进食清淡、易消化饮食。

3. 出院时做好正确的出院健康宣教非常重要

真性红细胞增多症因为病程长，需要长期治疗，定期复查，门诊随访。出院时应该做好各项宣教工作：

（1）心理指导：向患者讲解本病病程长，需长期服药，回家后要按时按量正确服药，疾病缓解后仍能从事正常的生活和工作，增强战胜疾病的信心。生活尚不能完全自理者，要加强心理疏导，指导其参加一些力所能及的活动。

（2）运动指导：指导患者进行活动和锻炼，以不感疲劳为主，避免损伤皮肤和黏膜，注意自我保护，防止损伤和创伤。外出要注意保暖，防止受凉感冒。生活尚不能完全自理者，要加强功能锻炼，预防失用性萎缩。

（3）饮食指导：应给予高蛋白、高维生素，高热量易消化的食物，鼓励患者多饮水，多吃新鲜蔬菜和水果，并注意饮食的卫生，确保一个良好的进食环境，帮助患者选择自己的喜欢的食物，避免辛辣刺激性的食物，合理烹调，保持色香味俱全，保证充足的营养。

（4）个人卫生指导：指导患者注意个人卫生，饭前便后要洗手，饭后漱口。经常洗澡，保持床单清洁，穿棉柔衣物。定时修剪指甲，皮肤瘙痒时轻轻拍打，切勿抓伤，以防感染。

（5）预防并发症的指导：患者的血液色深而稠，黏滞性高，容易形成血栓，常见于脑、四肢、冠状血管，因注意观察有无说话不流利、腿脚失灵等脑梗死的症状；有无肢体麻木、发凉、疼痛等肢体酸涩的症状，发现异常及时就医治疗。如发现皮肤黏膜出血、淤斑，要警惕出血的可能，预防外伤和情绪激动，防止脑出血。

病例 18　骨髓纤维化患者的护理

患者男性，43岁，因“头晕、乏力3个月”来我院就诊。患者3个月来自觉头晕乏力，食欲差，门诊血常规 WBC 8.1×10^9^ /L，Hb 66g/L，PLT 574×10^9^/L。胸骨和髂骨两次骨髓穿刺均为“干抽”。门诊拟“骨髓纤维化”收住入院。

一、诊疗过程中的临床护理

（一）入院时

1．诊疗情况　入院后主诉稍有胸闷、乏力伴腹胀。查体：T 37℃，P 90次/分，R 18次/分，Bp 100/50mmHg，神清，精神萎靡，中度贫血貌[1]，皮肤黏膜未见淤点淤斑，腹部膨隆，肝肋下未触及，脾肋下四指[2]，质中无压痛。血常规 WBC 7.1×10^9^/L，Hb 60g/L，PLT 502×10^9^/L。骨髓活检：骨髓纤维组织增生极度活跃，脂肪组织几乎消失，原纤维细胞与纤维组织广泛增殖，粒细胞增生低下，成熟粒细胞可见，红细胞增生低下，幼红细胞簇少见，巨核细胞可见。Gomori 染色（+++）。诊断为原发性骨髓纤维化。

思维提示

（1）原发性骨纤维化患者早期即有轻度贫血，随血红蛋白下降逐渐加重，全身组织缺氧，患者可出现头晕，体力活动后气促、心悸等症状较明显。生活难以自理，护理上应做好患者的生活护理，防止患者跌倒。

（2）骨髓纤维化常伴有肝脾等器官髓外造血特征。脾大是骨髓纤维化最重要的临床表现，发生率几乎100%。有人认为脾大程度与病程有关，脾肋下每1cm代表一年病程，由于脾大，患者常感觉腹部饱满、沉重压迫或憋闷，活动受限，同时有破裂的危险，应指导患者动作轻缓，避免碰撞、跌倒，防止人为导致脾脏破裂。

2．护理评估　患者头晕乏力，中度贫血貌，伴有胸闷，脾脏肿大，有脾破裂、脾梗死的危险。

3．护理思维与实施方案

头晕，乏力（Hb 60g/L），脾大，活动受限
↓
活动无耐力

（1）护理目标：患者住院期间各项生活需求得到满足，无跌倒发生
（2）护理措施：
- 评估患者身体状况，了解患者的主诉，观察贫血体征及化验结果
- 保持环境安静，取舒适体位，指导患者合理休息减少活动，减少机体耗氧量，给予生活照顾，满足患者基本生活需求
- 床栏防护，设防跌标志，嘱勿擅自下床活动，防止跌倒碰伤
- 给予高蛋白，高维生素，易消化饮食，补充含铁丰富的食物，如肉、肝脏、蛋黄等
- 遵医嘱给予氧气吸入
- 遵医嘱输注血制品，观察输血反应

脾肋下四指
↓
潜在危险：脾破裂

（1）护理目标：患者脾肿大的程度能得到及时的监测，无人为损伤发生
（2）护理措施：
- 卧床休息，取舒适体位，嘱活动轻缓，避免碰撞、跌倒
- 保持大便通畅，防止便秘，勿久蹲及用力咳嗽屏气排便，以免腹压增高；如有排便呕吐等情况时，用手按压腹部，以减轻腹部压力
- 监测患者的生命体征，监测腹围，记录24小时尿量
- 倾听患者的主诉，如患者主诉脾区剧烈疼痛，血压下降应及时汇报医生

（二）住院过程中

1．诊疗情况　入院后予复查胸部CT提示肝脾大，脾内多发低密度灶。请普外科会诊认为，患者血小板偏高，脾脏切除后可能发生难以控制的血小板增多或肝脏增大，脾切应慎行。入院后第四天给予干扰素治疗[3]，用药后患者出现发热，最高体温达38.5℃，给予对症处理后体温可降至正常。后复查血常规：WBC 2.2×10^9/L，Hb 53g/L，PLT 213×10^9/L。予输注全血及血制品支持治疗。

思维提示

（3）干扰素：干扰素有抗病毒抑制细胞增殖及免疫调节作用，干扰素的疗效是可通过阻断成纤维细胞的增殖和抑制成纤维细胞的生长而实现。可以使脾脏缩小，外周血细胞恢复正常。在使用过程中要密切观察干扰素所引起的发热反应。

2. 护理评估　患者在应用干扰素的过程中出现了发热的症状。

3. 护理思维与实施方案

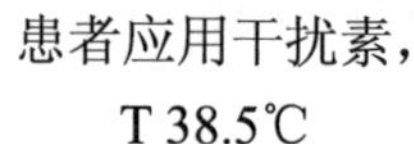
患者应用干扰素，T 38.5℃
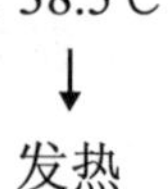
↓
发热

(1)护理目标：患者体温能得到及时的监测与处理

(2)护理措施

- 密切监测患者的生命体征，监测体温，发现异常及时汇报处理
- 寒战时给予保暖，出汗时及时更换床单、病员服并予毛巾垫于前胸和后背，保持皮肤干燥
- 协助患者温水擦身，冰袋降温，必要时按医嘱给予药物降温
- 卧床休息，维持病室适宜的温湿度，严格执行消毒隔离制度，每日紫外线消毒病室二次
- 严格执行各项无菌操作技术，做好口腔，肛周及皮肤护理协助患者
- 进食高热量、高维生素、营养丰富的半流质饮食

（三）出院前

1. 诊疗情况　患者住院20天后病情好转，头晕乏力胸闷症状较前缓解。脾脏较前缩小，为肋下二指。复查血常规：WBC 6.15×10^9/L，Hb 75g/L[4]，PLT 315×10^9/L。相关知识缺乏，患者通过网络得知此病尚未有根治的方法，情绪低落[5]。

思维提示

（4）原发性骨髓纤维化治疗多是姑息性的，通常所用药物并不是直接针对细胞学和遗传学的根本原因，通常需长期用药，治疗时间常，症状改善不明显，患者血色素回升较慢，导致患者头晕症状改善缓慢，护理上应注意做好宣教，长期预防跌倒等不良事故的发生。

（5）迄今骨髓纤维化仍是不可治愈的疾病，药物治疗的效果均不很理想，患者对治疗丧失信心，护理上应加强心理护理，增强患者战胜疾病的信心。

2. 护理评估 患者血色素回升慢，情绪低落。

3. 护理思维与实施方案

Hb 75g/L
↓
贫血相关知识缺乏

(1) 护理目标：患者能正确认识导致贫血的原因，自我防护意识增强

(2) 护理措施：

- 做好出院前的宣教，向患者讲解引起贫血的原因，症状及潜在危险
- 指导患者上下床动作轻缓，如由卧位立起时，遵循“三步曲”，防止体位性低血压
- 保持合理的饮食习惯，多进食含铁丰富的饮食，应避免刺激性食物、过敏性食物以及粗、硬食物，加强营养，多补充蛋白质及各种维生素。可适当多进补肾、养血的食物，如核桃、红枣、花生等
- 遵医嘱给予药物治疗，告知药物的作用及副作用
- 适当加强锻炼，增强体质，以减少发生感染的机会。生活起居有规律
- 教会患者自我观察贫血程度的方法，定期门诊复查血象，若有不适，及时就医

骨髓纤维化仍是不可治愈的疾病，患者情绪低落
↓
预感性悲哀

(1) 护理目标：患者情绪稳定，能面对现状，积极配合治疗

(2) 护理措施：

- 评估患者悲哀过程的各种反应，应用语言及非语言形式进行沟通
- 倾听及鼓励患者表达感受
- 提供有关健康状况的真实信息，与患者制定健康康复的重要目标，回顾取得的进步，增强信心
- 求助心理咨询师协助心理疏导

二、护 理 评 价

患者从入院到出院，护理上给予了一系列的实施方案，入院针对患者头晕乏力等贫血症状给予了积极的医疗护理措施，住院期间患者未发生跌倒等

不良事件，贫血症状得到明显改善。在应用干扰素的过程中患者出现高热，通过有效的护理患者体温恢复正常。患者脾脏肿大，通过治疗护理，脾脏缩小，血象较入院时明显好转，针对其知识缺乏及心理问题给予了针对性的处理，最终出院。

三、安全提示

脾脏肿大是原发性骨髓纤维化的典型症状之一，发生率为 100%，护理上必须了解脾脏肿大的程度，及时发现并发症。如脾脏突然肿大，伴脾区胀痛，要考虑出血。如脾脏突然肿大，疼痛剧烈，考虑脾梗塞。伴随呼吸疼痛，考虑脾周围炎。一旦发现这些症状，应嘱患者卧床休息，定时测血压、脉搏，密切观察脾区疼痛的性质、程度，防便秘，口服通便药；脾周围炎患者，每日外敷脾区。

四、经验分享

贫血严重度的划分标准（表 1-2）：

表 1-2 贫血严重度的划分标准

贫血的严重度	血红蛋白浓度	临床表现
轻度	>90g/L	症状轻微
中度	60～90g/L	活动后感心悸气促
重度	30～59g/L	静息状态下仍感心悸气促
极重度	<30g/L	常并发贫血性心脏病

病例 19　多发性骨髓瘤患者的护理

患者男性，75 岁，因全身乏力三个月余，伴夜尿增多、腰部酸痛[1]、食欲下降，一周前出现发热，来我院门诊查血常规：WBC 6.17×10^9/L，Hb 70g/L，PLT 318×10^9/L。ECT：颅骨局部、右侧胸锁关节反应性骨形成活跃，且 ECT 提示有骨损伤。门诊拟诊“多发性骨髓瘤（MM）”收入院。

一、诊疗过程中的临床护理

（一）入院时

1. 诊疗情况　入院后查体：T 37.0℃、P 68 次 / 分、R 18 次 / 分、Bp 123/80mmHg，神志清，精神软；中度贫血面容[2]，清瘦体形。咳嗽，咯白色泡沫样痰，咽后壁无红肿、双侧扁桃腺部肿大、双肺底呼吸音粗糙；实验室检查：血清蛋白电泳：Alb：29.7%、α1：3.4%、α2：8.1%、β：4.8%、γ：54%、ALB/G：0.42，肿瘤指标正常，血清 IgG3.8g/Dl，尿本周蛋白 1.3g/24h，骨穿示：全片浆细胞 39%、原始浆细胞 + 幼稚浆细胞 22%、多发性骨髓瘤可能性大，ECT：颅骨局部、右侧胸锁关节反应性骨形成活跃且 ECT 提示有骨损伤。

思维提示

（1）患者出现骨痛的表现：溶骨性病变是 MM 的重要特征之一，骨痛主要由溶骨性病变导致。因此，骨痛是本病的主要症状之一，而疼痛程度不一，早期常是轻度的、暂时的，随着病程进展可以变为持续而严重。溶骨性病变主要并非由瘤细胞直接侵蚀骨质引起，而是由瘤细胞分泌一些因子激活破骨细胞所致，这些因子能够激活破骨细胞，导致骨质疏松、骨质破坏。患者因骨质疏松、胸腰椎破坏性压缩、压迫骨髓导致瘫痪、患者采取被动体位，因此，在护理上要做好生活护理，防止四肢萎缩、病理性骨折及褥疮。

（2）贫血：患者血常规：Hb 70g/L，中度贫血面容。根据血红蛋白减低的程度贫血可分为四级。轻度：Hb>90g/L、中度：Hb 90～60g/L、重度：Hb 60～30g/L、极重度：Hb<30g/L。造成贫血的主要原因是骨髓中瘤细胞恶性增生、浸润，排挤了造血组织，影响了造血功能。在患者贫血严重并有明显症状时在护理上要绝对卧床，加强防护，防止跌倒。

2. 护理评估 患者有中度贫血面容，体形偏瘦的表现，ECT：颅骨局部、右侧胸锁关节反应性骨形成活跃，且ECT提示有骨损伤的症状体征。

3. 护理思维与实施方案

患者出现溶骨病变，ECT提示：颅骨局部、右侧胸锁关节反应性骨形成活跃且提示有骨损伤
↓
骨痛

(1)护理目标：患者舒适度得到提高，疼痛减轻

(2)护理措施

- 关心、体贴、安慰患者，向其解释疼痛的原因
- 睡硬板床，腰部系腰带，防止肋骨骨折、脊骨压缩性骨折
- 鼓励患者可适当下床活动，以防骨骼进一步脱钙，必要时搀扶或提供辅助器械，防活动时外伤
- 遵医嘱给予止痛药，观察止痛效果
- 采用听音乐、看书、讲故事、看电视等放松、分散病人注意力的非药物性措施，帮助缓解疼痛

患者约三个月前开始出现全身乏力，夜尿增多，血常规：Hb 70g/L。血色素偏低、体形偏瘦，中度贫血貌
↓
活动无耐力

(1)护理目标：患者生活需要得到满足

(2)护理措施

- 做好各项基础护理，协助患者进食、饮水、如厕、擦身、更衣等生活护理
- 床旁设防跌标识，不能起床活动时要加防护栏，预防跌倒，防止意外损伤
- 及时巡视病房
- 将常用生活物品置于患者方便取用处
- 遵医嘱予以促红细胞生成素治疗、及时输血等支持治疗

（二）住院过程中

1. 诊疗情况 患者的肺部CT示右下肺及左下肺炎症[3]，咳嗽、咯白色泡沫样痰。患者入院后无发热，无恶心呕吐，有骨痛，食纳少，大便不畅[4]、并连续3日未解大便。患者因长期卧床，备受折磨，出现焦虑、失眠、忧郁、易怒、孤独[5]；血生化示TP 94.8g/L、GLB 61.8g/L、A/G 0.5；肾功能UREA 16.5mmol/L、Cr-S 535umol/L[6]；电解质：Cl 110mmol/L、P 1.759mmol/L。患者多发性骨髓瘤IgG、Kappa-轻链型诊断明确，予行血浆置换及血液透析以

改善肾功能。经讨论给予万珂 d1、4、8、11，并告知患者及其家属其药物作用及不良反应。

思维提示

(3) 肺部 CT 示右下肺及左下肺炎症，咳嗽，咯白色泡沫样痰：本病患者易发生感染，感染的原因是正常浆细胞的增生、分化、成熟受到抑制，正常多克隆免疫球蛋白生成减少，而异常单克隆免疫球蛋白缺乏免疫活性，致使机体免疫力减低，致病菌乘虚而入。在护理方面，要做好保护性消毒隔离、限制陪客、减少探视，以减少呼吸道感染的发生，促进感染的控制。

(4) 排便异常：食纳少、大便不畅、3 日未解大便；化疗期间使用止吐药物后减缓了胃肠道的蠕动；所进食物过于精细又缺乏锻炼，因此，易引发便秘。

(5) 化疗毒副反应：万珂的作用机理是通过抑制内源性核因子 KB (NF-KB 诱导 MM 凋亡)，下调 MM 细胞与基质细胞表达的黏附分子进而减少细胞因子抑制耐药，其主要副作用为头晕、便秘、手脚麻木等周围神经病变临床表现。护理要注重预防药物的毒副作用，如因周围神经病变而导致的并发症，做好生活护理、预防指导。

(6) 肾功能受损：血生化示：TP 94.8g/L、GLB 61.8g/L、A/G: 0.5；肾功能：UREA 16.5mmol/L、Cr-S 535umol/L；电解质：Cl 110mmol/L、P 1.759mmol/L、Ca 3.75mmol/L。肾脏病变是本病较常见又具特征性的临床表现。由于异常单克隆免疫球蛋白过量生成和重链与轻链的合成失去平衡，过多的轻链生成后重吸收造成肾小管损害。此外，高钙血症、高尿酸血症、高黏滞综合征、淀粉样变性及肿瘤细胞浸润，均可造成肾脏损害。肾衰竭是 MM 的致死原因之一。在大多数情况下，肾衰竭是慢性、渐进性的，但少数情况下可发生急性肾衰竭，主要诱因是高钙血症和脱水，若处理及时得当，这种急性肾衰竭还可逆转。

2. 护理评估　患者有心理改变、感染、排便异常等症状、体征。

3. 护理思维与实施方案

肺部CT示右下肺及左下肺炎症，咳嗽，咯白色泡沫样痰
↓
肺部感染

(1)护理目标：患者痰液能有效咳出，肺部感染症状减轻或消失
(2)护理措施
- 正确留取痰标本，观察痰液的量颜色、性状、气味
- 保持呼吸道通畅，遵医嘱使用化痰药，指导患者有效咳嗽，利于肺底部分泌物咳出。痰液黏稠不易咳出时行雾化吸入
- 遵医嘱合理使用抗生素，积极控制感染
- 做好口腔护理，以清除口咽部微生物、预防感冒
- 保持病室内温、湿度适宜，实行保护性消毒隔离

食纳少，胃肠蠕动减慢，3日未解大便
↓
排便异常

(1)护理目标：患者排便异常得到改善
(2)护理措施
- 腹部唤醒按摩，促进排便
- 鼓励患者适当活动，增加肠蠕动、增强消化功能、促进排便
- 多摄取粗纤维食物，多饮水，以软化大便
- 提供良好的排便环境，消除紧张情绪
- 必要时遵医嘱给予口服缓泻药物或灌肠

血生化示：TP 94.8g/L、GLB 61.8g/L、A/G 0.5；肾功能：UREA 16.5mmol/L、Cr-S 535μmol/L
↓
肾功能受损

(1)护理目标：患者肾功能损伤得到修复
(2)护理措施
- 给予优质蛋白、低磷、低钾的食物，如蛋清、鱼类等
- 维持水、电解质平衡，正确监测病人的尿量、腹围
- 保持皮肤清洁，注意个人卫生，多饮水、预防泌尿道感染
- 心理护理
- 必要时遵医嘱予以血浆置换及血液透析治疗以改善肾功能

首次接受化疗
↓
知识缺乏：情绪焦虑、紧张

(1)护理目标：患者焦虑症状得到改善
(2)护理措施
- 向患者介绍用药目的、注意事项及药物的毒副作用，嘱患者多饮水＞3L/天
- 心理疏导，鼓励其增加信心
- 耐心解答患者的疑问，努力解决患者的困难
- 经常询问和监测患者四肢末端感觉，当出现手麻、脚麻症状时，嘱患者勿接触冷水。不进冷饮、冷食。双手、双脚注意保暖，经常按摩指、趾端。穿鞋要大小合适、透气
- 加功能锻炼，感觉异常明显时，活动要有人陪伴，注意安全，防止意外发生

（三）出院前

1．诊疗情况　经过积极的治疗和护理，住院13日后，疾病处于缓解状态，血常规示：WBC 6.82×10^9/L，Hb 105g/L，PLT 287×10^9/L，贫血状态以逐渐纠正，复查骨髓：浆细胞最低为2.8%。于第16日出院，出院后继续服药治疗，定期随访[7]。

思维提示

(7) 患者经治疗后病情缓解，但因患者体内仍然有残留肿瘤细胞，因此需定期来院检查与治疗。

2．护理评估　患者有预防感染、导管自护等问题。

3．护理思维与实施方案

患者带管出院，等待后续巩固治疗
↓
提高患者导管自护能力

(1)护理目标：患者能按要求进行导管的自护
(2)护理措施
- 指导患者保护好导管及敷贴的正确方法、正确活动肢体、避免带管侧的手臂过度用力，如提重物、用力撑床等
- 嘱患者衣服袖口不宜过紧，穿衣服时，应先穿穿刺侧手臂，脱衣时则后脱穿刺侧手臂
- 每周来院换药1次，保持局部清洁干燥

做好个人卫生，保持口腔、肛周、皮肤清洁，预防感染

↓

提高患者疾病自我管理能力

(1) 护理目标：患者能按要求做好自我防护

(2) 护理措施

- 出院前给予全面的健康宣教，包括环境卫生、个人及饮食卫生；活动方式、强度；良好的心理状态、服药方法、复查途径等
- 患者外出时戴口罩，不到公共场所或人群聚集场所，尤其是不与患有感冒的人接触
- 保持室内空气新鲜，每日开窗通风 2 次，每次 15～30min，床上被褥勤更换，有条件时经常在太阳下晾晒
- 指导患者保持良好的卫生习惯，饭前、便后要认真洗手；不食不洁的生、冷食物；勤剪指甲，用温水擦浴，保持全身皮肤粘膜清洁干净；每周清洗头发 1 次
- 保持良好的排便习惯，便后及时坐浴或清洗肛周

二、护理评价

多发性骨髓瘤是恶性浆细胞病中最常见的一种类型，其主要特征是单克隆浆细胞恶性增生并分泌大量单克隆免疫球蛋白，恶性浆细胞无节制的增生、广泛浸润和大量单克隆免疫球蛋白的出现和沉积，正常多克隆浆细胞和多克隆免疫免疫球蛋白分泌受到抑制，从而引起广泛骨性破坏、反复感染、贫血、高钙血症、高粘滞综合征、肾功能不全等一系列临床表现并导致不良后果。针对患者的这些可能出现的高危因素，入院后在护理上制订了一系列护理方案，实施了针对现存问题的解决措施，进行了并发症的及时、积极、有效的防范。在血浆置换、血液透析等治疗措施的实施上给予有力的协助，使患者安全地度过了贫血、感染、出血、病理性骨折、肾功能损害等引发的严重并发症的危险期，顺利地进入了治疗后疾病稳定期，为出院后的巩固治疗奠定了基础。

三、安全提示

1. 多发性骨髓瘤患者会出现肾脏的损害，高钙血症，骨骼损害，高黏滞综合征，周围神经病和神经根综合征，淀粉样变性，故护理时应通过早期的观察，提前给予预警护理，防止出现并发症。

2. 关注患者疼痛的程度　当出现疼痛异常，躯体移动感觉障碍时要警惕病理性骨折（胸腰椎破坏性压缩、压迫骨髓导致瘫痪）。

四、经验分享

1. 如何做好疼痛护理　MM患者常处于被迫体位，患者常有腰背部、胸廓和肢体游走性骨痛并呈进行性加重，活动时加剧，疼痛时患者呻吟不断，面容痛苦。此时，我们应评估疼痛程度，关心、安慰患者，向患者解释疼痛的原因；采用放松技术、分散患者注意力，如与患者轻声交流，指导患者做深呼吸、给患者听舒缓的音乐并适当按摩患者的疼痛部位，以降低肌肉张力，缓解因疼痛引起的肌肉痉挛，促进血液循环；同时给患者取舒适的卧位，减少噪声、光线刺激，保持病室内适宜的温、湿度，使患者得到最大程度的舒适感；还可通过生物反馈法、外周神经阻断、针灸等方法减轻、控制疼痛；遵医嘱给予止痛药，合理选择止痛药的种类、给药时间、剂量及给药途径，使药物在体内保持一定的血药浓度，达到长期而有效的镇痛效果。

2. 预防感染　多发性骨髓瘤患者机体抵抗力低，易发生感染，加之长期卧床极易引起坠积性肺炎，故给予定时的更换卧位、背部叩击以及让患者自己学会有效咳嗽的方法很重要。对于室内空气的消毒，每日给予紫外线照射两次，病室地面、床边桌、椅等物品表面用500ppm含氯制剂擦拭，采用湿式打扫的方法，减少尘埃粒子在空气中飞扬。控制探视人员，杜绝患者接触感冒人群，最大限度的减少患者呼吸道感染的机会。

3. 骨折的预防　多发性骨髓瘤患者由于骨骼脱钙、广泛性的骨破坏、骨质疏松，加上反复的感染容易发生病理性骨折，护理上应鼓励患者进行适当的活动以改善骨骼脱钙状况。若骨痛限制活动时，可予止痛剂或局部放射达到止痛效果。胸肋骨或胸腰椎有病变者，应配用轻便矫正性支架加以保护。既可减轻疼痛，又可防止病理性骨折。对已有严重胸腰椎压缩性骨折并有可能损及脊髓而截瘫患者，需限制活动。胸椎、腰椎有溶骨性病变患者应睡铺有软垫的木板硬床，防止脊柱弯曲过度引起骨折而损伤脊髓。

病例 20 髓外浆细胞瘤患者的护理

患者女性，68 岁，一年前无诱因出现鼻出血，量多，色鲜红，可自止，半年前出现鼻塞、流清涕症状，2 个月前鼻塞加重、呼吸费力。以“鼻出血 1 年，鼻塞半年”收住入院。

一、诊疗过程中的临床护理

（一）入院时

1. 诊疗情况 入院后患者鼻塞[1]、流血性涕症状明显，有嗅觉下降，伴头晕乏力、头面部疼痛等[2]。查体：T 37℃、P 110 次 / 分、BP 120/75mmHg、R 22 次 / 分，神志清楚，右鼻腔可见局部肿块，颜色多为暗红色，质地中等，触之易出血，颈部可及肿大淋巴结[3]。入院后行“鼻息肉摘除术”，术后病理结果提示“（右鼻腔）髓外浆细胞瘤（中度恶性）”。免疫组化显示瘤细胞呈免疫球蛋白升高，κ 链（-）、λ 链（+），EMA（+）。尿本周蛋白测定为阳性[4]。诊断改为“髓外浆细胞瘤（EMP）”。

思维提示

（1）EMP 临床表现取决于发生部位，75% 发生于上呼吸道（尤见于鼻咽部和鼻窦），发生于鼻腔和鼻窦时常引起鼻塞和鼻出血，局部隆起伴有压痛。患者出现鼻塞，流血性涕症状明显，有嗅觉下降的表现。

（2）头面部的疼痛：患者出现鼻腔肿块呈息肉样增生或黏膜下弥漫性增厚，因肿块的压迫、推挤而使正常的鼻腔组织移位或破坏，以主观感觉疼痛为主要表现，因此密切观察患者疼痛的程度很重要。

（3）淋巴结的肿大：EMP 可向邻近淋巴结或远距离淋巴结和皮下软组织扩散，12% 的病例可致邻近的骨组织的破坏，因此关注患者全身皮肤情况及主诉非常重要。

（4）实验室结果：本病一般不伴有异常免疫球蛋白增多，但当发生广泛播散时，血和尿中可能出现异常增多的单克隆免疫球蛋白游离轻链（本周蛋白），蛋白电泳发现单克隆电泳带、血清免疫球蛋白升高以及尿本周蛋白测定为阳性均有助于 EMP 的诊断。

2. 护理评估 患者有鼻塞，流血性涕伴头晕乏力，头面部疼痛等不适。

3. 护理思维与实施方案

患者鼻塞，流血性涕
↓
呼吸困难

(1) 护理目标：患者住院期间保持气道通畅，维持正常的呼吸功能
(2) 护理措施
- 观察呼吸的频率、幅度、形态变化，有无胸闷、气短、呼吸困难症状
- 多功能监护仪定时监测血氧饱和度等生命体征变化，并予血气分析，及时发现缺氧先兆
- 注意鼻腔清洁，遵医嘱给予滴鼻液滴鼻
- 根据患者的呼吸状况给予吸氧，改善缺氧状态，必要时给予面罩加压给氧，气管插管，呼吸机辅助呼吸
- 积极治疗原发病、控制感染
- 营养支持，给予静脉营养支持使机体有足够的能量供应，预防代谢紊乱

患者头面部疼痛
↓
舒适的改变

(1) 护理目标：患者舒适度增加，疼痛减轻
(2) 护理措施：
- 评估患者疼痛的部位、性质、程度
- 尊重患者对疼痛的反应，安慰患者，协助患者取舒适的体位，保持病室安静，光线柔和，减少不良刺激，减轻心理压力
- 给予冷热敷减轻局部疼痛
- 遵医嘱应用镇痛药物，观察用药后反应

患者头晕乏力
↓
活动无耐力

(1) 护理目标：住院期间各项生活需求得到满足，无跌倒发生
(2) 护理措施
- 评估患者的活动能力，床边设防跌标志
- 协助取舒适卧位休息，给予各项生活照顾，满足基本需求
- 床栏防护，嘱多卧床休息，勿擅自下床活动，防止跌倒
- 床边备助行器，便器等必备物品
- 信号铃置手边，指导患者如有需求及时求助

（二）住院过程中

1. 诊疗情况　入院72小时后患者病情急剧加重，胸闷、呼吸困难，咯鲜红色血，量多。血氧饱和度下降，血气分析示：pH值7.24，氧分压85mmHg，二氧化碳分压为68mmHg[5]。患者主诉有濒死无助感，不敢入眠[6]，立即给予气道吸引，面罩加压给氧，静脉输注血制品、止血、抗感染、营养支持。治疗第9日，咯血较前减少。局部肿块预行手术切除及放疗[7]。

思维提示

（5）髓外浆细胞瘤患者病情逐渐加重时，患者可出现呼吸困难的表现为胸闷，气促；其次可有咯血。严重的患者可出现呼吸道堵塞导致窒息，因此密切监测生命体征变化非常重要，护理人员应及时清理呼吸道，保持呼吸道通畅。

（6）窒息濒死感使患者产生极度恐惧感，此时心理支持显得非常重要。

（7）放疗指用射线消除病灶，放射治疗作为治疗恶性肿瘤的一个重要手段，对于许多癌症可以产生较好效果。在临床放射治疗过程中，放射线对人体正常组织必然会产生一定的影响，从而造成一定的放射反应与损伤。

2. 护理评估　患者有咯血、呼吸困难、呼吸道梗阻危险等危及生命的症状体征。

3. 护理思维与实施方案

咯血、呼吸困难
↓
有窒息的危险

（1）护理目标：患者住院期间保证呼吸道通畅，预防窒息

（2）护理措施

- 卧床休息，头偏向一侧，及时清除呼吸道分泌物，保持呼吸道通畅，做好抢救准备
- 密切观察咯血的量、颜色、性状和生命体征变化，并注意患者有无气急、面色苍白、冷汗等窒息前症状
- 发生大咯血时：禁食，应立即取头底脚高俯卧位，头偏向一侧，轻拍背部并迅速挖出口、咽喉、鼻部血块，解除呼吸道的阻塞，无效时行气管插管
- 给予高浓度氧疗
- 给予输血和药物止血治疗
- 心理支持：保持情绪平稳，避免波动

患者大量咯血伴有睡眠困难及濒死无助感
↓
恐惧

(1)护理目标：患者住院期间恐惧感减轻，积极配合治疗

(2)护理措施

- 采取迅速有效的措施，及时缓解患者不适及危急状况
- 建立良好护患关系，根据患者的病情变化，做好患者不同状态的心理护理，鼓励患者倾诉心中的恐惧感，并予以排除
- 亲情陪伴，给予亲情的友爱和心理上的支持
- 病室安静有序，光线柔和，避免嘈杂和不良刺激
- 请心理咨询师协同心理安抚与疏导

（三）出院前

1. 诊疗情况　经过积极的治疗和护理，住院30日后，患者病情逐渐好转，鼻塞、流血性涕症状减轻，嗅觉明显改善，右鼻腔局部肿块消退，触之无出血，颈部未再触及肿大淋巴结。放疗局部皮肤无明显异常，40日后撤除面罩给氧，50天后康复出院，予定期随访[8]。

思维提示

(8) 放疗后皮肤的护理非常重要，放疗后干性皮肤表现为皮肤瘙痒，色素沉着及脱皮，能产生永久浅褐色斑。湿性皮肤表现为照射部位湿疹、水泡，严重时可造成糜烂、破溃，因此不仅要关注患者的感受，还要进行皮肤和黏膜的观察，防止黏膜炎和全身皮肤完整性受损的危险。护理人员要做好相关知识宣教，提高患者出院后皮肤自护能力。

2. 护理评估　出院后患者对放疗处皮肤黏膜的自护知识缺乏。

3. 护理思维与实施方案

局部放射治疗
↓
有皮肤黏膜完整性的受损

(1)护理目标：患者皮肤黏膜完整，无人为损伤

(2)护理措施

- 向患者说明放疗的目的、方法，以及照射后可能出现的皮肤脱屑、色素沉着、瘙痒感等不适症状
- 放疗部位的皮肤忌贴胶布

局部放射治疗
↓
有皮肤黏膜完整性的受损

- 保持床单平整，皮肤清洁干燥，穿棉制柔软的衣裤
- 告知患者放疗部位的皮肤避免搔抓、洗澡时勿用肥皂，还应避免阳光照射和热刺激
- 放疗前予口腔涂口腔溃疡糊，放疗后持续含冰块两小时，洁悠神喷全身皮肤
- 若有异常，及时就医

二、护 理 评 价

患者从发病入院到好转出院，得到了积极、有效的治疗和护理。患者存在的咯血、呼吸困难、疼痛、乏力、恐惧等问题，通过制定完善的护理计划，有效的护理措施的实施得到了解决。出院前对患者放疗后的皮肤保护给予了详尽的指导，提高了患者疾病自我管理能力，为今后的进一步治疗奠定了基础。

三、安 全 提 示

EMP 患者 80% 以上发生于头颈部，尤以上呼吸道受累多见，常见部位包括鼻腔、鼻旁窦、鼻咽部、扁桃体等。临床症状为鼻塞、鼻出血、声嘶、咯血、流泪、面部肿胀、嗅觉下降、呼吸困难，甚至出现大咯血窒息。故护理时应通过早期的观察，提前给予预警护理，及时处理类似并发症，观察患者的呼吸形态，当出现胸闷、气短、咯血，导致呼吸道阻塞，引起窒息时，要紧急给予处理，尽快解除阻塞，挽救生命。

四、经 验 分 享

如何预防患者大咯血导致窒息？

（1）患者在疾病过程中始终神志清楚，在疾病初期，应向患者讲解有关疾病的病因、可能出现的症状及治疗情况等，使患者对疾病有所了解，减轻紧张、恐惧情绪，保持情绪稳定，同时保持大便通畅，也很重要。

（2）当患者出现咯血时禁食，立即取头低足高俯卧位，头偏向一侧。安慰并鼓励患者轻轻咳出血液，尤其重要。密切观察咯血的量、颜色、性状和生命体征变化，并注意患者有无气急、面色苍白、冷汗等窒息前症状，保持呼吸道通畅，做好抢救准备。

病例21 POEMS综合征患者的护理

患者男性，62岁，于两月前反复咳嗽，10天前双手背、前臂瘙痒明显，出现红色皮疹，伴有乏力、活动后稍有气促，双下肢凹陷性水肿。以"呼吸气促，四肢无力、水肿"收入院，既往有"慢性格林巴利综合征"病史5年余。

一、诊疗过程中的临床护理

（一）入院时

1. 诊疗情况　入院时查体：T 37.0℃、P 76次/分、BP 120/75mmHg、R 22次/分，患者神志清楚，精神萎靡，双足有麻木感、双下肢无力、发凉，并伴有疼痛，稍活动后气促，四肢肌力2级[1]，双肺未闻及干湿性啰音，心律齐，腹软，无压痛及反跳痛，肝脾肋下触及一横指[2]，面部、双手背、前臂、背部红色皮疹、瘙痒，日晒后瘙痒明显，头面及胸背部可见广泛暗红色皮疹，伴色素沉着，以眶周明显，局部可见脱屑、角化，双下肢凹陷性水肿[3]。生化全套提示肝功能损害，体液免疫检查见M蛋白[4]，24小时尿蛋白定量：2g/L，最终明确诊断为"POEMS综合征"[5]收住入院。

思维提示

（1）慢性多发性周围神经病变的表现：见于所有POEMS综合征患者多为首发症状，呈进行性、对称性感觉和运动神经功能障碍，从足端开始，由四肢远端向近端发展，表现为麻木感、感觉异常、无力、发凉，可有疼痛，肌肉逐渐萎缩，导致瘫痪。部分患者可出现自主神经功能障碍，表现为多汗、低血压、腹泻或便秘等。周围神经活检呈轴突变性和脱髓鞘样改变，因此护理上要密切观察患者的感觉和运动神经功能情况，预防并发症。

（2）脏器肿大：POEMS综合征患者多数会出现肝、脾、淋巴结肿大。其中肝大占67%～80%，脾大占24%～40%，淋巴结肿大占22%～65%。护理上应密切关注皮肤、黏膜及腹围的变化，加强防护，预防脾破裂。

（3）皮肤病变：POEMS综合征患者可出现红色皮疹、瘙痒，弥漫性色素沉着，还可出现肢体凹陷性水肿、胸水、腹水、心包积液、多汗、杵状指、低蛋白血症等，病程长者是导致患者发生压疮的高危因素。因此应给予良好的皮肤护理，预防并发症。

（4）血清中出现单克隆免疫球蛋白（M 蛋白），多为 IgG 及 IgA，或伴发骨髓病，浆细胞病或骨髓中浆细胞增多。
（5）POEMS 综合征诊断标准，典型的病例应具备上述五项主要病变，不典型病例应具有多发性周围神经病、M 蛋白（或浆细胞病）两项及其他任何一项。

2. 护理评估　患者有麻木感、感觉异常等感觉和运动神经功能障碍的表现，同时出现了皮肤的改变，肝、脾、淋巴肿大、双下肢明显水肿等症状体征。

3. 护理思维与实施方案

足端有麻木感、双下肢无力、发凉，并伴有疼痛，稍活动后气促，四肢肌力 2 级
↓
感觉运动神经功能障碍

（1）护理目标：患者早期得到康复治疗，延缓肌力下降的发生
（2）护理措施：
- 动态观察四肢肌力、感觉情况并进行肌力测定，早期鼓励肌肉等长收缩运动等，给予床边被动功能锻炼
- 取舒适卧位，肢体保暖，保持肢体功能位，防止局部压迫，预防血栓发生
- 卧床患者每 1～2h 翻身 1 次、更换卧位病拍背，必要时给予疼痛肌肉的适度按摩
- 慢性进行性感觉运动性神经病变的患者，双下肢慎用热敷、冷敷，防止烫伤或冻伤

出现皮肤的改变，表现为面部、双手背、前臂、背部红色皮疹、瘙痒尤其是双下肢凹陷性水肿
↓
皮肤完整性受损

（1）护理目标：患者在住院期间皮肤完整，无人为损伤发生
（2）护理措施：
- q2h 翻身变换体位，保持床单元整洁干燥平整，长期卧床时在内外踝、足跟等处垫以棉垫，半卧位时在臀部垫软垫，定时检查受压部位，防止局部长时间受压
- 勿抓挠皮肤，剪短指甲，每日温水擦身，保持皮肤清洁干燥。避免水温过热，勿用化妆品及刺激性大的香皂和润肤品

出现皮肤的改变，表现为面部、双手背、前臂、背部红色皮疹、瘙痒尤其是双下肢凹陷性水肿
↓
皮肤完整性受损

- 避免日晒和寒冷刺激，外出时戴帽子，并穿长袖及长裤，戴太阳镜、打伞
- 给予清淡，易消化，营养丰富的饮食，注意保持体重平衡
- 限制钠盐的摄入，给予优质高蛋白，高热量及低磷饮食

（二）住院过程中

1．诊疗情况　入院后患者咳嗽无力、有胸闷、气急，呼吸时疼痛加剧，患者右侧胸腔活动受限[6]，腹胀、双下肢仍水肿明显，给予吸氧，胸腔穿刺引流，静脉滴注白蛋白、抗炎、营养支持等方法治疗。住院5日患者仍呼吸系统仍受累明显，听诊：患者右侧胸腔闻及胸膜摩擦音及呼吸音减弱；叩诊：为浊音；触诊：语颤减弱。胸片示双肺感染、右侧肋膈角消失显示一凹面向上外侧高内侧低的弧形积液影，平卧时积液散开，整个右侧胸部呈致密影，纵隔和气管被推向左侧，床边B超示右侧胸腔积液[7]，故加强了胸肺部护理。

思维提示

（6）疾病累及重要脏器，并出现严重胸、腹水，患者出现了胸闷、咳嗽无力、胸腹式呼吸幅度减低，呼吸肌趋向瘫痪，同时伴有血氧下降、二氧化碳增高。当患者出现颈肌、躯干肌、肋间肌、膈肌受累，易导致呼吸衰竭的发生，因此密切观察患者的呼吸状况和生命体征的变化，做好排痰护理尤为重要。

（7）肺部感染及胸腔积液的出现：由于患者咳嗽无力、清理呼吸道的能力减弱，故肺部感染会日趋加重。此时应做好严格消毒隔离护理，预防和减少感染的发生。

2．护理评估　患者出现呼吸功能受累、感染、抑郁、皮肤完整性受损等潜在并发症。

3．护理思维与实施方案

患者出现胸闷、咳嗽无力
↓
呼吸功能受累、肺部感染

(1)护理目标：患者保持有效通气，预防窒息
(2)护理措施：
- 指导患者进行深呼吸和有效咳嗽，以促进气道远端的分泌物排出
- 密切观察咳嗽、咳痰情况，详细记录患者痰液的颜色、性质、量、黏稠度，定期留取痰培养送检
- 每天定时给予翻身、拍背，正确使用振动排痰仪，保持气道湿化，必要时给予体位引流，保持气道通畅，减少肺部感染的发生
- 痰液黏稠者予雾化吸入
- 保证吸氧装置完好，调节适当的氧流量，改善患者的缺氧状况
- 严格无菌技术操作，防止外源性感染的发生
- 监测生命体征、血常规，合理适当应用抗生素
- 必要时做好呼吸机应用的准备

患者胸闷、气促
↓
患者舒适度降低

(1)护理目标：患者胸闷、气促等得到有效的改善，舒适度增加
(2)护理措施：
- 协助患者取舒适半坐卧位，以利呼吸和引流
- 鼓励患者进行有效咳嗽和深呼吸运动，利于痰液排出，恢复胸膜腔内负压，使肺扩张
- 给予合理流量面罩吸氧，做好面部皮肤的保护，以免损伤
- 根据药敏试验遵医嘱合理使用抗生素
- 遵医嘱使用呼吸兴奋剂以增强呼吸中枢的活动，改善通气，并观察药物反应
- 必要时使用镇静剂

胸腔积液呼吸功能减退，胸腔引流有助于排出液体，改善患者通气功能
↓
胸腔引流闭塞

(1)护理目标：患者引流装置在位，通畅，能掌握引流管的自护知识
(2)护理措施：
- 向患者介绍引流的重要性
- 严格无菌操作，用油纱布严密包盖胸腔引流管周围，引流瓶低于胸腔引流口平面60～100cm，防止逆行感染

胸腔积液呼吸功能减退，胸腔引流有助于排出液体，改善患者通气功能
↓
胸腔引流闭塞

- 注意观察引流液的量、性质和引流速度
- 定时更换引流瓶，妥善固定引流管，保持引流管通畅，避免患者体位变化时牵拉、受压、扭曲。保持引流装置的密封，不得漏气，以免影响胸腔负压
- 鼓励患者咳嗽深呼吸，以便液体排出，促进肺扩张

（三）出院前

1. 诊疗情况　经过周全的治疗与护理。于入院第5日出现胸腔积液，给予胸腔穿刺抽水，胸腔闭式引流，20日后，病情逐渐好转，四肢肌力3级，腹部反向呼吸消失，自主呼吸频率小于26次/min，血氧饱和度大于98%。住院40日后胸腔积液明显减少，予拔除胸腔引流管[8]，50天后痊愈出院。

思维提示

(8) 拔除胸腔引流管过程非常重要，不仅要关注患者的感受，还要进行密切监测，防止拔管过程中出现胸闷、气促、呛咳、气胸等异常现象。

2. 护理评估　出院前患者有良好的呼吸型态、肌力逐渐提高，需进行循序渐进的功能锻炼护理、安全拔管以及出院时的护理宣教。

3. 护理思维与实施方案

患者四肢肌力3级
↓
加强康复锻炼，恢复肢体肌力

(1) 护理目标：患者掌握正确的功能锻炼方法，自护能力得到提高

(2) 护理措施：
- 向患者介绍功能锻炼的意义和方法，以取得合作
- 在医护人员的指导下每日进行循序渐进的肢体活动，提高患者四肢的肌力
- 尽早做床上主动、被动训练，从协助到训练患者洗涮、更衣、进食、如厕等自理内容
- 予制定康复锻炼计划
- 建立患者自信心，鼓励自主活动
- 观察患者肢体活动及训练的情况

二、护理评价

患者从发病到救治的成功，护理上给予了一系列的护理方案的实施。入

院时为患者解决了呼吸困难、血氧下降的症状，并及时给予吸氧，胸腔引流，保证了呼吸的安全；住院期间，随着疾病的进一步加重，并发症逐渐的增多，为了安全度过危险期，早期制定了护理计划，用护理手段为患者解决了基本护理问题，为疾病恢复奠定了基础。恢复期时重点是保障患者安全拔管与宣教。但在患者整个发病过程中，最为重要的是患者心理护理与支持，因为POEMS综合征患者的神志是始终清楚的。为此心理护理与支持应始终贯穿在患者的入院、住院以及出院过程中。最终患者安全度过了各期，痊愈出院。

三、安全提示

1. POEMS综合征患者在临床上会出现典型的4个症状：

（1）进行性多发性周围神经病。

（2）脏器肿大。

（3）皮肤改变。

（4）内分泌改变会出现面部、双手背、前臂、背部红色皮疹、瘙痒，日晒后瘙痒明显，伴乏力、稍活动后气促，双手遇冷后变白、变紫，脱发、口腔溃疡，故护理时应通过早期的观察，提前给予预警护理，防止出现并发症。

2. 观察患者的呼吸形态　当出现疲乏、呼吸过速、心动过速或异常呼吸运动等症状时，应及时根据血氧饱和度及氧分压情况，及时给予吸氧或无创通气。

3. 长期卧床的患者非常痛苦，在护理前应了解患者的感受，常见的感受有：四肢瘫痪十分严重，精神很快沮丧；胸腔引流管留置处难以忍受的疼痛和不适；需依靠他人料理生活起居；治疗时间长，恢复慢、无望，出现恐惧感、抑郁等，睡觉障碍，因此要根据其感受给予心理等方面的护理。

四、经验分享

1. 如何判断患者的肌力变化？

0级：完全瘫痪，肌力完全丧失

1级：可见肌肉轻微收缩但无肢体运动

2级：可移动位置但不能抬起

3级：肢体能抬离床面但不能对抗阻力

4级：能做对抗阻力的运动，但肌力减弱

5级：肌力正常

2. 患者胸腔引流管的护理

（1）B超检查对确诊胸腔积液及量、部位、胸腔穿刺的定位有重要价值。

（2）选择合适的引流管。

（3）引流管置于腋中线或腋后线的第6～8肋间。

（4）维持引流效能：正确连接引流装置妥善固定；协助患者取半卧位有利于呼吸、排痰和引流；水封瓶液面应低于引流管出口平面60cm，以免引流液逆流入胸腔造成感染；指导患者咳嗽、深呼吸，有利于积液的排出，恢复胸膜腔的负压，使肺充分膨胀。

（5）引流液的观察和记录：注意观察引流液的量、性状、水柱波动范围，并准确记录。

3. 胸腔引流管的拔管指征？

（1）引流量明显减少且颜色变淡。

（2）24小时引流量<50ml或脓液<10ml。

（3）X线胸片示肺膨胀良好、不漏气。

（4）B超检查胸腔积液约0.5cm。

（5）患者无呼吸困难。

病例22 浆细胞白血病患者的护理

患者，男性，57岁。因牙龈出血、皮肤淤斑、全身骨痛一周来院就诊，血涂片白细胞分类浆细胞24%，可见幼稚型浆细胞，骨髓细胞学检查为浆细胞性恶性增生，拟诊为原发性浆细胞白血病。

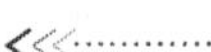

一、诊疗过程中的临床护理

（一）入院时

1. 诊疗情况　入院后查体：患者因一周前牙龈出血、皮肤淤斑[1]、全身骨痛[2]，查血常规：WBC 11.6×10^9/L，Hb 84g/L[3]，PLT 33×10^9/L，血涂片浆细胞24%，可见幼稚型浆细胞，骨髓细胞学检查为浆细胞性恶性增生，占51.5%，血尿免疫球蛋白电泳检出血清中M成分IgA～K，其余免疫球蛋白浓度明显低于参考范围，尿本周氏蛋白K轻链阳性，单电子发射计算机断层摄影（SPECT）检查双侧第5前肋、第4腰椎骨骨代谢异常，胸片CT示两肺感染，两肺闻及散在性湿啰音，确诊为原发性浆细胞白血病。查体：发育正常，贫血面容，体形偏瘦。

思维提示

（1）出血：患者一周前牙龈出血、皮肤淤斑。血液病患者容易出血的机制较为复杂，其原因大致为：血小板数量减少和功能障碍；凝血因子的破坏和凝血机制障碍；由于白血病细胞在血管内的堆积和血管壁的损坏，容易发生出血。

（2）患者出现骨痛的表现：计算机断层摄影（SPECT）检查双侧第5前肋、第4腰椎骨骨代谢异常，需警惕病理性骨折。患者出现溶骨病变，溶骨性病变主要并非由瘤细胞直接侵蚀骨质引起。而是由瘤细胞分泌一些因子激活破骨细胞所致，这些因子能够激活破骨细胞，导致骨质疏松、骨质破坏。患者因骨质疏松、胸腰椎破坏性压缩、压迫骨髓导致瘫痪，患者采取被动体位，一定要做好生活护理，防止四肢萎缩，病理性骨折及压疮。

（3）血常规：Hb：84g/L，患者中度贫血。血色素偏低，造成贫血的主要原因是骨髓中瘤细胞恶性增生、浸润，排挤了造血组织，影响了造血功能。要做好贫血护理。

2. 护理评估　患者有出血、贫血、骨痛等表现。

3. 护理思维与实施方案

牙龈出血，皮肤瘀斑一周
↓
出血

(1)护理目标：患者出血征兆得到及时发现及有效处理

(2)护理措施

- 对于急性牙龈出血，应立即止血，如填塞、压迫出血部位、牙周塞治等，必要时短期全身应用止血药物
- 动作应轻柔，避免碰撞
- 严密观察其他部位出血倾向，有无内脏或颅内出血症状体征，如面色苍白，乏力，烦躁，生命体征异常，呕血，黑便，鼻出血，血尿等
- 去除能引起出血的因素：如勿接触锐利物品，防止身体外伤；剪短指甲勿抓皮肤，挖鼻孔，剔牙等，以免引起鼻腔皮肤及口腔出血；勿用力大便，保持大便通畅；嘴唇可涂擦甘油以保持湿润
- 进食清淡、少渣软食，禁止食用油炸食品或质硬的水果

全身骨痛
↓
舒适的改变

(1)护理目标：患者骨痛得到缓解，舒适度增加

(2)护理措施

- 绝对卧床休息，睡硬板床，根据患者感受取舒适卧位，腰部系腰带，翻身时注意保持身体轴线一致，避免扭曲等不良卧姿，防止肋骨骨折、脊骨压缩性骨折
- 采用非药物性措施，缓解疼痛，采用放松技术、分散患者注意力，嘱患者多做深呼吸运动，听音乐、看书、讲故事、看电视，多沟通，以转移注意力
- 必要时遵医嘱给予止痛药

（二）住院过程中

1. 诊疗情况　患者入院后病情发展迅速，肋骨、腰椎酸痛，咳嗽咳痰，全身乏力明显，并出现发热 T 39.0℃、喘憋，肺部 CT 示右下肺及左下肺炎症[4]。在给予积极抗感染治疗同时，予硼替佐米、楷莱、地塞米松联合化疗，化疗过

程中，患者出现恶心、呕吐、食欲下降，予对症处理后缓解。经治疗患者体温正常，喘憋、骨痛等症状明显好转，咳嗽咳痰减少。化疗结束后复查血常规：WBC 10.02×10^9/L，Hb 90g/L，PLT 105×10^9/L。

思维提示

（4）患者肺部感染：咳嗽咳痰，并出现发热 T 39.0℃、喘憋，肺部 CT 示右下肺及左下肺炎症。有25%的患者在确诊白血病的时候出现严重的软组织或下呼吸道感染，对抗生素应用疗效不佳的患者，要注意是否存在深部的真菌感染，此时应给予有效的护理方法，减少感染的发生，促进感染的控制。

2. 护理评估 患者出现肺部感染的表现。

3. 护理思维与实施方案

患者出现发热 T 39.0℃、喘憋，肺部 CT 示右下肺及左下肺炎症
↓
肺部感染

（1）护理目标：患者发热、喘憋等症状得到及时监测及处理，促进感染控制

（2）护理措施
- 正确留取痰标本
- 保持呼吸道通畅，指导患者作正确的深呼吸，促进肺内分泌物排出。痰液黏稠不易咳出者可行雾化吸入，协助翻身拍背
- 合理氧气吸入
- 遵医嘱使用化痰药，根据药敏结果，合理使用抗生素，积极控制感染
- 做好口腔护理，防止口咽部微生物的侵入
- 做好发热护理，及时对症处理

化疗过程中，患者出现恶心、呕吐、食欲下降
↓
舒适的改变，营养失调

（1）护理目标：患者能维持基础体重，化疗不良反应得到积极处理，舒适度增加

（2）护理措施
- 告知患者化疗相关不良反应，使其有心理准备
- 改变饮食习惯，最佳方案时少食多餐。进食前给予止吐药物
- 做好预防工作，避免及减轻化疗不适感
- 密切观察病情，积极处理化疗毒副反应，提高患者舒适度

化疗过程中，患者出现恶心、呕吐、食欲下降
↓
舒适的改变，营养失调

- 每日三餐前后，睡前，晨起均要漱口，呕吐，吐痰后也应漱口，必要时用5%碳酸氢钠，制霉菌素，牙龈炎冲洗剂等药物漱口以防止口腔溃疡的发生
- 必要时给予静脉营养支持治疗

患者全身乏力
↓
活动无耐力

(1) 护理目标：患者能够保持最佳活动水平

(2) 护理措施

- 卧床休息，将患者经常使用的日常生活用品放在患者容易拿取的地方
- 鼓励患者树立信心，协助其日常生活活动，以减少能量消耗
- 指导患者使用床栏、扶手、浴室椅等辅助设施，以节省体力和避免摔伤
- 鼓励患者在能耐受的活动范围内，坚持身体活动

（三）出院前

1. 诊疗情况　经过积极的治疗和护理，患者临床症状及体征消失，复查血常规大致正常，血涂片未见浆细胞。血IgA、血B2-MG、LDH均降至正常水平，血尿蛋白免疫固定电泳示血清中M成分未检出，尿本周氏蛋白阴性。骨髓未见异常浆细胞，达到完全缓解[5]。

思维提示

(5) 患者虽经治疗后缓解，但因体内仍然有残存的白血病细胞，随时可能复发，因此还需定期检查，持续巩固治疗。

2. 护理评估　患者缺乏预防感染、出血、导管自护、复查等相关知识。

3. 护理思维与实施方案

出院自我管理知识缺乏
↓
知识缺乏

(1) 护理目标：患者能复述相关知识，自我管理意识得到提高

(2) 护理措施

- 给予详尽的健康宣教，包括个人卫生、饮食卫生、活动强度、心理状态、服药方法、复查途径等
- 注意加强自我防护，做好导管自护
- 定期复查血象，按医嘱用药，坚持定期巩固强化治疗，如有淋巴结肿大、发热、出血等不适，及时去医院检查

二、护理评价

患者从入院到出院，针对患者的病情，护理上给予了严密的病情观察、疼痛护理、出血护理、感染护理、贫血护理等，为患者的恢复奠定了基础。出院前给予了详尽的出院指导，为今后的治疗奠定了基础。

三、安全提示

临床上浆细胞白血病分为原发性浆细胞白血病（PPCL）和继发性浆细胞白血病（SPCL），大约 60%～70% 为原发性浆细胞白血病。原发性浆细胞白血病（PPCL）属白血病独立类型，临床表现与急性白血病相似。继发性浆细胞白血病大多数继发于多发性骨髓瘤（MM），临床病理与 MM 基本相似，为 MM 的一种终末期表现。具有贫血、出血、继发感染、髓外浸润等急性白血病所共有的临床表现。

1. 观察患者疼痛的程度　当出现疼痛异常，躯体移动感觉障碍要警惕病理性骨折（胸腰椎破坏性压缩、压迫骨髓导致瘫痪）。

2. 颅内出血　患者血小板低下，凝血功能障碍，伴咳嗽、便秘，是诱发颅内出血的高危因素，应警惕！密切观察神志、瞳孔、血压、脉搏、呼吸情况，注意有无头痛、恶心、呕吐等颅内压升高的迹象，必要时快速滴注脱水剂。

四、经验分享

硼替佐米的不良反应　最常见的不良反应有虚弱（包括疲劳、不适和乏力）（65%）、恶心（64%）、腹泻（51%）、食欲下降（包括厌食）（43%）、便秘（43%）、血小板减少（43%）、周围神经病（包括周围感觉神经病和周围神经病加重）（37%）、发热（36%）、呕吐（36%）和贫血（32%）。在日常护理工作中需细心观察，及早发现该药不良反应以便对症处理。

病例23 血友病患者的护理

患者男性，16岁，2天前体育运动后出现左膝关节肿胀疼痛伴活动受限，既往曾有关节疼痛及拔牙后出血不止病史，门诊拟“血友病A伴左膝关节出血”收住入院。

一、诊疗过程中的临床护理

（一）入院时

1．诊疗情况　入院后查体：T 37.2℃，P 90次/分，BP 118/78mmHg，R 22次/分。神志清楚，情绪紧张，痛苦面容，轻度贫血貌，左大腿根部有一8×9cm² 陈旧性淤斑[1]，左膝关节局部肿胀疼痛明显[2]，伴有压痛，皮温增高，活动受限，关节无畸形。患者自幼碰撞后皮肤易淤斑，曾有关节疼痛及拔牙后出血不止病史，对是否有无家族遗传病史不清楚。实验室检查：WBC 10.9×10⁹/L，Hb 104g/L，PLT 210×10⁹/L。活化的部分凝血活酶时间（APTT）98.8秒（对照25～35秒），凝血酶原时间（PT）12.6秒（对照12.0秒），血浆凝血因子Ⅷ活性2%（对照133%±35%），诊断为“血友病A伴左膝关节出血”[3]。

思维提示

（1）血友病是一组由于凝血因子FⅧ（血友病A）或FIX（血友病B）生成缺陷导致的先天性出血性疾病，二者均为性隐形遗传，缺陷的基因位于X染色体上，常见男性，女性为携带者，最显著的表现是自发性出血或者轻微创伤后过度出血。大块皮肤淤斑、皮下和肌肉内血肿是血友病A常见的出血现象，出血多位于筋膜腔隙和深部肌肉组织，大的血肿可引起局部重要结构的压迫，如神经压迫，表现为局部疼痛逐渐加剧，所支配的关节活动障碍、肌肉僵硬无知觉，局部皮温增高等。颈部、咽喉部血肿可引起呼吸道阻塞或窒息，全身性症状可有发热、疼痛、高胆红素血症（红细胞降解所致）。

（2）患者左膝关节活动受限：血友病A的凝血异常主要是由于因子Ⅷ凝血活性部分异常，导致内源性凝血途径障碍。关节出血是血友病患者最常见的出血现象，多呈自发性，也可以继发于创伤。出血常累及的关节依次为膝、肘、踝、肩、髋、腕关节，关节出血局部表现为肿胀、压痛、皮温增高、活动受限。

> (3) 在血友病A患者中，延长的部分凝血活酶时间(APTT)可以被正常的血浆所纠正。血小板计数正常或者轻度增多，出血时间常常正常，凝血酶原时间(PT)正常。

2. 护理评估 患者左膝关节肿胀疼痛伴活动受限，生活自理能力下降，引发对未来生活的恐惧、紧张、焦虑等一系列的心理反应。

3. 护理思维与实施方案

左大腿根部有一 $8 \times 9cm^2$ 陈旧性瘀斑，左膝关节局部肿胀疼痛明显，伴有压痛
↓
舒适的改变

(1) 护理目标：患者疼痛减轻，舒适度提高

(2) 护理措施

- 休息：卧床休息，采取舒适体位，患肢抬高制动，降低血管压力，减轻出血，促进关节积血的吸收
- 观察关节疼痛程度及皮肤温度，局部给予冰敷或者绷带压迫固定
- 遵医嘱使用止痛剂，禁用阿司匹林等非甾体类抗炎药，避免关节穿刺抽吸
- 监测凝血因子浓度，及时补充凝血因子
- 保持环境安静舒适，避免不良刺激

神志清楚，情绪紧张，痛苦面容
↓
恐惧焦虑

(1) 护理目标：患者能积极配合治疗，情绪保持平稳

(2) 护理措施

- 评估患者的心理反应，进行针对性的护理
- 关心、安慰患者，与其建立良好的护患关系，帮助患者认识不良的心理状态对身体康复的影响
- 建立良好的生活方式，指导患者正确配合治疗护理，提高生存的信心
- 组织病友之间进行养病经验的交流
- 建立家庭社会支持网，增强战胜病魔的信心

血友病相关信息
↓
知识缺乏

(1)护理目标：患者能够掌握血友病的相关知识，提高自我管理能力

(2)护理措施

- 将疾病的原因、遗传特点、主要表现、治疗方法与预防知识告知患者及家属
- 向患者说明本病为遗传性疾病，需终身治疗
- 告知患者不要剧烈运动，避免碰伤、跌伤而引起出血，禁止肌肉注射
- 告知患者常见的出血症状和体征，观察早期关节出血的重要性，学会自我监测
- 告知患者出血的诱发因素：如跌倒、摔、挫、扭伤等外力引起的关节出血。避免关节过度活动，保护易感关节
- 定期举办血友病病友联谊会进行健康教育宣教

（二）住院过程中

1．诊疗情况　入院后患者左膝关节肿胀、疼痛加重，伴皮肤发热，取舒适卧位，肢体功能位制动，遵医嘱给予大剂量的凝血因子Ⅷ和新鲜血浆输注治疗后[4]，左膝关节疼痛较前缓解，仍有肿胀，皮肤温度正常。指导患者作适当的功能锻炼[5]。

思维提示

(4) 凝血因子FⅧ的缺乏造成机体内源性凝血途径正常运作的原料缺乏，凝血酶原激活受限，导致凝血功能障碍而使患者发生自发性出血或轻微手术时出血不止，可发生在任何部位，常见有关节、肌肉出血、皮肤黏膜和血尿。如有中枢神经系统、颈部、咽部和胸腹内脏的出血，严重时会危及生命。

(5) 反复关节腔出血或者血液吸收不全，可致滑膜炎，而形成血友病关节炎或假肿瘤导致关节肿胀和疼痛持续，后期则是因长期反复出血导致关节纤维化、永久性关节破坏、关节活动受限、变形、肌肉萎缩，出现跛行性残疾。通过主动和被动活动，维持患肢的肌肉、关节活动功能，防止肌肉萎缩，关节僵直或因静脉回流缓慢而造成肢体远端肿胀。

2. 护理评估　患者因反复关节出血、疼痛可能会导致关节畸形、长期卧床等潜在的并发症。

3. 护理思维与实施方案

贫血貌，关节肿胀、疼痛伴皮肤发热，活动受限
↓
自理能力低下

(1)护理目标：患者住院期间各项生活需求能得到满足

(2)护理措施

- 评估患者活动能力，制定适宜的活动计划
- 指导患者绝对卧床休息，勿擅自下床，以免摔倒，床栏防护
- 及时巡视病房，给予关心照顾，必要时予床边陪伴患者，协助饮水、排尿，床上活动等，满足患者生理需要
- 把茶杯、纸巾、便器等日常用品放置患者易取用处，嘱有需要时及时打铃求助
- 密切监测血常规，根据血常规指标遵医嘱予输血支持治疗

（三）出院前

1. 诊疗情况　经过全面的治疗和护理，患者在住院 7 天后关节出血逐渐停止，疼痛缓解，给予低频脉冲磁场、紫外线物理治疗，促进血肿吸收。鼓励患者积极进行关节功能训练[6]，小心活动患处关节，开始时活动幅度不宜过大，遵守循序渐进的原则。患者关节肿胀逐渐消退，16 天后好转出院。

思维提示

(6) 关节功能康复锻炼非常重要，可防止关节挛缩、强直、肌肉萎缩和功能丧失。与患者一起制定锻炼计划，在能耐受的范围内循序渐进进行功能锻炼，以防引发新的出血。

2. 护理评估　患者关节功能逐渐恢复，给予出院时的护理宣教。

3. 护理思维和实施方案

反复关节出血导致关节畸形，关节功能障碍
↓
潜在并发症：失用综合征危险

(1)护理目标：患者能配合关节功能锻炼，关节正常功能得到恢复

(2)护理措施

- 取舒适卧位，患肢抬高制动，在膝、踝关节下垫一软枕，关节置于功能位
- 观察皮肤情况，定时翻身，防止皮肤受损，预防压疮发生
- 理疗，促进血肿吸收
- 根据恢复程度制定功能锻炼计划，循序渐进进行关节肌肉的活动锻炼，通过主动和被动活动，维持患肢的肌肉及关节活动功能

二、护理评价

血友病是一种X染色体连锁的遗传出血性疾病，病理机制为凝血因子基因缺陷导致其水平和功能减低而使血液不能正常凝固，表现为全身各部位的自发性出血或损伤后出血不止，由于反复出血而导致的相关并发症。因此在整个住院过程中，乃至出院后，健康宣教尤为重要。在住院期间让患者了解日常生活中如何预防出血、出血常发生的部位以及出血后简单的应急措施等一系列的血友病相关知识，随着病情的稳定，制定康复锻炼计划，循序渐进有计划的进行肢体活动锻炼，使患者可以最大限度的恢复关节功能。

三、安全提示

1. 血友病由于FⅧ或FⅨ促凝活性减少致凝血活酶生成障碍，凝血时间延长，终身具有轻微创伤后异常出血倾向。血友病患者的临床表现为出血，其特征为自发性出血或轻微损伤、手术时出血不止是本病的表现特征。关节出血是最典型的特征，严重危及生命的出血有中枢神经系统、颈部、咽喉部和胸腹内脏的出血。避免不必要的手术，若确需手术时，手术前后必须补充所缺的凝血因子，纠正凝血时间至正常，直至伤口愈合。

2. 凝血因子的治疗剂量计算

血友病是一组较常见的遗传性出血性疾病，具有X性联隐性遗传的特点。根据缺乏的凝血因子不同，可分为血友病甲（血友病A，FⅧ缺乏症）和血友病乙（血友病B，FⅨ缺乏症）。凝血因子的治疗剂量受患者体重、出血部位及类型等因素决定，计算公式体重（kg）× 期望的凝血因子水平（%）×0.5=所需因子单位数U，因子Ⅷ的半衰期为8℃12小时。给予输注血制品、Ⅷ因子，并作记录。严格执行无菌操作，认真核对所输注的血制品，输注过程中密

切观察有无输血反应，避免输入异型血。输注凝血因子Ⅷ时，注意一经配制应尽快使用，如需冷藏，时间不要超过2小时。

四、经验分享

1. 如何做好患者的健康宣教？

关节反复出血是血友病甲的主要症状之一，也是致残的主要原因，我们要告知患者及早发现关节出血症状，尽早补充足量的Ⅷ制剂是治疗患者关节反复出血的关键，而良好的护理和长期的功能锻炼对防止关节畸形起着非常重要的作用。告知患者避免剧烈的和接触性的运动，如足球、篮球等，以降低外伤和出血的危险。注意口腔卫生，防止因拔除龋齿而引起出血，避免服用阿司匹林或任何含阿司匹林的药物。教给患者及家属出血的急救处理方法，有出血时及时就医，就医时一定要告诉医生本人有血友病，让患者做好自我防护工作。避免对患者进行肌内注射，静脉穿刺采血及药物注射后压迫20分钟以上，至无出血为止，预防出血。教育患者及家属展开家庭治疗，一旦感觉有关节肌肉出血的先兆，立即输注凝血因子，并按“RICE”法处理，及早治疗和护理可以减少痛苦，减轻对关节、肌肉和器官的损坏，治疗开始越早，止血和控制并发症的效果越好，自我监测是实现及早治疗的最佳手段。

2. 如何减轻患者关节疼痛症状？

可以运用“RICE”法，R- 休息（Rest），即关节出血时，根据出血的严重程度，出血关节休息12～24小时或更长，可用夹板固定关节在功能位置。I- 冰敷（Ice），即在活动性出血的关节表面采用冰敷以帮助控制肿胀，减轻疼痛，减少炎症的发生。C- 加压（Compression），施压于出血部位可以帮助收缩血管和减缓出血，可以用弹性绷带对出血的关节进行压迫。E- 抬高（Elevation），将受伤的关节抬高，超过心脏的位置有助于降低血管内压力，减缓出血。

3. 如何做好心理护理？

由于血友病是一种遗传出血性疾病，容易反复发生自发性或外伤后出血不止，甚至导致残废或死亡，并且疾病伴随患者一生。出血、疼痛导致患者产生焦虑、悲观和绝望的心理反应，所以解决好患者的心理问题是非常重要的。工作中要用美好的语言、愉快的情绪和友善的态度，帮助血友病患者并引导他们自强不息，重新设计自己的生活目标。要让患者了解到在替代治疗下，可以享有与正常人一样的寿命，同时对患者精心护理和耐心宣教，能够有效地降低出血风险和致残率，提高生活质量。对患者及家属给予精神支持和心理安慰，增强其安全感，减少和避免给患者带来心灵上的创伤。

病例 24 弥散性血管内凝血患者的护理

患者，男性，26 岁，于一周前出现发热，体温最高达 39.0℃，热前有畏寒、寒战，皮肤淤点、淤斑三天，伴有牙龈出血。外院血常规示：WBC 80×10^9/L，Hb 40g/L，PLT 13×10^9/L，门诊骨穿提示异常早幼粒细胞占 92%，血凝常规提示凝血酶原时间（PT）、活化部分凝血活酶时间（APTT）、凝血酶时间（TT）明显延长，纤维蛋白原（Fb）明显减低，现为进一步治疗收住我科。

一、诊疗过程中的临床护理

（一）入院时

1. 诊疗情况　入院后查体：T 39.0℃[1]、P 94 次 / 分，R 21 次 / 分，BP 120/70mmHg，神志清，担架抬入病房，急性危重病容，重度贫血貌，精神萎靡，恐惧不安[2]，全身淋巴结无肿大，双侧上下眼睑及结膜青紫肿胀，口唇极度苍白，多处牙龈暗红色出血点，前胸及双上下肢皮肤弥漫性大片淤点淤斑[3]，胸骨压痛明显，肝脾无肿大，双下肢无水肿，拍胸片提示左肺上野见一片状淡薄阴影，边缘欠清。血常规示：WBC 50×10^9/L，Hb 45g/L，PLT 10×10^9/L，骨髓细胞形态学提示异常早幼粒细胞占 92%，血凝常规提示凝血酶原时间（PT）、活化部分凝血活酶时间（APTT）、凝血酶时间（TT）明显延长，纤维蛋白原（Fb）明显减低，D- 二聚体明显增高。确诊为急性早幼粒细胞白血病合并重症 DIC。

思维提示

（1）患者感染表现：患者一周前出现发热，热前有畏寒、寒战，胸闷活动后明显，$SaO_2$91%，拍胸片提示左肺上野见一片状淡薄阴影，边缘欠清。

（2）患者初次发病心理恐惧不安，担心出血危及生命，思想负担较重，情绪低落，易心烦急躁，更致气淤化火导致病情加重。

（3）患者出血表现：DIC 疾病，即弥散性血管内凝血，指在某些致病因子作用下凝血因子或血小板被激活，大量促凝物质入血，从而引起一个以凝血功能失常为主要特征的病理过程。DIC 病因有感染性疾病、恶性肿瘤、组织损伤、病理产科，感染性疾病最多见，革兰阴性菌感染是 DIC 的最常见的病因。

疾病发病机制：肿瘤、损伤、病理产科等可释放类似组织因子的物质进入血液循环，激活外源性凝血系统，血管内皮损伤及革兰阳性细菌内毒素可激活内源性凝血系统。内外源性凝血系统激活后，产生大量凝血酶，使血液呈高凝状态，形成广泛的微血栓，又消耗了大量血小板和凝血因子，使血液处于消耗性低凝状态，纤溶酶激活，导致继发性纤溶亢进。DIC发生过程中，凝血酶与纤溶酶的形成是两个关键因素，是血管内微血栓形成、凝血因子减少及纤溶亢进等改变的重要机制。近年，发现周围血中白细胞的大量损伤和破坏可能是诱发DIC的重要因素。DIC的发展过程，大体上分为高凝血期、消耗性低凝血期、继发性纤溶亢进期三期。临床上各期可能有部分交叉或重叠，很难截然分开。微循环中发生血小板凝集及纤维蛋白沉积，形成广泛的微血栓，消耗大量凝血因子和血小板，在病程中又出现继发性纤维蛋白溶解亢进，从而引起微循环障碍、血栓、溶血和出血等临床表现。DIC临床表现主要有出血、休克、栓塞及溶血四方面的表现，急性DIC多数病例病情变化迅速，如不及时治疗，可危及生命。

2. 护理评估 患者双上下眼睑及结膜青紫肿胀，口唇极度苍白，多处牙龈暗红色出血点，前胸及双上下肢皮肤弥漫性大片淤点淤斑，发热，T 39.0℃，胸闷，SaO_2 91%。

3. 护理思维与实施方案

患者一周前发热，体温最高达39.0℃，热前有畏寒、寒战
↓
高热

(1) 护理目标：患者的体温能得到及时的监测与控制，自觉舒适感增加

(2) 护理措施：

- 卧床休息。保持室内通风，室温在18～22℃，湿度在50%～70%
- 定时监测并记录体温，体温超过38.5℃时根据病情选择不同的降温方法，如冰袋外敷、温水擦浴，必要时予药物降温
- 做好基础护理，保持口腔、皮肤清洁，提高病人舒适度
- 给予清淡、易消化的高热量、高蛋白、丰富维生素的流质或半流质饮食，鼓励患者多饮水或饮料
- 遵医嘱给予补液、抗炎治疗

患者双上下眼睑及结膜青紫肿胀，口唇极度苍白，多处牙龈暗红色出血点，前胸及双上下肢皮肤弥漫性大片瘀点瘀斑，WBC 50×10^9/L，Hb 45g/L，PLT 10×10^9/L，血凝常规提示凝血酶原时间（PT）、活化部分凝血活醇时间（APTT）、凝血酶时间（TT）明显延长

↓

出血

(1)护理目标：患者出血症状能及时发现，及时治疗及控制，无人为出血症状发生

(2)护理措施

- 指导患者绝对卧床休息，注意动作缓慢，避免碰撞
- 密切观察生命体征，注意出血情况，观察有无头痛，恶心、呕吐，血压瞳孔改变等颅内出血征兆，观察患者皮肤黏膜情况，有无新增瘀斑瘀点等皮肤出血症状，发现异常及时汇报医生
- 进食清淡、易消化、少渣、无刺激软食，如面、馄饨、蒸蛋等，宜温凉，细嚼慢咽，进食后加强漱口
- 保持大便通畅，养成定时排便的习惯，嘱患者大便时勿用力摒，必要时予开塞露通便
- 及时修剪指甲，保持床单平整干燥。每日温水擦身，穿宽大、轻软、全棉衣裤，避免水温过高，嘱勿抠鼻、剔牙、揉擦眼睛
- 根据病情遵医嘱给予止血药物，加用去甲肾上腺素加生理盐水漱口，并注意观察用药疗效
- 监测血常规、血凝常规，遵医嘱及时予止血药物，血制品支持治疗

患者主诉胸闷，活动后明显，SaO_2 91%，胸片提示左肺上野见一片状淡薄阴影，边缘欠清

↓

气体交换受损

(1)护理目标：患者呼吸通畅，血氧饱和度维持在95%以上，自觉舒适度增加

(2)护理措施：

- 根据患者的病情给予舒适的体位
- 遵医嘱给予氧气吸入，必要时面罩吸氧，并向患者讲解氧疗的重要性及注意事项
- 密切观察病情，倾听患者主诉
- 鼓励患者进食，保证每日热量的供给，增强体质
- 协助患者翻身拍背，保持呼吸道通畅
- 按医嘱准确、及时用药，及时评估用药效果

（二）住院过程中

1. 诊疗情况　患者入院后 30 小时出现肉眼血尿，排尿时剧烈疼痛，血尿中伴血块排出，查尿 Rt 示隐血 ++++，蛋白 ++，镜下 RBC 和 WBC 满视野，双眼视物模糊，双眼视力不能看清一米远的手指，眼科会诊提示双眼底出血，左鼻腔出血[4]，予输注新鲜血液、血小板、纤维蛋白原纠正凝血功能及对症治疗，氧气吸入 3L/ 分，SaO_2 97%，WBC 20×10^9/L，Hb 50g/L，PLT 15×10^9/L，血凝常规示：PT、APTT 均为延长，患者目前情绪稳定。

思维提示

（4）出血症状加重，急性早幼粒细胞白血病为一种特殊类型的白血病，初发病患者病情凶险，死亡率高，几乎所有的白细胞增高的早幼粒细胞患者均要经历 DIC 出血这一关。患者病情危重，相继发生皮肤、结膜、牙龈、尿道、眼底、鼻腔等部位出血。依据原发病的病情、起病缓急、症状轻重将 DIC 分为急性型、亚急性型、慢性型三型。本病患者属于亚急性型，亚急性型症状多在数天至数周内出现，常有静脉或动脉栓塞症状。微循环的广泛血小板和纤维蛋白血栓形成致微循环栓塞，可使受损部位缺血、缺氧、功能障碍，持续时间久可出现器官功能衰竭，甚至出现组织坏死。内脏栓塞常见于肺、脑、肝、肾和胃肠等，出现相应的症状和体征。治疗要点，去除诱因，治疗原发病，是控制 DIC 最根本的措施。抗凝治疗，是终止 DIC、减轻器官功能损伤、重建抗凝血功能平衡的重要措施。

2. 护理评估　患者出现肉眼血尿，排尿时剧烈疼痛，双眼视物模糊，双眼不能看清一米远的手指，眼科会诊提示双眼底出血，左鼻腔出血。

3. 护理思维及实施方案

患者出现肉眼血尿，双眼视物模湖，左鼻腔出血
↓
潜在生命危险

（1）护理目标：患者出血加重症状能及时发现，及时治疗，无人为出血症状发生

（2）护理措施：

- 密切观察生命体征的变化：予特级护理，24 小时监护生命体征的变化
- 床边备好急救的药品及器械，以备随时进行抢救
- 协助患者做好一切生活护理，做好皮肤、口腔护理

问题	护理措施
患者出现肉眼血尿，双眼视物模湖，左鼻腔出血 ↓ 潜在生命危险	•鼻衄予去甲肾上腺素加明胶海绵填塞，观察鼻出血症状及填塞后止血效果 •口腔护理的重要性，饮食宜清淡、细软、温凉 •按医嘱正确、及时使用止血药物 •记 24 小时出入量，量出为入，及时做好记录
尿痛，疼痛剧烈，难以忍受，排尿时血尿中伴血块排出，查尿 Rt 示隐血 ++++，蛋白 ++，镜下 RBC 和 WBC 满视野 ↓ 舒适的改变与尿痛有关	（1）护理目标：患者尿痛症状减轻或缓解，舒适度增加 （2）护理措施： •疼痛时陪伴患者，安慰患者，分散其注意力 •评估疼痛分级，及时汇报医生，按医嘱正确、及时使用止痛、解痉药物 •留置导尿管，保持尿管通畅，勿扭曲、折叠 •观察尿色、量、质，做好记录 • 持续膀胱冲洗，告知患者膀胱冲洗的目的及必要性，注意冲洗是否通畅，冲洗液的量及速度 •做好尿道护理，保持尿道口清洁 •操作过程中，严格执行无菌操作原则 •记 24 小时出入量，量出为入，及时做好记录

（三）出院前

1. 诊疗情况　经过周全的治疗与护理，住院 30 日后，病情好转[5]，患者尿道出血已止，鼻出血已止，牙龈渗血已止，双眼底出血已吸收，全身皮肤淤点、淤斑已基本消退，体温正常，无胸闷，血常规 WBC 5×10^9/L，Hb 110g/L，PLT 135×10^9/L。

思维提示

（5）疾病已得到控制，缺乏疾病康复期相关知识，担心疾病复发。

2. 护理评估　出院时的护理宣教。

3. 护理思维与实施方案

缺乏疾病相关知识

(1)护理目标：患者尿痛症状减轻或缓解，舒适度增加

(2)护理措施：

- 鼓励患者勇敢面对现实，树立战胜疾病信心，保持积极的良好心态，加强病人的社会支持
- 指导患者做好个人卫生，养成良好的卫生习惯。根据病情指导患者进行适当的活动及自我保护的方法，避免进出人多的公众场所
- 指导患者应进食富营养、高蛋白、高维生素易消化的新鲜食物，多饮水，进食新鲜的水果、蔬菜
- 向患者解释所用药物的作用及副作用，并宣教，配合治疗、按医嘱用药、出院后定期复查的意义及重要性
- 指导患者出院后导管的维护和自我保护的方法

二、护理评价

患者从急性发病到疾病缓解，护理上给予了一系列的护理方案的实施。入院时患者出血症状重、发热、胸闷、心理负担重，住院过程中出血症状加重，相继发生皮肤、结膜、牙龈、尿道、眼底、鼻腔等部位出血，病情危重，危及生命。通过及时全方位的治疗，生活上给予全方位的护理及宣教，患者病情得到控制，安全度过了危险期，心理护理与支持始终贯穿患者的入院、住院以及出院过程中，最终患者安全度过，好转出院。

三、安全提示

1. 出血为DIC的典型症状，注意出血情况，观察有无头痛，恶心、呕吐，血压瞳孔改变等颅内出血征兆，观察患者皮肤黏膜情况，有无新增淤斑淤点等皮肤出血症状，发现异常及时汇报医生。定时监测生命体征，有无各器官栓塞的症状和体征，如肺栓塞表现为突然胸痛、呼吸困难、咯血；脑栓塞引起头痛、抽搐、昏迷等；肾栓塞可引起腰痛、血尿、少尿或无尿，发生急性肾衰竭；胃肠黏膜出血、坏死可引起消化道出血；皮肤栓塞可引起干性坏死，出现手指、足趾、鼻、颈、耳部发绀。口腔牙龈出血予去甲肾上腺素漱口，鼻出血予去甲肾上腺素加吸收性明胶海绵填塞，口腔护理的重要性，饮食宜清淡、细软、温凉。尿道出血疼痛难忍，患者不能耐受，加强护理，正确及时使用解痉、

止痛药物的重要性。

2. 肺部感染不容忽视，密切关注体温变化，及时监测及时记录，发现异常及时汇报及时处理，发热时可辅以物理降温促进散热，退热药物使用后及时观察疗效，鼓励患者多饮水，宜进食清淡、易消化半流质饮食，出汗后及时温水擦身更换衣裤及床单元，增加患者舒适度。宜取半卧位，限制家属探视时间及次数，及早联合使用敏感的抗生素，工作人员在接触患者前严格洗手戴口罩，病室每日紫外线消毒两次，每次30分钟。

3. 初治患者心理护理不容忽视，患者常常感觉恐惧不安，特别是出血加重时，关注患者心理变化，耐心讲解疾病相关知识，同种疾病患者的治疗经过及转归，增强其抗病信心，使其能主动配合治疗及护理。

四、经验分享

1. 出血护理中的重点 PLT在20×10^9/L以下者应卧床休息，PLT在10×10^9/L以下，绝对卧床休息。牙龈渗血最好用去甲肾上腺素冰盐水漱口，每2小时漱口一次。鼻出血予去甲肾上腺素药水加吸收性明胶海绵一起填塞，单纯塞吸收性明胶海绵太干，硬塞会加重出血。男性患者尿道出血疼痛剧烈，做好安抚工作，正确面对疼痛症状。膀胱冲洗过程中注意观察，保持冲洗通畅，当尿道中血块阻塞疼痛加剧时，要做到及时处理减轻患者痛苦。

2. PICC导管护理的重要性 初治患者因血小板极度低下以及凝血功能异常，PICC置管后易反复出血，导致导管滑脱，或局部皮肤红、肿、痛，故做好导管护理很重要。置管后观察患者置管处出血情况，及时处理，局部可予冰块冷敷止血治疗，吸收性明胶海绵加压止血，加压止血过程中观察肢体末端血循环情况，定时放松。置管处出血及时换药，记录置管外露长度，防止导管滑脱，班班做好交接。

3. 心理护理的重要性 患者恐惧不安影响食欲、睡眠及对治疗护理的依从性，告知患者情绪不良的危害性，经常与患者沟通，拉近与患者距离，专心倾听患者主诉，为其排忧解难，获取患者信任，举例同种疾病患者的治疗经过及转归，做好疾病健康教育，满足患者的要求和愿望，消除患者恐惧心理，保持良好心态，能积极配合治疗及护理。

4. 饮食不当的危害 饮食不当会加重牙龈出血，血疱加重，当PLT在20×10^9/L以下，饮食宜清淡、温凉、细软，如面条、馄饨、蒸蛋，避免过热、过硬、油炸、含骨刺的食物，切勿用硬牙刷刷牙，口腔血疱处及时汇报用药，防止出血进一步加重。

病例25 特发性血小板减少性紫癜患者的护理

患者，女性，26岁，因月经量增多半月，皮肤黏膜淤点、淤斑，鼻腔、牙龈渗血3天，在社区诊所行鼻腔填塞止血效果不佳，来我院急诊就诊，查血常规示：WBC 8×10^9/L，Hb 90g/L，PLT 10×10^9/L，血凝常规示：出血时间（TT）延长，拟诊特发性血小板减少性紫癜（ITP）[1]，为进一步治疗收住我科。

一、诊疗过程中的临床护理

（一）入院时

1. 诊疗情况　入院后查体：患者头面部、前胸及四肢见大小不等淤点淤斑[2]，分布不均，不高出皮面，鼻腔及齿龈渗血，口腔右侧颊黏膜有一3mm×4mm血泡，月经来潮量多，主诉体虚乏力[3]，两周前曾有上呼吸道感染史[4]，复查血常规示：WBC 9×10^9/L，Hb 82g/L，PLT 8×10^9/L，血小板计数进行性下降，血凝常规示：出血时间（TT）延长，测血小板抗体为阳性[5]，脾脏无明显增大，骨穿提示：巨核细胞增多伴成熟障碍，确诊为特发性血小板减少性紫癜。

思维提示

（1）ITP：根据血小板减少的持续时间可分为急性ITP和慢性ITP，慢性ITP以中青年女性多见，男：女为1∶3，女性以青春期及绝经期前容易发病，起病隐匿，症状多变，主要由于患者血清中存在免疫性抗体，使血小板存活期缩短，血小板破坏增加，血小板减少。

（2）出血：ITP因免疫性血小板破坏过多致外周血小板减少，临床表现主要为皮肤黏膜出血、鼻出血、齿龈出血、口腔出血等，严重者有内脏出血，如消化道、泌尿道以及危及生命的颅内出血等。

（3）乏力：出血导致患者体内血红蛋白含量减少，血液携氧能力下降，引起全身各组织器官缺氧和功能障碍，出现体力下降，耐力降低，应加强安全防护，预防跌倒晕厥等意外发生。

（4）约 80% ITP 患者在发病前 1～3 周有上呼吸道感染史，血小板破坏与巨噬细胞的活性水平有关，病毒感染后 ITP 患者血中可发现抗病毒抗体或免疫复合物，且抗体滴度及免疫复合物水平与血小板计数和寿命呈负相关，因此病毒感染时更容易导致患者血小板破坏。

（5）血小板抗体可作用于血小板相关抗原，造成血小板破坏，这是导致血小板减少的主要原因。

2. 护理评估　患者存在多处出血症状伴乏力。

3. 护理思维与实施方案

病人头面部、前胸及四肢见大小不等瘀点瘀斑，鼻腔及齿龈渗血，口腔右侧颊黏膜有一3mm×4mm 血泡，月经来潮量多，且时间长，血常规示：WBC 9×10^9/L，Hb 82g/L，PLT 8×10^9/L

↓

出血

（1）护理目标：出血症状得到及时有效监测，预防出血引发的并发症发生

（2）护理措施

- 严密监测生命体征
- 建立安全静脉通路，遵医嘱输注血小板悬液
- 口腔护理：去甲肾上腺素冰盐水含漱止血，加强漱口，保持清洁
- 鼻出血护理：予去甲肾上腺素明胶海绵填塞止血，嘱病人勿自行取出填塞物
- 避免加重出血：绝对卧床休息，注意动作缓慢，避免碰撞，穿着柔软、宽松、棉质衣裤，床单平整、清洁、无碎屑。严禁抠鼻、剔牙、搔抓皮肤，忌用牙刷刷牙
- 饮食护理：进食清淡、易消化、少渣、无刺软食，如面、馄饨、蒸蛋等，宜温凉，细嚼慢咽，进食后加强漱口
- 监测血凝常规，血常规等变化。遵医嘱及时予止血药物及血制品支持治疗

主诉体虚乏力，Hb 82g/L

↓

活动无耐力

（1）护理目标：协助各项生活护理，满足病人生理、心理需要

（2）护理措施

- 卧床休息

主诉体虚乏力，Hb 82g/L
↓
活动无耐力

- 协助各项生活护理如进食、饮水、如厕、擦身、更衣等生活护理
- 拉起护栏，预防跌倒
- 将常用物品放在患者方便取用处，信号灯置手边，嘱患者有需求时及时呼叫求助

（二）住院过程中

1. 诊疗情况　患者入院后仍有反复鼻出血，牙龈渗血不止[6]，血常规提示 WBC 7×10^9/L，Hb 8g/L，PLT 10×10^9/L，予丙种球蛋白及肾上腺皮质激素治疗[7]，患者担心出血危及生命，思想负担较重，予心理支持，加强病情观察和护理后逐渐好转。

思维提示

（6）窒息：患者绝对卧床休息又伴反复鼻出血，牙龈渗血不止，易将分泌物误吸入气道导致窒息，因此保持患者呼吸道通畅十分重要。

（7）激素治疗：肾上腺糖皮质激素是治疗本病的首选药物，近期有效率约为 80%。其作用机制为减少血小板抗体生成，抑制抗体与血小板结合，减少血小板的过多破坏和在脾脏内的阻滞，延长血小板寿命；降低毛细血管脆性，改善出血症状；刺激骨髓造血。长期使用糖皮质激素会引起身体外形的变化、胃肠道反应或出血、诱发感染等，应做好必要的解释和护理。

2. 护理评估　患者反复鼻出血，牙龈渗血，有窒息、感染及心理问题。

3. 护理思维及实施方案

病人入院后仍有反复鼻衄，牙龈渗血不止
↓
窒息的危险

(1) 护理目标：保持呼吸道通畅，防止窒息
(2) 护理措施
- 取侧卧位或平卧位，头偏向一侧，床头抬高 15°
- 保持呼吸道通畅，及时清除口腔渗血，避免下咽，有义齿者取下
- 进温凉、无刺激性流质饮食，防止误咽

激素治疗
↓
感染的危险

(1) 护理目标：降低引发感染的危险因素
(2) 护理措施
- 保护性隔离，限制人员进入，预防交叉感染

激素治疗
↓
感染的危险

- 做好基础护理，保持口腔、皮肤、会阴等处清洁，预防呼吸道、消化道、泌尿道等感染
- 注意保暖，预防感冒
- 监测体温，及时发现感染迹象，汇报医生配合处理

患者初次发病心理恐惧不安，担心出血危及生命，思想负担较重，情绪低落，心烦急躁
↓
恐惧

（1）护理目标：3天内患者情绪稳定，主动配合治疗及护理

（2）护理要点：

- 倾听患者主诉，给予心理支持
- 告知患者同种疾病病人的治疗经过及转归，增强其抗病信心
- 告知患者情绪不良对身体的影响，保持良好情绪的重要性
- 创造一个整洁、安全、舒适的医疗环境，生活上热心照顾，态度和蔼可亲
- 经常与患者沟通，随时了解患者思想顾虑，及时给予心理疏导

（三）出院前

1. 诊疗情况　经过全方位的治疗与护理，住院20日后，病情好转，患者鼻出血已止，牙龈渗血已止，全身皮肤淤点、淤斑已基本消退，月经止，血常规 WBC 5×10^9/L，Hb 110g/L，PLT 135×10^9/L，予出院继续休养[8]。

思维提示

（8）慢性ITP常反复发作，迁延不愈，可达数年甚至数十年不等，经治疗能长期缓解者仅10%～15%，主要死因是颅内出血，故培养患者疾病的自护意识和能力很重要，如避免诱发或加重出血、自我监测病情等。

2. 护理评估　患者自护知识缺乏。

3. 护理思维与实施方案

缺乏疾病相关知识

(1)护理目标：病人能正确复述疾病自护知识并配合

(2)护理要点：

- 介绍本病相关知识，使其能正确认识疾病，避免情绪紧张及波动，保持乐观态度，积极配合治疗
- 注意营养和休息，增强机体抵抗力，慢性病人可适当活动，如适当散步、打太极拳、下象棋等，预防外伤，当血小板在 20×10^9/L 以下者应避免体力活动
- 指导正确用药，避免应用对血小板有损伤的药物，如阿司匹林、双嘧达莫、吲哚美辛、保泰松和右旋糖酐等，切忌自行停药及减量
- 门诊定期复诊，出现出血症状时及时就诊

二、护理评价

患者从急性发病到疾病缓解，护理上给予了一系列的护理方案的实施。入院时患者出血症状重、心理负担重，住院过程中有症状加重趋势，通过及时全方位的治疗，生活上给予全方位的护理及宣教，患者病情得到控制，安全度过了危险期，心理护理与支持始终贯穿患者的入院、住院以及出院过程中，最终患者病情痊愈出院。

三、安全提示

出血为特发性血小板减少性紫癜的典型症状，颅内出血是主要死因，应密切观察有无头痛，恶心、呕吐，血压、瞳孔改变等颅内出血征兆，及时发现异常，积极处理。

四、经验分享

出血护理中的重点　预防或避免加重出血：避免一切可能造成身体受伤害的因素，保持皮肤清洁，穿棉织轻松衣物，剪短指甲，预防抓伤皮肤。禁用牙签剔牙或硬毛牙刷刷牙等，保持大便通畅，情绪平稳，注意保暖，预防呼吸道感染，避免用力屏气排便、剧烈咳嗽等诱发颅内压增高、颅内出血的因素。饮食不当会加重牙龈出血，血泡加重，当血小板在 20×10^9/L 以下时，饮食宜清淡、温凉、细软，如面条、馄饨、蒸蛋，避免过热、过硬、油炸、含骨刺的食物。勿使用易引起血小板减少的药物，如阿司匹林、双嘧达莫、吲哚美辛、保泰松、右旋糖酐等。

病例 26 血栓性血小板减少性紫癜患者的护理

患者女性，35 岁，因头晕、乏力伴发热一周，于一天前出现腹部及双下肢皮肤淤点，门诊查血常规示：Hb 62g/L，PLT 20×10^9/L，拟诊为“血小板减少待查”收住入院。患者既往身体健康，无特殊服药、理化物质接触史。

一、诊疗过程中的临床护理

（一）入院时

1．诊疗情况　入院后查体：T 37.5℃、P 90 次 / 分、R 22 次 / 分、BP 120/80mmHg，神志清楚，精神萎靡，面色苍白，巩膜黄染，偶有头痛，咽充血（++），双侧扁桃体不大，心肺听诊无异常，腹部及双下肢皮肤可见散在淤点，浅表淋巴结不大，肝脏肋下未触及，脾脏肋下 4cm。血常规示：WBC 8.7×10^9/L，N 0.76，L 0.24，RBC 2.89×10^{12}/L，Hb 62g/L，PLT 10×10^9/L[1]。网织红细胞升高，外周血涂片见较多破碎红细胞（占 35%），呈盔形、半月形。肝功能：总胆红素 39.5μmol/L，直接胆红素 10.4μmol/L，乳酸脱氢酶（LDH）692IU/L，肾功能：尿素 8.65mmol/L，肌酐 102μmol/L。Coombs 实验阴性。尿常规：尿蛋白（++），RBC 22 个 /Hp，尿隐血（++）[2]。骨髓检查示：红系增生，巨核细胞数增多，伴成熟障碍。拟诊为“血栓性血小板减少性紫癜（TTP）”。

思维提示

（1）由于微血管内血栓形成过程中消耗了大量血小板引起皮肤、黏膜和内脏广泛出血，严重者有颅内出血危险，红细胞受机械性损伤而破碎引起的微血管病性溶血，出现不同程度的贫血、黄疸或伴脾大。因此应该密切观察有无出血先兆及患者的生命体征。在患者贫血严重并有明显症状时，要绝对卧床，加强防护，预防跌倒。

（2）TTP 有肾脏病变者占 88%，这是由于肾小球的毛细血管及小动脉内有玻璃样物质阻塞，并有增生性病变所引起的。肾血管广泛受累导致肾损害，表现为蛋白尿、镜下血尿和管型尿，重者可发生氮质血症和急性肾衰竭。需密切观察患者尿色尿量情况，及时发现异常并处理。

2. 护理评估 患者有出血、贫血、肝肾功能损害的表现。

3. 护理思维与实施方案

PLT 10×10^9/L，腹部及双下肢皮肤可见散在淤点，偶有头痛
↓
有颅内出血的危险

(1)护理目标：颅内出血症状得到及时发现和处理
(2)护理措施
- 准确评估出血的程度、部位和量，关注血凝常规、DIC、血小板等实验室指标结果
- 绝对卧床休息，取舒适体位，勿擤或挖鼻，保持大便通畅，避免过度用力排便引发颅内出血危险
- 床旁设防跌标识，加防护栏，嘱行动轻缓，避免碰撞，限制活动，预防跌倒
- 饮食细软温凉，无骨刺，易烂无刺激性
- 保持情绪平稳，避免波动
- 遵医嘱使用止血药，必要时予输血处理

面色苍白，精神萎靡，Hb: 62g/L
↓
活动无耐力

(1)护理目标：住院期间病人能认识到合理休息与活动的重要性，能在协助下逐渐自理生活
(2)护理措施
- 观察贫血的程度、发生发展的速度及本病病情的变化等，与病人一起制定休息与活动计划，逐步提高病人的活动耐力水平
- 活动耐力极度缺乏时，予绝对卧床休息、协助各项日常生活，满足个体需求，预防跌倒
- 改善缺氧状态：贫血严重时因予氧气吸入，遵医嘱予成分输血，观察输血过程中反应及记录、对症处理
- 饮食指导：指导患者进食营养丰富，易消化清淡饮食

（二）住院过程中

1. 诊疗情况 患者入院第三天病情加重，T 38.7℃[3]，P 112 次 / 分、R 24 次 / 分、BP 130/82mmHg。贫血貌，表情淡漠，神志恍惚，尚能正确回答问题，时有间断性抽搐[4]，全身皮肤散在淤点、淤斑，四肢无瘫痪，双下肢病理反射(−)。复查血常规示：WBC 5.2×10^9/L，Hb 56g/L，PLT 3×10^9/L，LDH 930IU/L，予甲强龙治疗，并予血浆置换[5]，血浆置换过程中有低钙表现，予对症处理后好转。

思维提示

(3) TTP的病因不明，可能与细菌、病毒感染等因素有关，发热可见于不同病期。要加强基础护理及生命体征的密切观察，做好发热护理。

(4) TTP的病理特征性改变为毛细血管和小动脉内有广泛的透明血栓，内皮细胞增生和管腔闭塞，引起局灶性坏死和出血，可累及所有脏器，神经精神症状的特点为变化不定，初期多为一过性，但可反复发作。有不同程度的意识紊乱、眩晕、惊厥、言语不清，部分可出现脑神经麻痹、轻瘫或偏瘫，常于数小时内恢复。要加强观察，及时发现异常情况，紧急处理，保障患者安全。

(5) 血浆置换可使TTP存活率达85%～90%，为TTP的首选治疗方法，在治疗中应严密观察生命体征变化和有无低血钙症状，在血浆置换术中需要输入大量的冰冻血浆，要随时注意观察有无过敏反应及低血钙症状。患者烦躁时设专人看护，安置床挡、防止摔伤，以保证患者安全及治疗的顺利进行。

2. 护理评估　患者出现了发热，神经精神症状等危及生命的症状体征。

3. 护理思维与实施方案

T 38.7℃，P 112次/分，R 24次/分
↓
发热

(1) 护理目标：监测体温变化，发热能得到及时处理

(2) 护理措施

- 评估发热原因、热型及伴随症状，监测生命体征变化
- 病室每日用紫外线照射消毒，限制探视人员，实行保护性隔离治疗
- 降温：采用物理降温，必要时遵医嘱给予药物降温
- 根据医嘱合理使用抗生素，及时补充营养和水分，防止脱水
- 维持适宜的温度、湿度，保持皮肤、口腔清洁，促进患者舒适
- 遵医嘱抗感染治疗

表情淡漠，神志恍惚，尚能正确回答问题，时有抽搐
↓
精神神经症状

(1) 护理目标：患者在住院期无人为损伤或意外发生
(2) 护理措施：
- 密切观察生命体征及神志变化，发现异常及时汇报医生并协助抢救
- 绝对卧床休息，床上活动时动作轻、缓，避免头部撞击和剧烈晃动
- 保持呼吸道通畅，患者抽搐时防止舌咬伤，严防意外
- 床旁加床栏保护，备好吸引器、压舌板、开口器等急救用品
- 病室环境安全安静、光线柔和、避免声光刺激

输入异体血制品
↓
过敏性休克的危险

(1) 护理目标：及时发现过敏先兆并积极处理，维持有效循环呼吸功能
(2) 护理措施
- 正确评估患者，了解患者过敏史
- 预防性使用抗组胺药或激素类药物，预防过敏反应
- 严格执行输血查对制度，杜绝差错
- 床旁备好抢救仪器及药物
- 密切观察病情，倾听病人主诉，及时发现荨麻疹、皮肤瘙痒、吞咽梗阻等过敏症状并积极处理
- 监测体温、脉搏、呼吸、血压、尿量、皮肤温湿度，及时发现休克先兆积极处理

枸橼酸钠是血浆置换中最常用的抗凝剂，如果大量输入体内有可能发生枸橼酸盐中毒
↓
低血钙

(1) 护理目标：密切观察病情，及时发现低血钙先兆并积极处理
(2) 护理措施
- 血浆置换前病人可先预防性口服钙剂、钙糖
- 监测生命体征，注意血压、脉搏、呼吸，倾听病人主诉，监测血钙浓度变化
- 如发现低血钙先兆，应立即减慢全血速度比，通知医生并遵医嘱予缓慢静注葡萄糖酸钙
- 穿着柔软、宽松、棉质衣裤，床单平整、清洁、无碎屑，肢体保暖，适当按摩肢体

（三）出院前

1. 诊疗情况 经过积极的治疗和护理，患者病情逐渐稳定，精神神经症状消失，神志清楚，体温正常，血小板逐渐上升并恢复正常，网织红细胞、乳酸脱氢酶逐渐下降并恢复正常，贫血改善，血色素恢复正常，好转出院[6]。

思维提示

（6）患者虽经血浆置换及甲强龙治疗后已经好转，但极有可能复发，因此需定期门诊随访。

2. 护理评估 出院前加强患者出院时的护理宣教。

3. 护理思维与实施方案

疾病自我管理知识缺乏

（1）护理目标：患者能复述出院后注意事项，对疾病自我管理能力得到提升

（2）护理措施

- 予详尽的出院宣教，告知病人出院后活动、饮食、心理、服药等注意事项，加强自我防护
- 告知患者本病的相关病因，如感染、药物、妊娠、肿瘤等，教会患者自我观察疾病症状，帮助患者提高疾病防护能力
- 帮助联系复诊，嘱患者若有不适及时就医

二、护 理 评 价

患者从发病到救治成功，针对患者存在的出血、贫血、发热、精神神经症状及血浆置管治疗过程中的不良反应，护理上予加强病情观察，落实基础护理，保障患者安全，最终使患者安全度过了各期，好转出院。

三、安 全 提 示

血栓性血小板减少性紫癜（TTP）是一种少见的血栓性微血管病，以血小板凝集所致的弥散性血栓堵塞微循环的小动脉和毛细血管为主要特征弥散性血栓堵塞微循环的小动脉和毛细血管为主要特征，以溶血性贫血和血小板减少性出血为临床特征，并伴有神经精神症状、不同程度的肾损伤和发热的一类血栓性微血管病。TTP 神经精神症状是变化不定的，初期多为一过性，但可反复发作，患者均有不同程度的意识障碍和紊乱、头痛、眩晕、惊厥、言语不清、知觉障碍、精神错乱、嗜睡甚至昏迷，部分可出现脑神经麻痹、轻瘫或

偏瘫，但常于数小时内恢复。要密切观察患者的病情变化，加强安全防范意识和措施。

四、经验分享

溶血尿综合征（HUS）与TTP的区别　溶血尿综合征（HUS）其诱因及发病机制与TTP大致相同，因其微血管病变溶血及毛细血管损害主要局限在肾脏，故可看作TTP的局限型，多见于婴幼儿，临床表现与TTP相似，有发热、血小板减少、微血管病性溶血性贫血、高血压及急性肾衰竭、神经系统症状和体征少见或缺如，尚无特效治疗方法。注意临床观察和区分。

病例 27 过敏性紫癜患者的护理

患儿男性，8岁。因“四肢皮疹伴阵发性腹痛二天”就诊。患者两周前曾有上呼吸道感染史。前日无明显诱因出现四肢红色小丘疹，进行性增多，皮疹略突起于皮肤表面，压之不褪色[1]，另有阵发性腹部绞痛，以脐周及下腹部为甚[2]，无发热，无恶心呕吐和腹泻。急诊拟“腹痛待查”收住入院。

一、诊疗过程中的临床护理

（一）入院时

1. 诊疗情况　入院后查体：T 37.2℃、P 90次/分、R 20次/分、BP 100/65mmHg，神志清，情绪紧张，四肢广泛出血性皮疹，略突起于皮面，新旧不一，部分融合，基本对称分布，压之不褪色。心肺查体正常。腹部软，肝脾肋下未及，全腹无包块，无确切压痛点，肠鸣音活跃。关节无红肿，活动不受限。病理征未引出。血常规示 WBC 9.4×10^9/L、N 57%、L 37%、M 6%、Hb 130g/L、PLT 239×10^9/L。尿常规蛋白（+），RBC 15～19个/HP。肝肾功能正常。血凝常规指标无异常。诊断“过敏性紫癜，混合型”[3]。

思维提示

（1）过敏性紫癜主要见于儿童及青年，春秋季节好发，起病前1～3周常有上呼吸道感染史，首起症状以皮肤紫癜最常见，多在前驱症状2～3天后分批反复出现，常对称性分布，以下肢伸侧及臀部多见。由于血管本身发生病变，如血管壁受损伤或血管壁的渗透性、脆性增高，引起血管中红细胞外漏，形成紫癜。偶有痒感，严重紫癜可融合成大疱伴中心出血性坏死。护理上要保护好皮疹部位皮肤、黏膜的完整性，预防皮肤破损。

（2）约50%的过敏性紫癜病例有腹痛，常发生在出疹1～7天，位于脐周或下腹部，呈阵发性绞痛，症状和体征可有分离现象，严重者可伴有呕吐及消化道出血，由于肠蠕动紊乱可诱发肠套叠、肠梗阻或肠穿孔。此时需严密监测生命体征的变化及腹痛的性质、有无伴随症状。

（3）过敏性紫癜又称出血性毛细血管中毒症状，或 Schonlein-Henoch 紫癜，是一种常见的毛细血管变态反应引起的出血性疾病，临床特点除紫癜外，常有皮疹及血管神经性水肿、关节炎、腹痛及肾炎的症状，多见于儿童和青少年。根据临床表现分为皮肤型（单纯紫癜型），腹性（Schonlein 型），关节型（Henoch 型）。若有两种以上并存时称为混合型。

2. 护理评估　患儿有四肢广泛出血性皮疹、阵发性腹痛，情绪改变等表现。

3. 护理思维与实施方案

四肢出血性皮疹，压之不褪色，新旧不一，部分融合，高出皮面，对称分布，不伴痒感
↓
有皮肤完整性受损的可能

（1）护理目标：住院期间保持皮肤完整，无人为损伤发生

（2）护理措施：

- 观察皮疹的形态、颜色、数量、分布和有无反复出现等，每日详细记录皮疹变化
- 保持床铺清洁、平整、干燥，进行各种操作时动作轻柔防擦伤。保持患儿皮肤清洁，剪短指甲，防小儿抓伤。如有破溃及时处理，防止出血和感染
- 患儿衣着宽松、柔软，保持清洁、透气性好。避免穿长毛绒或尼绒、化纤的衣服，避免接触可能的各种致敏原，如出现瘙痒，明显时可使用少量止痒剂

阵发性腹部绞痛，以脐周及下腹部为主
↓
舒适的改变

（1）护理目标：患儿腹痛缓解，舒适度增加

（2）护理措施：

- 观察腹痛的性质、部位及伴随症状，观察患儿是否有呕吐、腹泻等，如发现有便血应及时留取标本送检，汇报医生，配合处理
- 遵医嘱使用解痉止痛止血药物，密切观察药物疗效及不良反应
- 饮食细软、清淡、易消化，病情严重者应禁食，病情好转后再逐步过度至流食、半流食到普食

患儿年纪较小，初次发病
↓
焦虑、紧张

(1) 护理目标：消除患儿的紧张情绪，提高依从性

(2) 护理措施：

- 积极做好患儿及家属的心理护理，医护人员要耐心向患儿及家属讲解有关过敏性紫癜的有关知识及注意事项并解释其可治愈性，解除其思想顾虑，鼓励患儿尽量保持乐观情绪，树立治疗的信心，以利于疾病早日康复
- 可与患儿进行轻松愉快的谈话，让其阅读儿童书籍，收听、收看广播、电视等，消除其寂寞感
- 应建立良好的护患关系，增加信任度，使患儿能更好的配合治疗和护理

（二）住院过程中

1. 诊疗情况　入院第三天患者出现肉眼血尿，尿常规提示 RBC 满视野，蛋白(+++)，并伴血压升高，140/90mmHg，血清检查 IgA 及 IgM 升高、IgG、C3 及 CH50 正常范围。查体下肢轻度凹陷性水肿[4]。肾功能正常范围。腹部 B 超双侧肾脏回声增强，体积轻度肿大。予抗过敏药物、肾上腺皮质激素及免疫抑制剂联合治疗[5]，并给予降压等对症处理。

思维提示

(4) 肾脏病变一般于紫癜出现后 1～8 周内发生，可持续数月或数年，主要表现为血尿、蛋白尿、水肿、高血压，个别严重病例死于尿毒症，根据临床进度，紫癜性肾炎可分为迁移性肾炎、肾病综合征、慢性肾小球肾炎、急进型肾炎四型。因此需要每日观察尿色、尿量、尿常规结果、肾功能，是否有伴随症状如高血压、低蛋白血症、水肿等表现。

(5) 肾上腺皮质激素能抑制抗原抗体反应，具有抗过敏及改善血管通透性作用。故对减少出血和减轻症状有效，对皮肤型，腹型和关节型疗效较好，但对肾型无效，不能改变肾型患者的预后，故对合并肾脏损害的患者，可使用免疫抑制剂进行治疗。长期使用激素和免疫抑制剂可诱发感染。护理人员应密切观察，加强保护隔离，早期预防感染发生。

2. 护理评估　患者出现紫癜性肾炎的表现。

3. 护理思维与实施方案

尿常规：RBC满视野，尿蛋白（+++），BP 140/90mmHg血清检查IgA及IgM升高
↓
紫癜性肾炎

（1）护理目标：患者的肾功能情况能得到及时监测
（2）护理措施：
- 早期应卧床休息，根据恢复情况逐渐增加活动量
- 予低盐饮食
- 每天测体重、检查尿常规、肾功能的动态变化，观察小便的色、质、量，及时发现加重趋势并处理
- 监测血压，按医嘱予利尿及降压药治疗，观察用药效果
- 遵医嘱给予激素治疗，并观察用药后的反应，告知家属激素的副反应，如满月脸、向心性肥胖、感染等

使用肾上腺皮质激素，免疫抑制剂
↓
潜在感染

（1）护理目标：患者住院期间无医源性感染和交叉感染发生
（2）护理措施
- 严格执行保护性消毒隔离制度，每日紫外线消毒病室二次，空气消毒机消毒一次，保持病室温湿度适宜
- 严格执行无菌操作技术，防止医源性感染
- 协助患者做好口腔，肛周、皮肤、会阴等部位基础护理，保持局部清洁干燥无破损
- 饮食清洁卫生，防止胃肠道感染
- 密切监测患者的生命体征，发现感染等异常及时汇报处理
- 出现感染，遵医嘱予抗感染治疗，并观察药物疗效

（三）出院前

1. 诊疗情况　经过半个月的治疗与护理，患儿病情逐渐好转，上述症状及体征基本消失，各项指标接近正常，于住院20日后带药出院门诊随访[6]。

思维提示

（6）本病多呈自限性，一般6周内可自愈，多数预后良好，但也易复发，感染、药物、食物等通常都是致病因素，因此需详细向家长介绍日常生活中的注意事项，避免再次接触过敏原，减少疾病复发的机会。

2. 护理评估　出院前患儿各项指标正常，上述症状消失，需向家属强化出院后的饮食方面的注意事项及日常防护。

3. 护理思维与实施方案

出院后自护知识缺乏

(1)护理目标：患儿及家属在出院前能掌握健康宣教的内容，并积极配合

(2)护理措施：

- 出院前对患儿及其家属进行健康知识的指导，告知远离引起本病的各种过敏原
- 合理饮食，忌食可引起过敏的食物
- 冷暖适宜，预防感冒。生活有规律，劳逸结合
- 遵医嘱坚持正确用药，定期复查，不得擅自停药或减少药量，以免病情反复
- 建立联系档案，咨询电话及方法，嘱其定期随访，如有异常，及时就诊

二、护理评价

患儿过敏性紫癜混合型从发病到疾病缓解，给予了积极、有效的治疗和护理，针对患儿的皮肤问题，腹痛症状，肾脏损害及心理问题，给予了针对性的处理。护理上制定了完善的护理计划，并通过护理措施的实施使患儿的问题得到了解决，使患儿最终痊愈出院。

三、安全提示

过敏性紫癜临床表现除本病已述的皮肤，腹部，肾脏病变外，还可以表现为①关节症状：多见于膝、踝等大关节，呈游走性，可有轻微疼痛或明显的红、肿、痛及活动障碍，反复发作，但不遗留关节畸形，易误诊为风湿性关节炎；②神经症状：当病变累及脑和脑膜血管时，可出现各种神经系统症状，如头痛、头晕、呕吐、目眩、神智恍惚、烦躁、谵妄、癫痫、偏瘫、意识模糊、昏迷等，但例数极少；③其他症状：病变累及呼吸道时可出现咳血、胸膜炎症状，临床少见。护理人员要注意加强观察和区分。

四、经验分享

过敏性紫癜的发生因素　生活中导致过敏性紫癜过敏原较多，往往很难确定，与本病发生相关的因素有：

（1）感染：细菌和病毒感染占发病的24%。其中细菌以溶血性链球菌多见，可有急性扁桃体炎和上呼吸道感染；寄生虫感染约占23%，其中以蛔虫感染居多。

（2）药物：约占3.6%，如青霉素、链霉素、磺胺类、异烟肼、水杨酸钠、奎宁等。

（3）食物：鱼、虾、蟹、蛋、牛奶、鸡、野味以及生猛海鲜等异性蛋白质。

（4）其他：如寒冷、外伤、花粉吸入、疫苗注射、更年期甚至精神因素都能诱发本病。

以上各种因素引起的自身免疫反应，形成免疫复合物损害小血管，发生广泛的毛细血管和小动脉炎，甚至坏死性小动脉炎。血管壁通透性和脆性增高，血管周围浸润及血浆血样渗出。主要累及皮肤、肾、浆膜、滑膜等，导致皮下组织、黏膜及内脏器官出血。电镜及免疫荧光检查证实肾小球血管系膜有免疫复合物沉着，肾脏可呈弥漫性或局灶性肾小球肾炎改变。

病例 28 血栓性疾病（易栓症）患者的护理

患者女性，49岁。因“确诊阵发性睡眠性血红蛋白尿八年，左下肢进行性肿胀疼痛2天”收住入院。

一、诊疗过程中的临床护理

（一）入院时

1. 诊疗情况 入院后查体：T 38.0℃[1]、P 100次/分、R 21次/分、BP 100/60mmHg。神志清楚，贫血貌，皮肤黏膜无新鲜出血点，血象示：WBC 9.1×10^9/L，Hb 62g/L[2]，PLT 156×10^9/L。浅表淋巴结未触及肿大；巩膜轻度黄染；颈无抵抗，甲状腺无肿大，气管居中；肺部未闻及干湿啰音；心前区无隆起，各瓣膜听诊区未闻及器质性杂音；腹软，无压痛、反跳痛及肌紧张，未触及包块，肝脾肋下未触及；左下肢非凹陷性肿胀，以小腿为著，皮肤无发绀，无静脉扩张，未见淤点淤斑，皮温稍升高，周径较右侧增粗3cm，腓肠肌无明显压痛，Homans征（±），足背动脉搏动良好。血凝常规提示：PT 9.1s，APTT 29.8s，D-二聚体4.4mg/L（明显升高）[3]。双下肢彩色多普勒超声证实：左侧腘静脉血栓形成。诊断为“急性左下肢深静脉血栓形成（DVT）”[4]。

思维提示

（1）发热：患者入院时就有中等度发热。血栓形成继发的全身反应是发热最常见的原因，但混合感染的因素不能完全除外。因此需密切观察患者的生命体征。

（2）贫血：患者既往PNH诊断明确，长期存在溶血性贫血。在患者贫血严重并有明显症状时，要绝对卧床，加强防护，预防跌倒。

（3）D-二聚体水平升高：D-二聚体是交联纤维蛋白在纤溶系统作用下产生的可溶性降解产物，血栓栓塞时因血栓纤维蛋白溶解使其血浓度升高，是静脉血栓栓塞的敏感指标，并可作为溶栓治疗有效的观察指标。研究认为D-二聚体持续升高是独立的静脉血栓栓塞的危险因素，因此需密切观察患者D-二聚体水平的变化。

(4) 阵发性睡眠性血红蛋白尿(PNH)是易导致获得性易栓症的易栓疾病之一,下肢深静脉血栓形成,要注意肢体制动,密切观察患者的临床表现,采取防护措施防治血栓脱落。

2. 护理评估 患者有左下肢胀痛不适,D- 二聚体水平异常、贫血及发热。

3. 护理思维与实施方案

左下肢体进行性肿胀疼痛
↓
舒适度的改变

(1) 护理目标:患者疼痛能得到及时有效的处理,舒适度增加

(2) 护理措施:

- 评估患者肢体肿胀程度,每日测量两侧下肢周径
- 患肢制动抬高,高于心脏水平 20～30cm,膝关节下垫一软枕,保持肢体功能位
- 疼痛明显时遵医嘱使用镇痛剂
- 心理安慰,嘱其放松情绪,适当听音乐及看电视

体温 38℃
↓
发热

(1) 护理目标:监测体温变化,发热得到及时控制

(2) 护理措施:

- 评估发热原因、热型及伴随症状,监测血压等生命体征变化,及时发现可能的感染性休克
- 降温:采用物理降温,必要时遵医嘱给予药物降温
- 补液抗感染,输血支持,补充营养和水分,防止脱水
- 饮食应清淡易消化
- 维持适宜的温度、湿度,保持皮肤、口腔清洁,促进患者舒适

(二) 住院过程中

1. 诊疗情况 患者入院后予补液抗感染后,体温逐渐控制。左下肢肿胀较入院时加剧[5],皮温升高,周径较右侧增粗 3.5cm,左小腿皮温升高,足背动脉搏动存在。行下肢 DSA 提示:腘静脉栓塞[6]。后给予低分子量肝素皮下注射抗凝治疗[7],患肢制动。患者在治疗过程中情绪紧张,担心预后,卧姿僵硬,不敢挪动躯体[8],经过沟通后好转。

思维提示

(5) 压疮：局部组织长时间受压，血液循环障碍可导致局部组织缺血缺氧坏死。容易发生压疮的人群有：水肿患者、年老体弱、营养不良者及合并糖尿病等，患者左下肢肿胀，需制动，且存在长期贫血，故要加强皮肤护理，预防压疮的发生。

(6) 深静脉血栓的主要近期并发症为肺血栓栓塞(PTE)，PTE 的症状和体征主要取决于栓塞的部位、范围、发生和发展的速度以及以往心肺功能状态。常见症状包括：突发呼吸困难、胸痛或胸闷、发绀、发热、咳嗽、咯血、晕厥，是致死的主要原因。护理上要加强病情观察，监测生命体征，积极对症处理。

(7) 低分子肝素钠，是指分子量低于 12 000 的肝素，其特点有：通过 AT-Ⅲ抑制Xa 的作用较强，所以临床出血倾向较小；皮下注射吸收完全，生物利用度高，半衰期较长，抗血栓能力强；与 PF4 的亲和力低而不发生中和反应。用药期间应注意患者凝血功能，观察有无出血征兆。

(8) 心理问题：下肢深静脉血栓形成轻者可引起患肢肿胀疼痛等，血栓脱落可引起肺血栓栓塞，危及生命。患者会感到生命受到威胁，心情紧张，因此心理支持非常重要，包括医护人员、家庭、社会等。

2. 护理评估　患者有肺栓塞的危险，压疮可能，心理问题。

3. 护理思维与实施方案

深静脉血栓
↓
有肺栓塞的可能

(1)护理目标：无深静脉血栓脱落导致的肺栓塞的发生

(2)护理措施：
- 绝对卧床休息，患者制动抬高，禁止按摩患肢，禁止局部热敷
- 每小时观察患肢的足背动脉搏动情况
- 嘱患者切勿用力屏气，剧烈咳嗽等，以防血栓脱落
- 请介入科会诊协助处理，遵医嘱进行溶栓治疗，密切观察用药效果
- 严密观察患者有无突然出现呼吸困难、咯血，胸痛等肺栓塞症状，一旦出现立即抢救

长期卧床，活动受限
↓
有压疮的危险

(1)护理目标：患者住院期间无压疮发生

(2)护理措施：

- 每周给予压疮评分，评估压疮发生的危险指数
- 避免局部组织长期受压，每2h翻身一次，翻身时应抬起病人，注意避免拖、拉、推等动作，病人身体空隙处垫软枕、海绵垫，降低骨突出处所受的压力；必要时予气垫床
- 避免局部理化因素的刺激，保持皮肤清洁干燥，避免潮湿、摩擦、尿便等刺激，床单平整无碎屑
- 观察局部皮肤颜色改变，注意皮肤温度、湿度和皮肤弹性
- 给予高蛋白，丰富维生素易消化饮食

患者情绪紧张，担心预后，卧姿僵硬，不敢挪动躯体
↓
心理紧张

(1)护理目标：做好心理支持，保持良好心态，正视病情，积极配合治疗

(2)护理措施：

- 与患者耐心交流鼓励其说出内心想法
- 向患者讲解下肢深静脉血栓的形成及转归，并介绍同种疾病预后良好的病例，以减轻其内心顾虑
- 安慰开导患者，与其建立良好的护患关系，创造积极向上的良性病房氛围，帮助患者正视现状，树立信心
- 协助患者更换体位，消除恐惧感
- 启动家庭、社会支持系统，共同面对疾病

（三）出院前

1. 诊疗情况　经过积极的治疗和护理，患者病情逐渐稳定，肢体肿胀疼痛缓解，皮温逐步恢复正常。双下肢彩色多普勒超声证实：血栓机化，血流部分再通。D-二聚体较入院时显著回落。予出院继续药物治疗，定期随访[9]。

思维提示

(9)深静脉血栓的远期并发症主要为栓塞后综合征，即静脉瓣损伤使得深静脉功能不全，引起浅静脉高压，导致患肢不适、持续水肿、静脉曲张、皮炎、皮肤色素沉着、溃疡等。近端深静脉血栓即使抗凝治疗，发病2年后栓塞后综合征的发生率仍为20%左右，5年后可达60%～70%。如果持续出现上述腿部症状和体征时，除了栓塞后综合征外，还要考虑是否有复发性深静脉血栓的可能。

2. 护理评估　出院后对疾病的自我管理能力不足。

3. 护理思维与实施方案

提高患者疾病自我管理能力

(1)护理目标：患者能复述出院宣教知识，疾病自我管理能力得到提高

(2)护理措施：

- 出院前，给予详尽的健康宣教，包括肢体活动、个人卫生、饮食卫生、心理状态、服药方法、复查途径等
- 患者血栓再通后应尽早做床上主动、被动训练，循序渐进，提高自理能力
- 定期复查血凝常规，注意观察肢体有无水肿、溃疡、静脉曲张等表现，发现异常，及时就医

二、护 理 评 价

在入院初期，针对患者的状况，护理上给予了积极有效的抗凝、测量肢体周径、监测化验指标，准确用药，个人卫生处置等。在整个治疗过程中，严密的进行了病情的观察，发热护理，心理支持及健康宣教，特别是在处理一些威胁生命的潜在并发症时，如肺栓塞、压疮等，给予了积极有效的预防措施，有效避免了相关并发症的发生，保障了患者的生命安全，为患者的恢复奠定了基础。进入疾病稳定期开始，对患者出院后的自护意识和自护能力进行了培养和锻炼，有效的提升了患者对自身疾病的自我管理能力，为疾病康复奠定了基础。

三、安 全 提 示

急性PET的症状和体征多样，缺乏特异性，易与其他心肺疾病相混淆。

常见症状包括呼吸困难（69%～84%）、胸痛或胸闷（39%～88%）、发绀（19%～43%）、发热（25%～43%）、咳嗽（约50%）、咯血（30%～40%）、焦虑（12%～59%）、晕厥（13%～19%）。体格检查时血压下降者约占10%，肺部常可闻及细湿啰音和哮鸣音，可有胸腔积液或闻及胸膜摩擦音。若肺组织坏死破溃可形成气胸。

急性大块肺梗死时大多突然出现胸痛、呼吸困难，半极度恐惧和濒死感。重者可出现面色苍白、大汗淋漓、四肢厥冷、血压下降等休克表现或出现晕厥。若血栓范围过大（肺动脉血流阻塞>50%），可因反射性心脏骤停而猝死。

发生肺梗死时往往出现发热、胸膜性胸痛、气短、咯血，伴胸膜摩擦音。部分患者可出现不同程度的胸腔积液。

四、经验分享

1. 获得性血栓的危险因素

（1）年龄：是最大的获得性危险因素，老年人静脉血栓形成的危险性比儿童高近千倍。可能原因包括老年人活动减少、肌张力减低、慢性病增多、静脉受损、后天性凝血因子活性增高等。

（2）手术和创伤：手术相关的静脉血栓发生率可达50%。严重创伤，尤其是头部创伤、脊髓损伤、骨盆骨折、下肢骨折，静脉血栓形成的危险性高达50%～60%。主要原因是组织因子的释放、血管内皮损伤及术后制动等。

（3）长时间制动：在瘫痪、久病和术后卧床、管形石膏、长距离乘车旅行等情况下，由于通过肢体肌肉活动以促进静脉回流的功能受到影响，导致血流淤滞，易发生静脉血栓。

（4）恶性肿瘤：肿瘤相关的血栓形成和血栓性静脉炎称为Trousseau综合征。恶性肿瘤患者中静脉血栓形成的发生率高达3%～18%。一般认为，在各种恶性肿瘤中，以腺癌更易引发血栓。引起静脉血栓的机制有肿瘤组织释放凝血活酶样物质、肿瘤机械性阻塞静脉、患病后活动减少、手术、放化疗等。

（5）口服避孕药、激素替代疗法和孕产妇：口服避孕药，静脉血栓形成的危险性增加4～8倍。激素替代疗法破坏了正常的止血平衡，从而导致血栓形成。妊娠期下肢静脉回流障碍、多样凝血因子活动性增高、活动减少等是易栓倾向的原因。

（6）抗磷脂抗体综合征：是较常见的获得性易栓症。抗磷脂抗体（APA）可能是通过增强血小板功能和凝血活性、抑制抗凝功能和血管内皮功能而诱发血栓形成。习惯性流产、胎死宫内、早产和胎儿发育迟缓也是APA相关的常见并发症。引起流产和死胎的机制之一是胎盘血管的血栓形成和胎盘梗死。

（7）肾病综合征（NS）：NS患者血液存在高凝状态已成共识，膜性肾病和微小病变是肾病综合征并发高凝状态最常见的病理类型。高凝状态与多种因素导致的凝血、抗凝和纤溶功能失衡有关。

（8）高凝血因子水平：凝血因子活性的正常水平范围较大，一般在50%～150%。高凝血因子水平可使静脉血栓的危险性增加2～3倍，原因不详，可能为遗传性和获得性因素综合所致。

（9）高同型半胱氨酸血症：大多是获得性因素如叶酸或维生素B6摄入不足所致。

（10）D-二聚体水平升高：最近认为血D-二聚体持续升高是独立的静脉血栓栓塞危险因素。

2．介入治疗的护理　如患者同时存在出血风险等抗凝治疗禁忌证时，可考虑采用介入治疗。

介入术前护理

1．做好各项常规检查，包括心、肺、肝、肾，凝血功能、血管造影、彩超检查情况等。

2．患者应卧床休息，抬高患肢，并高于心脏水平20～30cm，同时膝关节呈微曲位，膝下垫一枕。卧床期间嘱患者踝部及足趾活动，每2小时帮助变换体位1次。早期禁止按摩患肢，防止血栓脱落导致肺栓塞。

介入术后护理

1．静脉滤器植入术后患者于股动脉内留置溶栓导管1根用于输注溶栓抗凝药物，期间要求患者绝对卧床，局部髋关节伸直防止导管折曲断裂，协助患者翻身时注意导管鞘与连接管随身体同步移动，避免导管脱出或切割穿刺动脉引起出血，于术后2h采血复查血常规和凝血功能。

2．观察患肢情况　每30～60分钟观察患肢的皮温，皮肤颜色，足背动脉搏动情况，患肢的肿胀程度变换等，患肢制动24小时，注意患肢的保暖，但禁止热敷。

3．观察术肢情况　腔静脉滤器植入术多在健侧股静脉处插管，由于对健侧股静脉的创伤有可能会引起健侧肢体的静脉血栓，因此也应注意穿刺处伤口有无渗血，瘀斑，血肿形成等。穿刺处予加压止血6小时。

4．做好患者日常生活护理　注意皮肤黏膜有无破损、出血点，协助其完成各项生活护理。

5．生命体征的观察。

病例 29 自体造血干细胞移植患者的护理

患者男性，37 岁，因确诊为非霍奇金淋巴瘤 11 个月，预行自体外周血干细胞移植入院。

一、诊疗过程中的临床护理

（一）入院时

1．诊疗情况　入院后查体：T：37.2℃，P：78 次 / 分 R：24 次 / 分 BP：124/76mmHg，神志清，精神佳[1]，颜面、颈部皮肤色素沉着。全身皮肤黏膜未见淤点、淤斑，右侧颈部可见一长约 2cm 淋巴结活检手术疤痕[2]，无红肿、渗液。口腔黏膜完整，咽不红。胸骨无压痛，肺部听诊呼吸音清，未及啰音，心律齐，未及杂音。腹平软，肝脾肋下未及，双下肢不肿。小便正常，大便两天一次，质偏干。既往有肛裂史，无便后肛周疼痛出血，肛周未见肿物脱出[3]。无药物治疗过敏史及不良反应，家庭关系和睦，经济富裕。患者发病至今已行 4 个疗程的 R-CHOP（美罗华、环磷酰胺、阿霉素、长春新碱、泼尼松）方案化疗，达完全缓解。一月前行自体干细胞动员（动员方案：环磷酰胺、足叶乙苷联合粒细胞集落刺激因子）、采集术，采集单个核细胞（MNC）8.99×10^8/kg，$CD34^+$ 细胞 7.68×10^6/kg，采集物于液氮内冷冻保存。半月前行全身体检，排除体表及重大脏器感染灶的存在。

思维提示

（1）患者已完成干细胞动员、采集术，移植前体检，对移植既期待又担心，会主动询问、打听有关移植的相关信息。应密切关注患者情绪变化，做好入仓宣教工作，舒缓其情绪。

（2）患者入仓前颈部需留置深静脉导管，其右侧颈部可见一长约 2cm 淋巴结活检手术疤痕，担心影响置管。应告知置管部位、流程及术后注意事项，指导置管后颈部正确活动方法。

（3）患者既往有肛裂史，大便质偏干，护士应告知保持大便通畅的重要性，防止便秘，预防肛裂。

2. 护理评估 患者情绪波动，担心移植失败，主动与护士交流，病房里随意走动，不戴口罩。既往有肛裂史，大便质偏干。

3. 护理思维与实施方案

患者即将入住无菌层流病房，害怕自体造血干细胞移植手术失败
↓
焦虑

(1) 护理目标：患者了解自体移植的各项步骤，焦虑情绪缓解，对治疗信心增强

(2) 护理措施

- 指导患者及家属准备入仓所需物品，讲解无菌层流病房环境及相应消毒隔离要求
- 主动与患者和家属进行交谈，了解患者及家属的心理顾虑，帮助解决困难，鼓励患者克服焦虑情绪配合移植
- 讲述移植的过程及相关注意事项，使其详细了解移植的每一个环节，能积极与医护人员配合
- 耐心仔细解答患者所提出的问题，缓解其紧张情绪
- 向患者讲解自体造血干细胞移植成功的例子，增强信心

其右侧颈部有一长约2cm手术瘢痕，怕影响置管
↓
置管知识缺乏

(1) 护理目标：患者了解置管的目的、部位、流程，配合操作

(2) 护理措施：

- 告知置管的目的、重要性
- 详细讲解置管部位、流程及术中配合事项
- 告知置管后摄片定位的意义，护送其至影像楼摄片
- 指导其置管后正确活动头颈方法，勿牵拉导管，如有不适，及时告知医务人员
- 告知入住净化仓当天准备事宜，如剃头、药浴、更换消毒衣裤等

主诉二天大便一次，质干，色黄，量约100g
↓
出现便秘

(1)护理目标：患者住院期间保持大便通畅，减少便秘发生
(2)护理措施：
- 告知患者培养定时排便的习惯重要性
- 保证饮食中纤维素的含量和充足的水分摄入
- 进行适当的运动，每日腹部按摩3～5次，每次10～15分钟，顺结肠走行方向作环行按摩，刺激肠蠕动，帮助排便
- 患者排便时提供安全的隐蔽环境，协助采取最佳的排便姿势
- 遇大便干硬时，可给予开塞露灌肠
- 每日晨起、睡前及便后及时予0.02%碘伏稀释液坐浴。坐浴后予碘伏加卵磷脂局涂肛周黏膜保护，防止肛周感染

（二）住院过程中

1．诊疗情况　入院第二天行右颈静脉置管术，第三天行剃头、剪指甲、药浴30分钟后入住无菌层流病房[4]，第四天起予移植前预处理，采用BEAM（MeCCNU、VP16、阿糖胞苷、马法兰）方案，共八天，过程中出现乏力伴有恶心、呕吐，明显腹部饱胀不适，进食少，体重减轻，解黄色糊状便，每日3～4次，量约500g，排便前有腹痛，便后缓解，肛周黏膜完整[5]。给予预防感染出血、对症、止吐、止泻等治疗后症状缓解。0天回输自体外周血干细胞150ml，回输当日患者情绪亢奋，回输后出现头痛，测血压160/90mmHg，予呋塞米静推利尿，心痛定舌下含服，30分钟后复测血压120/80mmhg，头痛症状消失[6]。自体外周血干细胞移植（APBSCT）+1d，血常规：WBC 0.08×10^9/L，Hb 91g/L，PLT 23×10^9/L。测T：37.9℃，P：82次/分，R：20次/分，BP：120/80mmHg，查体：痛苦面容，口腔上颚、两侧颊黏膜、两侧舌缘、舌系带各出现一米粒大小的破溃，表面无渗血，有触痛，主诉进食时疼痛加剧[7]。患者肛周膝胸位6点位有红肿压痛[8]，无渗出，大便仍为黄色糊状，每日3～4次。患者处于骨髓空虚期，出现口腔黏膜炎、肛周感染，予加强口腔、肛周护理，抗感染、止痛、止泻治疗并给予粒细胞集落刺激因子（G-CSF）皮下注射刺激造血。APBSCT+4d，血常规：WBC 0.06×10^9/L，Hb 88g/L，PLT 12×10^9/L。测T：38.8℃，P：90次/分，R：24次/分，BP：110/64mmHg，主诉发热前有畏寒、无寒战[9]，无咳嗽、咳痰。查体：面色潮红，全身出汗多，右颈静脉置管处敷料松脱，穿刺处无发红，触痛[10]。口腔溃疡未愈合、肛周仍红肿，双下肢可见散在针尖样出血点[11]。大便仍为黄

色糊状，每日 1～2 次。予物理、药物降温，抽取导管及外周血培养，颈静脉置管处及时换药，加强口腔、肛周护理，予抗感染、PLT 输注，G-CSF 刺激造血治疗。APBSCT+8d，血常规：WBC 0.66×10^9/L，Hb 90g/L，Plt 25×10^9/L。测 T：37.4℃，P：84 次 / 分，R：22 次 / 分，BP：120/64mmHg，患者造血开始重建，查体：面色正常，右颈静脉置管处敷料干燥。口腔上颚、两侧颊黏膜溃疡愈合，舌系带、两侧舌缘溃疡未愈合、肛周仍红肿，触痛较前减轻，双下肢散在针尖样出血点未消退。大便仍为黄色糊状，每日 1 次。继予口腔、肛周护理，抗感染、PLT 输注治疗，G-CSF 刺激造血。APBSCT+12d，血常规：WBC 1.6×10^9/L，Hb 92g/L，Plt 32×10^9/L。测 T：36.8℃，P：80 次 / 分，R：20 次 / 分，BP：124/70mmHg，患者血象回升，查体：精神佳，口腔溃疡愈合、肛周红肿消退，双下肢散在针尖样出血点消失。大便为黄色软便，每日 1 次。进食较前增加，体重持平。患者感染得到控制，抗生素降级。APBSCT+15d，血常规：WBC 5.0×10^9/L，Hb 89g/L，Plt 35×10^9/L。查体：口腔、肛周黏膜完整。患者造血重建，停用 G-CSF。APBSCT+21d，血常规：WBC 7.0×10^9/L，Hb 109g/L，Plt 55×10^9/L，患者造血重建良好。

思维提示

（4）患者入住净化仓，面对嘈杂的机器声、封闭的环境，会进入紧张、恐惧的心理状态，有明显的孤独感和强烈的内心冲突。此期间是心理护理的关键时刻。应尽可能调动患者的主观能动性，树立战胜痛苦及心理障碍的信心和决心，使之保持轻松、乐观的心态。

（5）患者预处理采用 BEAM（MeCCNU、VP16、阿糖胞苷、马法兰）方案，护士应向患者详细讲解化疗药物的作用、使用过程中的注意事项，如输注马法兰时全程含冰，化疗药出现的不良反应如恶心、呕吐、腹泻、便秘、黏膜炎等。应积极采取措施减轻并发症带来的不适。

（6）回输当天患者情绪激动，易导致血压升高，应舒缓其情绪，告知回输过程及注意事项，回输时密切观察有无不良反应发生。

（7）口腔黏膜炎的出现：预处理期间接受马法兰化疗，消化道反应重，口腔黏膜受损，此时应加强口腔护理，使用促进黏膜愈合药物，减轻痛苦。

（8）肛周感染的出现：肛门是机体消化道排泄物的出口，由于肛门括约肌多皱褶的特殊解剖结构，为细菌生长繁殖和隐藏创造了有利条件，患者肛周若出现微小破损或护理不当，极易引起感染。预防肛周感染是移植成功与否的重要措施之一。在患者自体造血干细胞移植期间应给予较为有效的肛周护理方法，预防和减少感染的发生。

思维提示

(9)患者处于骨髓空虚期，口腔、肛周感染，体温升高，此时应积极降温，密切观察病情变化，预防感染性休克的发生。

(10)深静脉导管是药物、干细胞顺利载入患者体内的重要通道，是患者的生命线，为保证导管的长期使用护士应每班评估导管的情况，如置管处有无出血、红肿，敷料有无脱落，严格无菌操作。

(11)Plt 12×10^9/L，双下肢散在针尖样出血点，此时已发生出血，应密切观察出血有无加重，提供安全、细致的护理，预防外源性出血发生。

2. 护理评估 患者出现孤独、忧虑情绪，严重的消化道反应，移植后并发口腔、肛周感染，发热、出血。

3. 护理思维与实施方案

主诉与外界隔离，不能适应净化仓环境
↓
焦虑

(1)护理目标：患者入住净化仓后一周内适应环境，情绪放松

(2)护理措施

- 向患者详细介绍净化仓的环境及物品的摆放、使用方法
- 予口头及书面形式相结合的方法向患者宣教每天护理的程序以及日常生活的维持方法，使患者放心，消除陌生感
- 讲解移植的过程，使患者达到了解自己的情况并能积极配合的目的
- 每日与患者进行沟通，协助生活所需，对患者存在的心理问题进行耐心劝导，体贴患者的身心痛苦，使患者感到医护人员是他的亲人，减轻其孤独感
- 密切观注患者的一言一行，并安排家属探视通话时间，给予亲情支持

患者使用大剂量化疗药物，出现恶心、呕吐、腹泻
↓
出现消化道反应

(1)护理目标：患者住院期间消化道反应得到及时监测，及时处理，减轻痛苦

(2)护理措施：

- 安慰患者，告知化疗药物的作用及注意事项，并解释不良反应会随着化疗结束而消失，增强其信心

患者使用大剂量化疗药物，出现恶心、呕吐、腹泻
↓
出现消化道反应

- 告知饮食的重要性，鼓励患者进食高蛋白、维生素，易消化少渣食物，宜少量多餐。合理安排进食时间
- 及时给予雷莫司琼、阿扎司琼等止吐药物
- 告知漱口的重要性，呕吐后应立即漱口
- 及时给予止泻药物，每天晨起睡前便后坐浴

回输前情绪亢奋，回输后主诉头痛，测血压160/90mmHg
↓
血压升高

(1)护理目标：患者情绪恢复平稳，血压恢复正常，头痛消失

(2)护理措施：

- 进行心理疏导，告知情绪平稳的重要性，嘱深呼吸并播放舒缓的音乐，促进其平复情绪
- 详细讲解自体造血干细胞回输流程及需要快速输注的目的
- 予多功能监护仪监护血压、脉搏以及血氧饱和度
- 遵医嘱给予呋塞米利尿、心痛定舌下含服降压治疗
- 观察用药后反应

APBSCT +1d，口腔两侧颊黏膜、舌缘、上颚、舌系带出现米粒大小的破溃，疼痛
↓
口腔黏膜炎表现

(1)护理目标：患者口腔粘膜炎愈合，疼痛消失，能正常进食

(2)护理措施：

- 心理护理，告知引起口腔溃疡的原因
- 督促病人餐前后、睡前、晨起用2%～4%碳酸氢钠溶液与制霉菌素溶液交替漱口，必要时予冷藏后的利多卡因稀释液含漱，减轻疼痛
- 予贝复剂局喷、口腔溃疡糊涂抹。正确留取细菌培养标本，遵医嘱加强抗生素的使用
- 嘱进温凉、细软食物，细嚼慢咽，减轻口腔刺激

APBST+1，肛周局部有红肿压痛，无渗出

↓

肛周感染

(1)护理目标：患者住院期间肛周感染得到控制，疼痛减轻

(2)护理措施：

- 每天观察肛周黏膜情况，发现问题即处理
- 保持肛周清洁，每日晨起睡前便后予碘伏、消炎坐浴散交替坐浴20分钟
- 局部予无痛碘湿敷、微波理疗、碘甘油局涂，必要时冰块冷敷，减轻疼痛
- 指导其进食烂面、馄饨、鱼肉等易消化少渣高蛋白食物，增加营养
- 遵医嘱按时服用止泻药物，及时控制腹泻减少刺激

APBSCT+4d，T：38.8℃，主诉发热前有畏寒、无寒战

↓

体温升高

(1)护理目标：患者的体温能得到及时的监测与控制，自觉舒适感增加

(2)护理措施：

- 卧床休息，定时测量并记录体温
- 保持室温在18～22℃，湿度在50%～70%
- 给予清淡、易消化的高热量、高蛋白、丰富维生素饮食，鼓励病人多饮水
- 给予冰袋外敷、温水擦浴。及时更换衣服，盖被要适中，避免影响机体散热
- 保持口腔清洁，遵医嘱给予补液、抗生素、退热剂。观察用药后反应

出汗多，颈静脉置管处敷料松脱，穿刺处无发红，触痛

↓

潜在导管滑脱及导管感染

(1)护理目标：患者导管固定良好，敷料干燥，无导管滑脱及感染发生

(2)护理措施：

- 密切观察穿刺点有无出血、红肿
- 保持伤口敷料干燥，松脱及出汗后及时更换敷料
- 遵医嘱予玉屏风等药物口服
- 严格无菌操作，换药、固定导管方法正确，待消毒液完全干透后贴敷贴
- 敷贴贴于皮肤时应减少皮肤张力，减轻刺激
- 保持导管通畅，避免扭曲、压迫、打折
- 指导其正确活动头颈，勿牵拉导管

患者处于骨髓空虚期，Plt 12×10^9/L。双下肢散在针尖样出血点
↓
出血

(1)护理目标：患者住院期间出血症状能得到及时发现，无新的出血发生
(2)护理措施
- 密切观察神志变化，是否有头痛、视物模糊
- 嘱患者保持情绪平稳，绝对卧床休息。床上活动时动作轻缓勿碰撞。勿剔牙、挖鼻腔、搔抓皮肤
- 予温凉、细软饮食，以避免口腔黏膜出血
- 遵医嘱输注止血药物，给予血小板输注支持
- 减少皮下、肌内注射次数，穿刺处按压时间宜长
- 保持大便通畅，勿用力排便

（三）出院前

1．诊疗情况　APBSCT +23d，患者造血重建良好，血常规：WBC 8.0×10^9/L，Hb 109g/L，PLT 70×10^9/L。经过周全的治疗与护理，患者尿常规复查正常，肛周红肿压痛消失，病情好转[12]，APBSCT+25d，拔除右颈静脉导管，出院。

思维提示

(12)患者血象恢复，身体状况逐渐好转，感到很兴奋，想立即离开层流室甚至马上出院，但又因长时间与外界隔绝，担心以后的工作、生活和前途。此时，护理人员应以科学的态度告诉患者，移植已成功，消除其种种顾虑；另一方面应告诉患者免疫力还未恢复正常，仍应注意自身防护，预防感染。自体造血干细胞移植后需再用美罗华($375mg/m^2$)每2个月巩固一次，共2～4次，嘱患者遵医嘱用药和定期检查。

2．护理评估　患者情绪佳，缺乏出院相关知识。

3．护理思维与实施方案

做好出院前健康宣教
↓
促进患者康复，回归社会

(1)护理目标：患者能掌握出院后的注意事项
(2)护理措施
- 嘱患者每日进行循序渐进的肢体活动，提高机体体力，做好出院的准备
- 指导食谱应多样化，加强营养，避免进食不易消化的油炸食品和容易产气的食物，禁忌油腻生冷食物
- 保证充分休息和充足睡眠，适当活动
- 注意个人卫生，外出时勤戴口罩，避免去人多场合
- 遵医嘱按疗程用药，门诊定期随访
- 自我监测病情变化，如疲乏无力、发热、盗汗等，或发现肿块，应及早就诊

二、护理评价

患者从住院到移植的成功，给予了一系列的护理方案的实施。入院时为患者解除移植的种种怀疑与担心，协助完善移植前各项准备工作，顺利进入净化仓。预处理期间根据患者现存的和潜在的并发症给予对症护理，保证了预处理阶段顺利完成；移植当天与患者共同见证重生的重要时刻；在造血未重建、骨髓空虚期时期，并发症逐渐增多，为了安全度过，早期制定预防护理措施，用护理手段为患者解决困难，为恢复期奠定了基础。恢复期时重点是保障患者安全与宣教。但在患者整个移植过程中，最为重要的是患者心理护理与支持，因为造血干细胞移植患者，经超大剂量放、化疗预处理后，造血与免疫系统严重受损，若合并严重并发症时，患者往往病情重，进展快，医疗相关风险大。为此心理护理与支持应始终贯穿在患者的入院、住院以及出院过程中。最终患者安全度过了各期出院。

三、安全提示

1. 患者在预处理期间胃肠道反应重，营养障碍差，故护理时应通过早期的观察，提前给予预警护理，防止晕厥、跌倒、坠床等意外发生。

2. 自体造血干细胞是在液氮罐中冷冻保存。使用时经40℃温水复温后快速回输，此时患者会因为血容量急剧增加、对保养液的不耐受等会出现血压升高、恶心、呕吐等症状，故护士应密切观察，及时处理并发症。

3. 患者在回输自体外周血干细胞后1～7天处于骨髓空虚期，并发症多，

进展快，医疗相关风险大，故护理时应通过早期的观察，提前给予预警护理。

4. 患者入住层流病房，与家属相对隔绝，心理压力极大。随着病情逐渐好转，患者急于脱离层流病房，又容易产生烦躁、焦虑等不良心理反应，影响医疗护理质量，要根据其感受给予预警护理。

四、经验分享

1. 如何做好心理护理？

患者在经超大剂量放、化疗预处理后，造血与免疫系统严重受损，严重并发症发生，病情重，进展快，医疗相关风险大。同时入住层流病房，与家属相对隔绝，心理压力极大。随着病情逐渐好转，患者急于脱离层流病房，又容易产生烦躁、焦虑等不良心理反应，影响医疗护理质量。

（1）移植前，主动与患者和家属进行交谈，使其了解移植的各步骤，消除其紧张情绪，增强战胜疾病的信心；在了解患者及家属的心理后听取意见，解决困难，鼓励患者克服困难配合移植。讲述移植的过程及每个环节的注意事项，如何与医护人员配合等。同时询问医生医疗查体，以针对各种护理问题订出护理计划。

（2）进入空气层流病房后，机器噪声大，饮食受限，无菌条件的要求及活动范围的限制，患者常难以适应，并且感到寂寞、孤独，容易产生心理障碍而拒绝配合治疗。以主动热情的服务态度，体贴关心患者，在语言上进行感情交流，消除患者的不适心理，减少孤独感。

（3）移植后早期，由于骨髓受抑制易发生感染、出血，可严重影响患者情绪，产生感情脆弱、易怒、恐惧甚至绝望的现象。此时护理人员耐心说服，在生活上主动加以照顾，引导患者主动配合治疗，保证移植成功。因此，对于患者的心理护理较其他患者更为重要。采用心理护理措施，能提高总体治疗效果，减少并发症的发生，有助于远期康复效果。

2. 如何进行消毒隔离？

自体造血干细胞移植就是将患者进行大剂量的放化疗预处理后，把事先采集好的自体外周血造血干细胞回输体内，重建造血与免疫的过程。在此过程中，由于患者接受了致死量预处理，骨髓造血及免疫功能严重损害，在此期间极容易出现各种类型的感染，因此，消毒隔离措施显得尤为重要。

（1）患者进入无菌层流病室前一天房间全面清洗消毒，室内所有物品家具用500ppm爱尔施消毒液擦洗，电器用75%的酒精擦拭，床上用品予床单位消毒机消毒，床单、被套等予高压蒸汽灭菌，空气予紫外线、等离子层流机净化。

（2）移植前患者常规行胸部X线片、B超、心功能、肺功能、肝肾功能等；仔细检查查找口腔、咽部、耳鼻喉、肛门、皮肤等处的潜在感染灶，并予积极处理；入无菌层流病室前 2d 开始口服氟哌酸、SMZco、甲硝唑、氟康唑等清洁肠道；入住无菌层流病房前予理发、剪指甲并进行 1∶2000 洗必泰药浴 30min。

（3）患者进入层流无菌病房后每天 2 次五官护理；晨起、睡前、便后碘伏坐浴；每天碘伏稀释液温水擦身 2 次。患者所有日常用物每日高压消毒 1 次，患者衣物、床上用物高压消毒后，每周更换 2 次；消毒饮食，饮食宜清淡，进营养丰富，易消化的食物，食物均用微波炉消毒，水果煮熟后食用。

（4）工作人员进入层流无菌室用无菌刷刷手，穿无菌手术衣裤，戴无菌帽、口罩。工作人员患感冒及其他传染病不得进入无菌层流室，一次进入无菌层流室不得超过 2 人。每日用 500ppm 爱尔施消毒液擦拭无菌室并紫外线消毒 2 次，每次 30min，电器用 75% 酒精擦拭消毒；拿入无菌室物品，用双层包布包好，再经高压灭菌后，逐步打开包布递入，不能高压消毒的物品需用 75% 酒精擦拭、紫外线消毒 30 分钟后递入；拖鞋每日用 500ppm 爱尔施消毒液浸泡 30min，各室分别消毒。

病例 30 异基因造血干细胞移植患者的护理

患者女性，35 岁，因“确诊急性单核细胞白血病 2 个月余”拟行同胞异基因造血干细胞移植入院。

一、诊疗过程中的临床护理

（一）入院时

1. 诊疗情况 入院后查体：T：36.5℃，P：76 次 / 分，R：16 次 / 分，BP：110/80mmHg。神志清，贫血貌[1]，口腔黏膜完整，咽部无红肿，扁桃体 I 度肿大[2]，表面无脓点及附着物，全身浅表淋巴结未及。胸骨无压痛，肺部呼吸音清，未闻及干湿性啰音，心律齐，各瓣膜听诊区未闻及杂音。腹平软，无压痛反跳痛，肝脾肋下未及，肝区、双肾区无叩击痛。肠鸣音正常，移动性浊音阴性。肛周膝胸位 6 点位可见一黄豆大小外痔，表面无脓点、触痛[3]。双下肢无水肿。四肢肌力、张力正常，生理反射存在，病理反射未引出。无药物治疗过敏史及不良反应，家庭关系和睦，经济富裕。入院查血常规 WBC：3.1×10^9/L，Hb：77g/L，PLT：85×10^9/L。患者已行 DA、IA、FA 三个疗程化疗，达 CR。一个月前与其胞兄 HLA 配型，HLA 高分辨 6/6 相合。半个月前完成供体及本人全身体检，未见移植禁忌，择日入住层流净化仓[4]。

思维提示

（1）患者 Hb：77g/L。贫血，表现为皮肤黏膜苍白、疲乏、困倦、软弱无力；另外，长期严重贫血者，由于心脏负荷增加及心肌组织缺血、缺氧，可致贫血性心脏病，可表现为心绞痛、心律失常，甚至全心衰竭，严重贫血可出现脑组织缺血、缺氧，无氧代谢增强及晕厥的发生。因此密切观察除生命体征、皮肤黏膜等常规检查的变化外，应重点评估贫血严重程度相关体征是非常重要。

（2）患者扁桃体Ⅰ度肿大：继发感染时白血病患者移植死亡最常见的原因之一，密切观察体温及伴随症状的变化、血常规的结果非常重要。

（3）患者肛周外痔，观察排便情况，预防肛周感染。

(4) 由于移植全过程较复杂，而且有较大风险，进入无菌层流室的患者暂时与外界隔绝，应反复向患者解释骨髓移植全过程及主要的不适感并发症，说明克服办法。

2. 护理评估 患者精神尚可，贫血貌，扁桃体I度肿大伴胸骨轻压痛，肛周有外痔，完成移植前各项检查。

3. 护理思维与实施方案

患者精神萎靡，贫血貌，血红蛋白80g/L
↓
活动无耐力

(1) 护理目标：病人的缺氧症状得以减轻或消失，精神好、活动耐力恢复正常

(2) 护理措施

- 观察贫血的程度、发生发展的速度及本病病情的变化等，与病人一起制定休息与活动计划，逐步提高病人的活动耐力水平
- 改善缺氧状态：贫血严重时给予氧气吸入
- 活动耐力极度缺乏时，予协助各项日常生活，满足个体需求
- 多吃一些绿色蔬菜和高蛋白食物，如青菜、白菜、鸡蛋、牛肉、鱼、豆制品等

扁桃体I度肿大
↓
感染

(1) 护理目标：患者移植前扁桃体肿大消退，感染症状得到控制

(2) 护理措施

- 密切观察体温变化，必要时遵医嘱给药。同时，观察有无咽痛、咳嗽、咳痰；及时留取相关实验室标本并跟踪结果报告
- 及时补充营养及水分，每日饮水大于3000ml，防止电解质紊乱
- 加强口腔护理，保障口腔黏膜的清洁
- 注意保暖，保持病室空气新鲜、物品清洁，注意饮食卫生

肛周膝胸位6点位可见一黄豆大小外痔，表面无脓点、触痛
↓
潜在肛周感染

(1)护理目标：患者住院期间肛周感染得到及时发现，及时处理

(2)护理措施：

- 每天评估肛周外痔情况
- 保持大便通畅，晨起、睡前、便后及时坐浴
- 指导患者进食纤维素含量高的食物，多饮水
- 提供隐蔽环境，协助采取最佳的排便姿势，嘱勿用力摒大便
- 每天给予无痛碘湿敷，碘甘油局涂

对净化仓环境陌生，担心不能适应，担心移植效果
↓
焦虑

(1)护理目标：患者了解净化仓相关知识，解除对移植的各种疑虑，身心处于最佳状态

(2)护理措施：

- 移植前向患者讲解层流室的特殊治疗环境
- 反复向患者解释骨髓移植全过程及主要的不适感、并发症，说明克服办法
- 患者未进层流间前带其参观病室，使熟悉环境
- 给予充分的关怀和鼓励，宽容与理解，最大限度地减轻躯体的病痛和心理压力，满足患者的心理需求

(二)住院过程中

1. 诊疗情况　入院第二天行右颈静脉置管术[5]，置入7F双腔导管一根，置入过程顺利，导管尖端位置在T7水平。入院后第三天开始行肠道清洁，更昔洛韦预防病毒感染，予剪短指甲、剃头、药浴等个人准备后入住无菌层流病房[6]。第四天行移植前预处理，采用BUCY(司莫司汀、阿糖胞苷、马利兰、环磷酰胺)方案，共九天。预处理期间给予水化、碱化尿液，别嘌醇降尿酸，预防肿瘤溶解综合征，氯硝安定输注预防药物性癫痫[7]。患者有恶心呕吐，腹部饱胀不适明显，进食少，体重减轻，大便干结等症状，予加强止吐治疗，同时通便处理，加强静脉营养[8]。预处理结束0天回输供体骨髓干细胞，MNC计数8.14×10^8/kg，CD_{34}%0.466%，CD_{34}+细胞3.79×10^6/kg，回输时有皮肤瘙痒、伴少量风团，予加用地塞米松、非那根抗过敏[9]。同胞全相合异基因造血干细胞移植后(ALLO-HSCT)+2天，血常规WBC：0.10×10^9/L，Hb：107g/L，PLT：35×10^9/L。患者有吞咽梗阻感，伴胸骨后疼

痛，查体：患者口腔两侧颊黏膜各出现一米粒大小的破溃，有触痛，无渗血，咽不红[10]。给予冰块含化、口腔溃疡糊局涂、贝复剂（外用重组牛碱性成纤维细胞生长因子）局喷促进溃疡愈合，咽部予微波照射，补液中抗感染治疗。ALLO-HSCT+7天，血常规WBC：0.20×10^9/L，Hb：97g/L，PLT：25×10^9/L，查体：口腔两侧颊黏膜各出现米粒大小的破溃未愈合，触痛未消失，无渗血。主诉咽部梗阻感未消退，继予冰块含化、口腔溃疡糊局涂、贝复剂局喷，微波照射。患者造血未重建，加用G-CSF皮下注射刺激造血。ALLO-HSCT+13天，WBC：1.0×10^9/L，Hb：107g/L，PLT：41×10^9/L，外周血STR96.3%，消化道黏膜炎愈合，主诉双手掌瘙痒，查体：双手掌充血发红，无破溃[11]。给予倍他米松膏局涂，甲强龙静脉推注，调整CsA用量。密切关注每日实验室检查结果，监测体重、腹围，及时发现其他靶器官受损先兆。ALLO-HSCT+15天，病情无改善，迅速进展为重度皮肤（双耳后水疱）aGVHD，伴稀水样腹泻，每天6～8次，24小时达1000ml[12]。免疫抑制剂予停CsA，改用普乐可复并联合足量甲强龙、间充干、CD25单抗抗GVHD，肠内、外营养支持及广谱抗感染治疗。ALLO-HSCT+21天患者有尿频、尿急及尿痛感，镜下红细胞满视野[13]。继予普乐可复、甲强龙、间充干以及CD25单抗抗GVHD治疗，特治星、斯沃、替硝唑、科赛斯广覆盖抗感染，加强水化、碱化尿液，解痉止痛。ALLO-HSCT +28天，WBC 4.3×10^9/L，最高体温38.4℃，热前无明显畏寒寒战，无咳嗽，咳痰，大便为绿褐色水样便。肛周外痔如前，无红肿、破溃。粪常规示脓细胞10～15个/HP[14]。胸部CT示未见明显异常。继予抗aGVHD、抗感染治疗，复查大便培养。ALLO-HSCT+35天，最高体温37.1℃，颜面部大部分皮肤已脱屑，新生皮肤完整，无充血。口腔黏膜完整，咽不红。排黄绿色稀水样大便，每日3～5次，24小时量约500ml，间断仍自觉腹痛以及膀胱区疼痛，尿色偏黄，体重、腹围无变化，肝功能正常[15]。尿常规提示镜下红细胞18个/HP，大便常规提示脓细胞5～8个，继续予以抗aGVHD、抗感染治疗。ALLO-HSCT+44天，患者情绪低落[16]，体温正常，无咳嗽咳痰，偶有恶心，未吐，皮肤继续脱屑，无充血。大便为黄色稀水样，24小时5次，总量300ml，尿色深黄，无肉眼血尿，尿常规提示镜下红细胞2个/HP，排尿后膀胱区疼痛减轻，无肛周疼痛，体重较前减轻。ALLO-HSCT+68天，患者情绪平稳，WBC 7.8×10^9/L，Hb 100g/L，PLT 82×10^9/L，外周血STR 98.6%，体温正常，无咳嗽咳痰，无恶心，体重较前增加。皮肤已无脱屑。大便为黄色条行状，24小时1次，无肛周疼痛，粪常规示脓细胞0个/HP。尿色黄，无肉眼血尿，尿常规提示镜下红细胞0个/HP，排尿后膀胱区疼痛消失。

思维提示

(5)患者第二天行右颈静脉置管术，静脉导管为造血干细胞移植患者的生命线，所有的静脉治疗药物均从该导管内输入，故在留置静脉导管期间应密切观察置管处有无出血、红肿、感染征象，导管固定情况，敷料有无脱落，指导其正确活动颈部。使用导管应严格执行无菌操作。

(6) 患者入住净化仓，尽管前期已对病房环境有所了解，但面对嘈杂的机器声、封闭的环境，仍会进入紧张、恐惧的心理状态。心理护理应贯穿始终，应尽可能调动患者的主观能动性，树立战胜痛苦及心理障碍的信心和决心，使之保持轻松、乐观的心态。

(7) 患者进行预处理，药物及输液装置多，应告知药物的作用及可能引起的不良反应，解释输液通道的作用，正确使用各种药物，保持输液通畅，管道连接牢固。

(8) 患者出现胃肠道并发症，进食少，体力下降，应采取措施减轻并发症带来的不适，给予精神支持，增强体力。

(9) 预处理 0 天回输干细胞，患者情绪稍激动，应告知回输过程及注意事项，回输时密切观察有无不良反应发生，及时处理并发症。

(10)消化道黏膜炎出现：患者预处理期间出现恶心呕吐，白细胞下降，导致消化道黏膜炎的出现。此时应给予较为有效的护理方法，减轻感染。

(11)造血干细胞植活，造血开始重建，移植物抗宿主病(aGVHD)靶器官皮肤表现为皮疹、脱屑、水疱。此期密切观察皮肤的变化，保持皮肤完整，预防皮肤感染。

(12)病情进一步加重，出现肠道 aGVHD。表现为腹泻、腹痛，严重可引起肠黏膜大片脱落。应及时给予止痛、止泻处理，加强抗 GVHD 治疗。

(13)出血性膀胱炎的发生：在预处理期间接受环磷酰胺的使用，胃肠道反应重，饮水量少，以及患者移植后免疫力低下，易受病毒感染(如巨细胞病毒感染等)因素，导致出血性膀胱炎的发生，加重了患者的痛苦和经济负担。因此，此时应给予较为有效的护理方法，减轻出血性膀胱炎症状。

(14)由于严重的肠道 aGVHD，加上身体抵抗力差，出现肠道感染。在抗 aGVHD 的同时，加强抗感染治疗，密切观察实验室化验结果。

(15)移植物抗宿主病(aGVHD)靶器官肝脏，表现为皮肤、巩膜黄染，胆红素升高，尿胆原阳性，腹围急剧增大，体重增加。应每天监测腹围、体重变化，关注实验室化验结果，及时处理并发症。

(16)患者出现种种并发症，非常痛苦，加上住院时间长，情绪低落。床位护士应密切观察情绪变化，给予周到的护理，舒缓其不良情绪。

2. 护理评估　患者出现胃肠道反应，皮肤、肠道 aGVHD，肠道感染、出血性膀胱炎等并发症，非常痛苦。

3. 护理思维与实施方案

留置颈静脉导管
↓
预防导管感染

(1)护理目标：患者颈静脉导管得到正确维护，如有异常及时发现，及时处理

(2)护理措施：

- 每天观察穿刺点情况，发现红肿、渗液、分泌物及时处理
- 每周一次更换敷料，保持伤口敷料干燥，如有松脱及时更换
- 保持导管通畅，每日检查重力滴数，如 <80 滴 / 分，应及时处理
- 开、封管时严格执行无菌操作

面对嘈杂的机器声、封闭的环境，主诉不能适应
↓
产生压抑感

(1)护理目标：患者入住净化仓后一周内适应环境，情绪放松

(2)护理措施

- 向患者详细介绍净化仓的环境及物品的使用，如何做好日常生活、每天护理的程序，使患者放心，消除陌生感
- 主动与患者沟通，耐心劝导，体贴患者的身心痛苦，协助生活所需。使患者感到医护人员是他们的亲人，减轻孤独感
- 密切观察患者的一言一行，了解患者的内心活动，安排家属探视通话时间，给予心理支持

24 小时持续输液，输液管路三路以上，影响休息、活动

↓

舒适的改变

(1) 护理目标：患者了解药物作用，管路牢固，将休息、活动的影响降到最低

(2) 护理措施：

- 告知药物的作用及可能引起的不良反应
- 选择在每日上午进行更换输液管路，不影响患者中午或下午的午休
- 解释输液通道的作用，加用延长管，使患者室内活动方便
- 合理安排各种药物的输注时间，集中用药时间，减少对患者的干扰
- 每班检查输液通路，保持输液通畅，管道连接牢固，发现异常及时处理

患者恶心、呕吐、进食少，大便干结

↓

消化道反应

(1) 护理目标：患者住院期间恶心、呕吐、症状得到控制，进食量增加，大便质软、通畅

(2) 护理措施：

- 安慰患者，告知化疗期间的不良反应会随着化疗结束而消失，鼓励其增强信心
- 使用雷莫司琼、阿扎司琼等止吐剂，呕吐后及时漱口，保持口腔清洁
- 予高蛋白、易消化富含纤维素食物，少量多餐，多饮水，适当活动，按摩腹部，促进肠蠕动
- 予口服乳果糖、便塞停等药物通便治疗，必要时予开塞露灌肠
- 便后及时坐浴，保持肛周的清洁

回输干细胞时情绪激动，回输过程中皮肤瘙痒，有风团

↓

过敏反应

(1) 护理目标：患者了解并配合移植，情绪稳定，过敏反应得到及时控制

(2) 护理措施：

- 向其讲解移植过程及每个环节的注意事项，指导配合
- 告知干细胞输注速度快的意义，缓解紧张情绪
- 密切观察回输过程中患者的生命体征变化
- 发生过敏反应时及时应用抗过敏药物，减慢回输速度
- 嘱勿搔抓皮肤，保持皮肤完整性

两侧颊黏膜出现米粒大小的破溃，有吞咽梗阻感，伴胸骨后疼痛
↓
消化道黏膜炎

(1)护理目标：患者住院期间消化道黏膜炎得到控制，疼痛减轻，正常饮食
(2)护理措施：
- 加强口腔护理，指导勤漱口
- 局部予贝复剂、口腔溃疡糊涂抹，微波照射
- 给予卵磷脂嚼服、冰块含化，必要时予利多卡因含漱，减轻疼痛
- 正确留取培养标本，遵医嘱加使用抗生素
- 告知饮食对疾病康复的重要性，嘱进食温凉、细软、营养丰富食物，如糯米汤、烂面、馄饨，肉末。忌食辛辣刺激食品。应细嚼慢咽

ALLO-HSCT+13天，双手掌充血性皮疹伴瘙痒
↓
皮肤GVHD

(1)护理目标：患者住院期间皮肤GVHD得到有效控制
(2)护理措施
- 注意观察患者皮肤变化，发现问题及时处理
- 皮肤避免搔抓，保持清洁。穿着柔软消毒衣裤
- 局部涂擦倍他米松膏，减轻瘙痒
- 遵医嘱使用强地松、甲基强的松龙、小剂量MTX等抗GVHD药物

ALLO-HSCT+15天，解稀水样大便，每天6～8次24小时达1000ml
↓
肠道GVHD

(1)护理目标：患者住院期间肠道GVHD得到控制
(2)护理措施：
- 注意观察大便性状、量，排便前后有无腹痛等
- 遵医嘱给予易蒙停、思密达、黄连素等止泻药物
- 遵医嘱使用甲基强的松龙、布地奈德、普乐可复、小剂量MTX等抗GVHD药物
- 密切关注实验室检查结果，避免水电解质、酸碱失衡
- 便后清洁肛周，保护肛周黏膜的完整
- 排便时要予以帮助，以防摔倒

ALLO-HSCT+21天患者有尿频、尿急及尿痛感，镜下红细胞满视野
↓
出血性膀胱炎

(1)护理目标：患者住院期间出血性膀胱炎症状缓解
(2)护理措施：
- 每日四次静脉输注碳酸氢钠碱化尿液
- 观察每次排尿的量、颜色、尿pH值变化以及有无伴随症状
- 嘱患者每日饮水大于3000ml，增加排尿的次数，避免血块形成潴留，如患者出现尿频、尿急、尿痛等尿路刺激症状，或尿色变深或伴血性，应立即汇报医生做好相应检查、处理
- 遵医嘱合理给予利尿剂利尿，起床排尿时予以协助，防止患者摔倒
- 当患者排尿疼痛时，遵医嘱予止痛剂治疗，做好疗效观察

体温38.4℃，大便为绿褐色水样。粪常规示脓细胞10～15个
↓
肠道感染

(1)护理目标：患者肠道感染症状缓解，体温得到及时监测
(2)护理措施：
- 关注大便性状、量、大便化验结果的变化
- 遵医嘱给予易蒙停、思密达、黄连素等止泻药物及庆大霉素、去甲万古霉素抗肠道感染
- 密切关注体温变化，发热时给予物理降温、药物降温等
- 保持口腔清洁、卫生，勤漱口，进食微波炉饮食，预防病从口入
- 保持肛周清洁、黏膜完整

移植后机体出现皮肤、肠道的GVHD，靶器官肝脏暂未受损
↓
潜在肝脏损害

(1)护理目标：患者肝脏GVHD得到及时发现、及时处理
(2)护理措施：
- 每天测体重、腹围，观察记录体重腹围的变化，发现异常及时处理
- 定期监测肝功能，发现异常及时汇报医生
- 遵医嘱予前列地尔静脉推注、肝素24小时维持静滴，预防肝小静脉栓塞，使用时严格控制推注及滴注速度、时间
- 每周监测血凝常规
- 遵医嘱使用保肝药物预防肝脏的损伤

主诉住院时间长，并发症多，情绪低落
↓
焦虑

(1)护理目标：患者情绪平稳，配合治疗
(2)护理措施：
- 向患者提供及时周到、细致的护理，减轻患者痛苦
- 告知情绪波动的害处，鼓励患者说出心中的不快，缓解其心理压力
- 与家属亲友联系，提供社会支持
- 指导自我放松的方法，如深呼吸、听音乐等
- 不地向患者传递积极的言语，让患者看到希望，增加患者对造血干细胞移植术成功的信心

（三）出院前

1. 诊疗情况　ALLO-HSCT +70 天，WBC 8.8×10^9/L，Hb 108g/L，PLT 92×10^9/L，外周血 STR98.6%，体温正常，无咳嗽咳痰，无恶心，体重较前增加。皮肤已无脱屑。大便为黄色条性状，24 小时 1 次，量 100g，无肛周疼痛，粪常规示脓细胞 0 个 /HP。尿色黄，无肉眼血尿，尿常规提示镜下红细胞 0 个 /HP，排尿后膀胱区疼痛消失。患者造血重建良好，病情好转，即将出院，心理发生变化[17]。ALLO-HSCT +75d 拔出导管，出院。

思维提示

(17) 患者血象恢复，移植物抗宿主病得到控制，身体状况逐渐好转，感到很兴奋，想立即离开层流室甚至马上出院，但经八十六天的移植治疗与护理，患者对自我能力表示怀疑，产生退缩和依赖心理。护士应及时评估影响患者角色适应的因素，预测可能出现的角色适应问题，明确在角色适应中存在的问题并引导患者树立正确的角色意识。患者出院后仍需服用免疫抑制剂，给予出院宣教。

2. 护理评估　产生退缩依赖心理，缺乏出院相关知识。

3. 护理思维与实施方案

患者重生与回归，情绪变化
↓
自护能力下降，产生退缩、依赖心理

(1)护理目标：患者自护能力增强，无退缩、依赖心理
(2)护理措施
- 嘱患者每日进行循序渐进的肢体功能锻炼，逐步提高患者体力

患者重生与回归，情绪变化
↓
自护能力下降，产生退缩、依赖心理

- 向患者解释移植的可靠性、先进性和科学性，解除顾虑
- 帮助病人寻求家属的支持，放松心情，增强自信心

做好出院前健康宣教
↓
促进患者康复，回归社会

(1)护理目标：患者能掌握出院后的注意事项

(2)护理措施

- 指导食谱应多样化，加强营养，避免进食油炸食品和容易产气的食物，禁忌油腻和生冷食物
- 保证充分休息和充足睡眠，适当活动
- 注意个人卫生，外出时戴口罩，避免去人多的场合
- 指导患者门诊定期随访，按时足量服药
- 定期进行血常规、生化、药物浓度等检查，发现异常及时处理
- 自我监测病情变化，如发热、腹泻等，应及早就诊
- 鼓励患者在体力支持情况下参加社会活动，适应社会生活，达到社会治愈的目的

二、护理评价

患者住院期间经历了大剂量化疗药物化疗、造血干细胞回输、造血干细胞植活、造血重建、移植物抗宿主病的发生，最后顺利出院，护理上给予了一系列的护理方案的实施。入院时为患者解决了移植的种种怀疑与担心，协助完善移植前各项准备工作，顺利进入净化仓。预处理期间根据患者现存的和潜在的并发症给予对症护理，保证了预处理阶段顺利完成；移植当天与患者共同见证重生的重要时刻；在造血未重建、骨髓空虚期时期，并发症逐渐的增多，为了安全度过，早期制定实施方案，用护理手段为患者解决了基本护理问题，为恢复期奠定了基础。恢复期时重点是保障患者安全与宣教。但在患者整个移植过程中，最为重要的是患者心理护理与支持，因为造血干细胞移植患者，经超大剂量放、化疗预处理后，造血与免疫系统严重受损，若合并严重并发症时，患者往往病情重，进展快，医疗相关风险大。为此心理护理与支持应始终贯穿在患者的入院、住院以及出院过程中。最终患者安全度过了各期出院。

三、安全提示

1. 患者在预处理期间胃肠道反应重，营养障碍差，故护理时应通过早期的观察，提前给予预警护理，防止晕厥、跌倒、坠床等意外发生。

2. 患者在回输干细胞后 1～7 天处于骨髓空虚期，并发症多，进展快，医疗相关风险大，故护理时应通过早期的观察，提前给予预警护理。

3. 异基因造血干细胞移植患者容易发生移植物抗宿主病，应密切观察病情变化，及时处理，避免病情恶化，导致移植失败。

4. 患者入住层流病房，与家属相对隔绝，心理压力极大。随着病情逐渐好转，患者急于脱离层流病房，又容易产生烦躁、焦虑等不良心理反应，影响医疗护理质量，要根据其感受给予预警护理。

四、经验分享

1. 罗伊适应模式在造血干细胞移植护理中的应用　人是生理、心理、社会的人，是一个不断与变化环境发生反应的适应系统，人对刺激的适应方式表现在四个方面：生理需要、自我概念、角色功能和互相依赖。

（1）生理需要方面：患者对造血干细胞移植相关知识了解甚少，易产生恐惧、焦虑。造血干细胞移植治疗环境特殊，封闭式治疗过程长，由于大剂量化疗药物的应用易引起患者躯体和心理巨大的痛苦，表现为烦躁、易怒、消极对抗。（护理对策为在移植前向患者讲解层流室的特殊治疗环境及药物的副反应，给予充分的关怀和鼓励，宽容与理解，最大限度地减轻躯体的病痛和心理压力，满足患者的心理需求。）

（2）自我概念方面：自我概念是指一个人对自身社会形象、身心状况和人际关系的判断。在整个移植期间患者自身完整性受损，随着大剂量化疗药物的应用骨髓造血功能抑制，患者的身体日益衰弱，对护理人员的依赖性增强了，自我形象紊乱、护理人员应减化疗药物、特殊治疗环境带来的不良相关，护士应帮助患者理智地认识对待疾病，排除不良情绪，增强自我控制能力，维持患者的适应反应，支持患者创造性运用自身的适应机制，促使早日康复。

（3）角色功能方面：角色功能产要指担任的社会角色，在移植期间患者表现为角色行为的冲突和角色行为强化，患者由健康角色转向患者角色时因担心移植失败，预后差，移植后生活质量下降，表现烦躁不安、茫然、悲伤，经过八十六天的移植治疗与护理患者对自我能力表示怀疑，产生退缩和依赖心理。护士应及时评估影响患者角色适应的因素，预测可能出现的角色适应问题，明确在角色适应中存在的问题并引导患者树立正确的角色意识。

（4）互相依赖方面：互相依赖是寻求帮助，注意和家庭社会支持表现为移植后期患者安于患者角色，对自我能力表示怀疑，产生退缩和依赖心理。借生病而逃避某些责任。应帮助患者寻求家属的支持，增强自信心，早日康复出院。

根据 ROY 适应模式理论，通过减轻作用于造血干细胞移植患者的各种压力，提高适应力，促进其生理需要，自我概念、角色功能，互相依赖四个方面适应。从而使造血干细胞移植成功率大大提高，使恶性肿瘤达无病生存，且能适应社会生活，达到社会治愈的目的。

2. 造血干细胞移植护理的伦理问题及护理对策

(1) 造血干细胞移植护理伦理问题

1) 随着造血干细胞移植技术的进步，造血干细胞移植已应用于多个系统疾病的治疗。所涉及的知识面增加、涉及的患者人群在扩大，不同的病种、不同的年龄层、不同社会层次的患者有着不同的生理、心理、治疗、生活需求。这些都有待于护士去探究和解决。

2) 造血干细胞移植治疗过程长，患者需要承受穿刺、药物反应大、并发症等痛苦，还要承受环境孤独、预后未知等心理压力以及经济负担等家庭及社会压力。

3) 涉及社会、心理、法律问题。

(2) 护理对策

1) 有利原则：有利原则即以人为本原则。严格护理管理，完善护理程序，强化护士责任心，以精湛的护理技术，良好的护理服务，为患者提高优质的医疗护理和生活护理，减轻患者的痛苦，使患者尽早康复。

2) 尊重原则：尊重原则包括尊重患者的自主权、隐私权、知情同意权。

①尊重患者做出的决定。为患者提供最佳的治疗及护理方案并向患者解释，让有信心，愿意配合治疗和护理活动，让患者参与决策，尊重患者的选择。在不违反有利不伤害原则前提下尽可能满足患者的要求。

②保护患者的身体隐私，即在护理活动中注意保护患者的隐私部位。进病房时要先敲门，检查操作时或患者大小便、擦澡时遮挡，患者的病情、家庭隐私不可泄露，不可随便议论，但非血缘干细胞移植供者的信息，依法律不可向患者泄露，尊重患者的探视权。患者愿意接见的探视者可在探视时间内安排探视，患者不愿意接的探视者则可帮助协调。

③患者有权知道自己的病情，有权知道自己的治疗过程，有权知道为自己治疗的医师、护士的姓名，知道自己的用药情况，有权知道医疗费用。在护理活动过程中，做好宣教，告知造血干细胞移植的作用和必要性，以及检查结果。告知患者所用药物知识及可能出现的副作用，打印费用清单。

3) 公平原则对待患者要一视同仁，公平对待，不分性别、年龄、种族、身体状况、经济状况或地位高低，不能有歧视行为，珍视每个生命。

4）互助合作指患者的治疗护理不是一个人所能完成的，必须由所有专业人员、全体护理人员通力合作，由护理人员与患者家属相互合作完成。

将护理技术与人文关怀的护理理念有机结合起来，将伦理护理原则贯穿于护理活动中，对造血干细移植患者实施医疗、生理、心理全方位的整体护理取得了良好的效果，消除了患者的恐惧心理和不信任情绪，积极地参与治疗，增强战胜疾病的信心，使患者在生理、心理上达到最佳状态，有利于患者早日康复。

第二篇

专科护理操作技术篇

第一章 护理评估技术

一、生命体征的评估与观察

（一）概念

生命体征[1]包括体温[2]、脉搏[3]、呼吸[4]、血压[5]，医学称为四大体征，它们是维持机体正常活动的支柱，缺一不可，不论哪项异常均会导致严重或致命的疾病，同时某些疾病也可导致这四大体征的变化或恶化。

1. 体温　是由糖、脂肪、蛋白质氧化分解过程中产生的热量形成的，分为体核温度（core temperature）和体表温度（shell temperature）。体表温度即皮肤温度，生理上常说的体温是指体核温度，是指机体深部的平均温度。人体的体温调节是一个十分复杂的过程，它关系到许多器官的功能。人之所以恒温，是因为大脑和丘脑下部的体温调节中枢及神经体液的调节，使机体的产热与散热保持动态平衡。

2. 脉搏　随着心脏的收缩与舒张，在表浅动脉上可摸到一次搏动称为脉搏。当心室收缩时，动脉内压力增加，管壁扩张；心脏舒张时，动脉内压力下降，管壁收缩。大动脉壁的这种有节律的舒缩，向外周血管传导，就产生了脉搏。因此，正常情况下脉率和心率是一致的。成人正常安静时脉搏次数为每分钟60～100次。

3. 呼吸　是人体内外环境之间的气体交换，主要是吸入氧气，呼出二氧化碳。呼吸主要受神经系统及化学、物理因素的调节。正常呼吸速率成人在安静状态下每分钟为16～20次，深度较均匀，有一定的节律，吸气较呼气略长，吸呼比为1∶1.5～2，呼吸频率及深浅度可随年龄、活动、情绪、意志等因素的影响而改变。如小儿快于老人，女性快于男性，活动或情绪激动时快于休息和睡眠时。

4. 血压　是血液在血管内流动时对血管壁的侧压力。当心脏收缩时，血液射入主动脉，此时动脉的压力最高，称为收缩压（systolic pressure）；当心脏舒张时，动脉管壁弹性回缩，此时动脉管壁压力最低，称为舒张压（diastolic pressure）。正常人收缩压为90～139mmHg，舒张压为60～89mmHg，脉压（pulse pressure）为30～40mmHg。

思维提示

（1）测量前：告知患者做好准备，测量生命体征前30分钟，避免运动、进食、灌肠、坐浴，以免影响生命体征测量的重要性。

（2）发热是指当机体在致热原作用下，或体温调节中枢功能障碍时，产热过多、散热减少，而引起的体温升高并超过正范围。根据发热程度的高低，发热可分为低热、中度热、高热及超高热。以口腔温度为例，低热不超过38℃，中度热在38～39℃之间，高热在39～40℃，超高热体温达40℃以上。

（3）异常脉搏：

1）脉率异常：速脉、缓脉。

2）节律异常：间歇脉、脉搏短绌。

3）异常脉搏的护理：若诊脉不能准确反映心脏搏动的次数时，需同时听诊。若患者首次出现脉搏异常时，视病情与条件尽量给予做心电图，诊脉不满意时，可改变局部肢体的姿势，保持放松或局部垫软垫，以突出局部的动脉管壁，偏瘫患者患肢的脉搏如果较难测得，可改为测健侧肢体，对脉搏异常的患者，应给予精神安慰。

（4）异常呼吸：

1）频率异常：呼吸过速、呼吸过缓。

2）深度异常：深度呼吸、浅快呼吸。

3）节律异常：潮式呼吸、间断呼吸。

4）异常呼吸的护理：为了使患者能更好地舒适地呼吸，应注意调节室内温度、湿度、并保持室内空气新鲜，使空气流通，避免直接吹风。房间内禁止吸烟。卧床的患者注意调节体位，可将患者头部抬高20°左右，可视病情变化帮助患者改为半卧位或端坐位。要注意保持呼吸道通畅，对身体极度虚弱、病重、呕血及咯血的患者应给予仰卧，头侧向一边或侧卧位，同时还要嘱患者勿紧张，给予精神安慰。

（5）异常血压：

1）高血压、临界高血压、低血压。

2）异常血压的护理：当患者血压出现异常时，因先排除外因，如袖带过松使橡胶袋呈球状，而使有效的测量面积变窄，致使血压测出值偏高；袖带过紧可使血管在未注入气体之前已受压致使血压测出值偏低等。当发现血压听不清或异常时，除了检查上述因素外应重复测量一次。重复测量时先将袖带内气体驱尽，汞柱降至0点，稍等片刻，再进行第二次测量。如连续加压时间过长，可使机体循环受阻而影响测量数值的准确性。

（二）操作流程

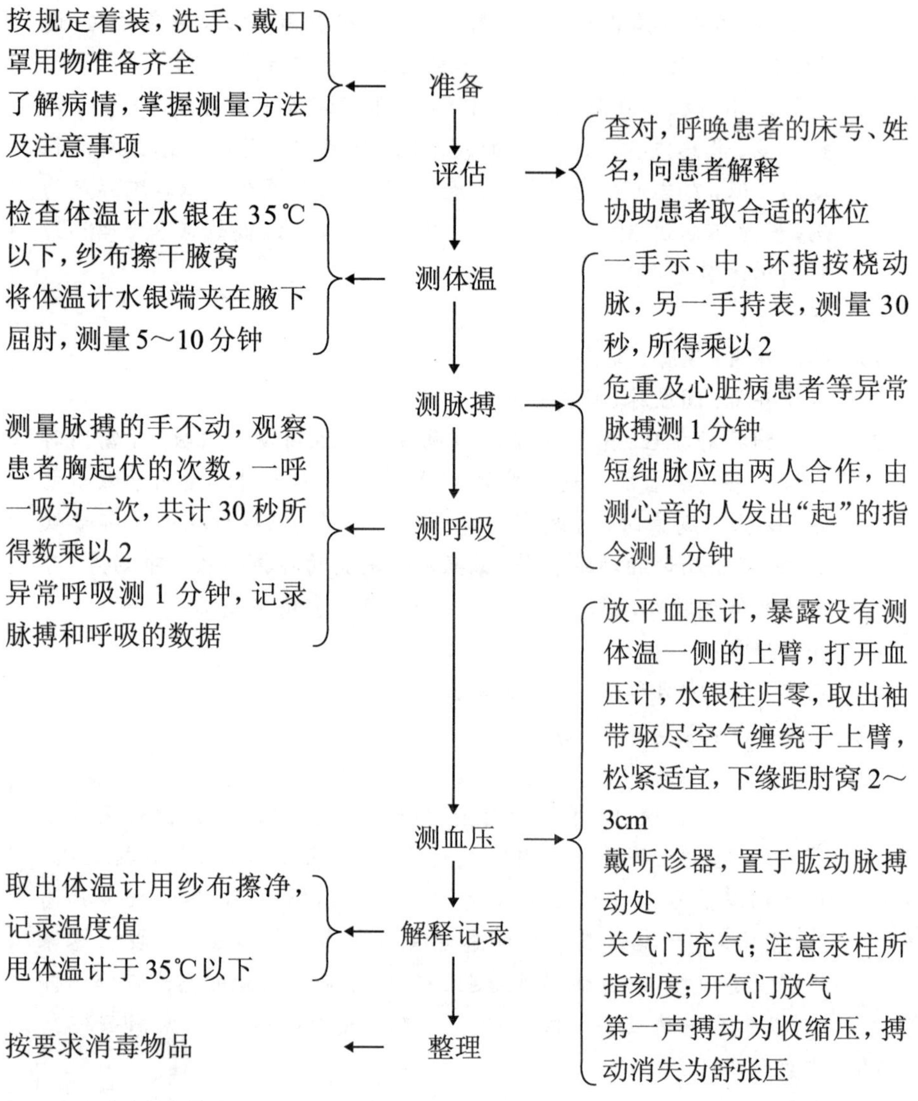

（三）经验分享

1. 测量体温注意事项

（1）测量体温前后，应清点体温计的数量，并检查有无破损。定期检查体温计的准确性。

（2）精神异常、昏迷及小儿不可测口腔温度，以防口温计失落或折断。对不合作者、口鼻手术后或呼吸困难者，不宜测口腔温度。进食、沐浴或面颊部作冷、热敷者，应隔30分钟后方可测口腔温度。给婴幼儿、意识不清或不合作者测量体温时，护理人员应当守护在身旁。

（3）腹泻、直肠或肛门手术患者不宜由直肠测温。坐浴或灌肠后，须间隔3分钟方可直肠测温。

（4）若发现体温与病情不相符合时，要寻找原因，予以复查。

（5）若患者不慎咬破口温计误吞水银时，可立即口服大量蛋白水（或鸡蛋清）或牛奶，使蛋白与汞结合，延缓汞的吸收，直至排至体外。另外蛋白水可黏附于胃黏膜上，起到保护作用。在病情许可的情况下，可服大量粗纤维食物，使水银被包裹而减少吸收。同时粗纤维食物能增加肠蠕动，加速汞的排出。

（6）极度消瘦者不宜测腋温。

2. 测量脉搏的注意事项

（1）测量前应使患者保持安静，如有剧烈运动、情绪紧张或哭闹等情况，应先休息30分钟后再测。

（2）不用拇指诊脉，因拇指小动脉搏动易与患者的脉搏相混淆。

（3）如发现有脉搏短绌，应由两人同时测量脉率及心率1分钟。

3. 测量血压的注意事项

（1）测量前应检查压力表有无破损，汞柱是否保持在“0”点处，水银量是否充足，橡胶管和气球是否漏气。

（2）袖带的宽度要符合规定的要求，过窄可使测得的数据偏高，过宽可使测得的数据偏低，小儿最合适的袖带宽度是上臂直径的1/2～2/3。

（3）测量前应使患者保持安静，劳累或情绪紧张者应休息二十分钟后再测。

（4）若发现血压听不清或异常时，应重复测量，先将袖带内空气驱尽。使水银降至“0”，稍等片刻，再进行测量直到听准为止。

（5）对要求密切观察血压的患者，应尽量做到“四定”及：定时间、定部位、定体位、定血压计。

（6）对偏瘫的患者应测量健侧手臂的血压，因患侧血液循环障碍，不能反映机体血压的正常情况。若衣袖过紧或衣服过多时，应脱掉衣服，以免影响测量结果。

（7）血压计要定期检查，保持性能良好。放置时要平衡不可倒置。袖带须保持清洁，用后空气要放尽，卷平放于盒内固定处。用毕关闭水银槽开关，轻关盒盖，避免玻璃管被压碎。

4. 血压生理现象的影响因素

（1）年龄：血压随年龄的增长而增高，收缩压的升高比舒张压的升高更明显。

（2）性别：女性在更年期前，血压低于男性，在更年期后，血压升高，差别较小。

（3）昼夜和睡眠：傍晚高于清晨；睡眠不佳血压可稍升高。

（4）环境：寒冷血压稍高，高温血压稍低。

（5）体型：高大肥胖者血压较高。

（6）体位：立位大于坐位，坐位大于卧位。

（7）身体不同部位：一般右上肢高于左上肢10～20mmHg；下肢高于上肢20～40mmHg。

（8）其他：情绪紧张、兴奋、运动、吸烟可使血压升高。饮酒、摄盐过多、药物对其也有影响。

5. 测量呼吸的注意事项

（1）呼吸的速率会受到意识的影响，测量时不必告诉患者。

（2）如有患者有紧张、剧烈运动、哭闹等须稳定后再测量。

（3）呼吸不规则的患者及婴儿应当测量1分钟。

二、贫血症状的评估与观察

（一）概念

贫血[1]是指人体外周血红细胞容量减少，低于正常范围下限的一种常见的临床症状，由于红细胞容量测定较复杂，临床上常以血红蛋白（Hb）浓度来代替。我国血液病学专家认为在我国海平面地区，成年男性Hb<120g/L，成年女性Hb<110g/L（非妊娠），孕妇Hb<100g/L就有贫血。

思维提示

贫血的临床表现：

1） 神经系统：头晕、头痛、耳鸣、眼花、注意力不集中、嗜睡等均为贫血的常见表现。晕厥甚至神志模糊可出现于贫血严重或发生急骤者，特别是老年患者。

2） 皮肤黏膜：皮肤、黏膜、结膜苍白。一般认为睑结合膜、手掌大小鱼际及甲床的颜色比较可靠。

3） 呼吸系统：气急或呼吸困难，大都是由于呼吸中枢低氧或高碳酸血症所致。

4） 消化系统：食欲减退、腹部胀气、恶心、便秘等为最多见的症状。

5） 泌尿生殖系统：妇女患者中常有月经失调，如闭经或月经过多。男女性均有性欲减退。贫血严重者可有轻度蛋白尿及尿浓缩功能减低。

因此护士应了解患者的患病及治疗经过，评估与贫血严重程度相关的体征，给予相应的护理。

（二）经验分享

贫血程度的划分标准（表2-1）：

表 2-1　贫血程度划分

贫血的严重程度	血红蛋白浓度	临床表现
轻度	>90g/L	症状轻微
中度	60～90g/L	活动后感心悸气促
重度	30～59g/L	静息状态下仍感心悸气促
极重度	<30g/L	常并发贫血性心脏病

三、出血症状的评估与观察

（一）概述

血小板数目减少及其功能异常、毛细血管脆性或通透性增加、血浆中凝血因子缺乏以及循环血液中抗凝血物质增加，均可导致出血或出血倾向。出血部位可遍及全身，以皮肤[1]、鼻腔、牙龈出血最多见，还可发生关节腔、肌肉和眼底出血。内脏出血多为重症，可表现为消化道出血[2]、泌尿道出血及女性生殖道出血（月经过多）等，严重者可发生颅内出血而危及生命。

思维提示

(1) 皮肤出血程度评估：

1) 淤点：出血面积直径>2mm。

2) 紫癜：出血面积直径为 3～5mm。

3) 淤斑：出血面积直径>5mm。

4) 血肿：片状出血伴有皮肤显著隆起。

(2) 消化道出血评估：询问呕血或黑便发生时间、次数、量及性状。

1) 大便隐血试验阳性提示出血量>5ml。

2) 出现黑便：提示出血量 50～70ml 以上。

3) 出现呕血：提示胃内积血量 250～300ml，一般出血量达血容量的 10%～15% 时，除头晕畏寒外多无血压脉搏等变化。

4) 全身衰竭：出血量>400ml，出血量达到血容量的 20% 以上时，则有头晕、乏力、出汗、四肢冷厥、心慌、脉搏增快等表现。

5) 急性周围循环衰竭：出血量>1000ml，出血量达到血容量的 30% 以上时，出现脉搏细弱、血压下降、呼吸急促、休克等表现。

因此护士在护理患者期间应做到密切观察患者病情变化，注意患者皮肤、黏膜有无损伤，有无内脏或颅内出血的症状和体征。皮肤、黏膜受损出血时，应注意出血的部位、出血量和时间，了解化验结果，监测心率、血压、意识状态等。

(二)经验分享

1. 皮肤出血

(1) 保持床单平整,被褥衣裤轻软整洁。

(2) 保持皮肤清洁,勤剪指甲,避免刮伤。

(3) 注射时穿刺部位交替使用,拔针后局部加压时间宜适当延长。

(4) 定期检查出血部位,注意出血点、淤点、淤斑的消长情况。

2. 鼻出血

(1) 保持室内相对湿度在50%~60%,鼻腔干燥可以用液体石蜡或抗生素软膏局涂。

(2) 勿抠鼻,防止鼻部外伤。

(3) 少量出血时,可用棉球或明胶海绵填塞,局部冷敷。

(4) 出血严重时,尤其是后鼻腔出血可用油纱条做后鼻腔填塞术,加强口腔护理。

3. 口腔出血

(1) 软毛刷刷牙,忌牙签剔牙。

(2) 进食清淡、少渣软食,避免食用油炸食品或质硬含骨刺的食物,保持口腔清洁,加强漱口。

(3) 牙龈渗血,可用肾上腺素稀释液含漱。

4. 关节腔深部组织出血

(1) 减少局部活动量。

(2) 一旦出血,立即停止活动,卧床休息,抬高患肢并固定于功能位。

(3) 出血早期局部冰袋冷敷,使出血局限,可采取绷带压迫止血,测量血肿范围记录。

(4) 出血后期,应改为热敷,以利于淤血消散。

5. 内脏出血

(1) 消化道小量出血者,可进食温凉流质饮食。大量出血应禁食,建立静脉输液通路。

(2) 备血,做好输血准备,输液通路通畅,保证药物、液体和血液制品的及时输入。

(3) 准确记录出入量。

6. 眼底颅内出血

(1) 眼底出血时,应减少活动,尽量让患者卧床休息,嘱患者不要揉擦眼睛,以免引起再出血。

(2) 观察患者有无视力模糊、头晕、头痛、呼吸急促、喷射性呕吐、甚至昏迷等颅内出血征兆,观察患者的生命特征、意识状态及瞳孔大小。发现异常及时与医生联系，并协助处理。

（3）出现呕吐时，立即头偏向一侧，清除呕吐物及口腔分泌物，保持呼吸道通畅。

（4）吸氧；按医嘱快速静滴20%甘露醇、50%葡萄糖液、地塞米松、呋塞米等，以降低颅内压。

四、机体感染症状的评估与观察

（一）概述

感染是指病原体侵入人体并在体内（包括胃肠道）繁殖的病理现象。感染后可引起组织损伤，导致不同的临床现象[1]。病原体侵入人体后，人体对之产生免疫应答。由于人体防御能力的强弱不同，侵入人体的病原体的数量和毒力不同，因此斗争的表现也有所不同。血液病患者由于白细胞数减少或功能缺陷、免疫抑制剂的应用以及贫血或营养不良等导致机体抵抗力下降、继发各种感染。

思维提示

感染部位常见于呼吸道、泌尿道、口腔黏膜及肛周皮肤，重者并可发败血症。

1）肺部感染：判断肺部感染主要依据临床表现和胸片，其发生率在医院感染中约占23.3%～42%。肺部感染对危重患者、免疫抑制状态患者及免疫力衰弱等患者的威胁性大，病死率可达30%～50%。

2）尿路感染：我国统计，尿路感染的发生率在医院感染中约占20.8%～31.7%，66%～86%尿路感染的发生与导尿管的使用有关。

3）伤口感染：包括外科手术及外伤性事件中的伤口感染，判断伤口感染主要看伤口及附近组织有无炎性反应或出现脓液，细菌培养可明确诊断。据统计，伤口感染发生率在医院感染中约占25%。

4）皮肤及其他部位感染：患者在住院期间可发生皮肤或皮下组织化脓、各种皮炎、压疮感染、菌血症、静脉导管及针头穿刺部位感染、子宫内膜感染、腹内感染等。住院患者中凡有气管插管、多次手术或延长手术时间、留置导尿、应用化疗、放疗、免疫抑制剂者，以及老年患者，均应视为预防医院感染的重点对象。

因此护士应了解患者有无感染的诱因，如过度疲劳、受凉、与感染性疾病患者接触史、皮肤黏膜损伤、肛裂、各种治疗与导管的放置等，评估患者感染的部位，提供相应的护理。

（二）经验分享

预防感染的措施

（1）保护性隔离：白血病患者应与其他病种患者分开居住，以免交叉感染。粒细胞及免疫功能明显低下者，应置单人病室，有条件者置于无菌层流室或单人无菌层流床。普通病室或单人病室需定期进行消毒。限制探视者的人数及次数，工作人员及探视者在接触患者之前要洗手，规范着装。

（2）注意个人卫生：保持口腔清洁，进食前后用漱口液漱口。如有黏膜真菌感染可用两性霉素B稀释液含漱。勤换衣裤，每日沐浴有利于汗液排泄，减少发生毛囊炎和皮肤脓肿形成。保持大便通畅，便后用温水清洁肛门，以防止肛周脓肿形成。

（3）观察感染早期表现：每天检查口腔及咽喉部，有无牙龈肿胀，咽红、吞咽疼痛感，皮肤有无破损、红肿，外阴、肛周有无异常改变。

（4）饮食护理：鼓励患者进食，选用高蛋白、高热量、富含维生素的清淡饮食，以加强营养，提高机体抵抗力。有感染存在或发热时，应鼓励患者多饮水，以补充水分的消耗。指导患者注意饮食卫生，不吃生冷不洁食物，水果削皮后切成小块食用，必要时制成水果羹，以防止胃肠道感染。

（5）用药护理：遵医嘱局部或全身用抗生素治疗，给药时间和药量要准确，确保有效的血药浓度，同时注意用药反应。

（6）体温过高：卧床休息，减少机体的消耗。补充营养和液体，指导患者摄取足够的水分，每天至少2000ml以上，必要时遵医嘱静脉补液，维持水和电解质平衡。可给予物理降温或遵医嘱药物降温，禁用酒精擦浴，降温过程中出汗多，应及时擦干皮肤，随时更换衣物，保持皮肤、床单位清洁、干燥。

第二章 护理实施技术

一、口腔护理技术

（一）操作目的

1. 保持口腔清洁，预防或减少口腔感染的发生；
2. 观察口腔内的变化，提供病情变化的信息；
3. 促进患者舒适。

思维提示

（1）白血病是临床上常见的一种造血系统恶性肿瘤，白血病患者在疾病发展过程中常伴有发热、脱水等，使口腔唾液浓缩、变稠，口腔黏膜清洁作用丧失，自洁能力下降，细菌迅速繁殖并分解糖类，使堆积于齿缘软垢以及嵌塞于牙间隙和龋齿内的食物发酵腐败，产生吲哚、硫氢基和氨类物质等，引起口腔肿胀、溃疡、糜烂。我们在临床护理工作中深刻体会到做好白血病患者的口腔护理，不仅能够保持口腔的清洁，消除口腔异味，使患者感到舒适，增进食欲，而且能增加抗病能力，可预防和减少口腔并发症的发生。因此，患者用药期间护士应密切关注其口腔黏膜情况，积极采取措施，减少口腔疾患的发生。

（二）操作流程

1. 环境准备　病室光线适宜，清洁，定期消毒
2. 护士准备　修剪指甲，洗手戴口罩
3. 用物准备　一次性弯盘、水杯、pH 试纸、石蜡油、棉棒、漱口液、一次性垫布、电筒等

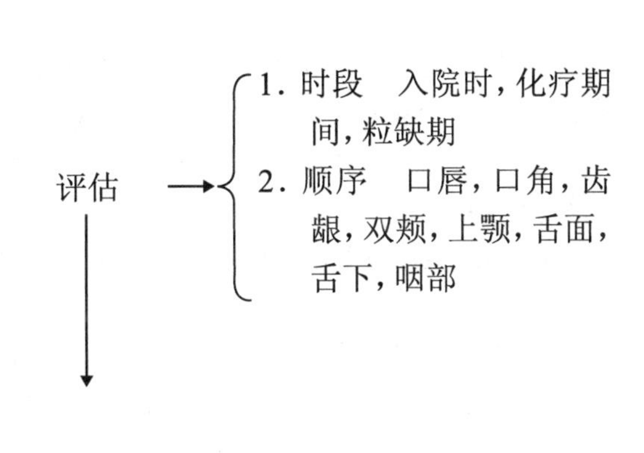

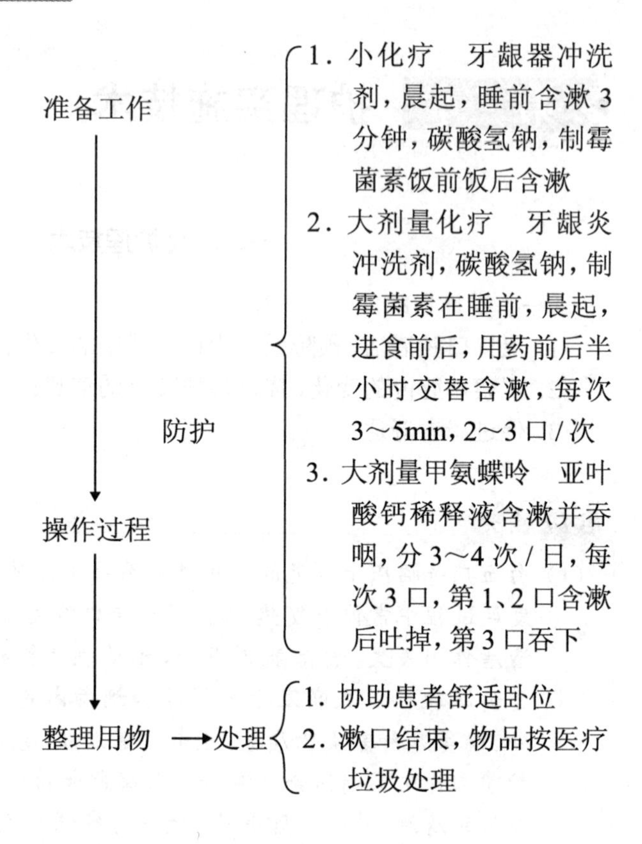

（三）经验分享

1. 口腔感染的临床表现及其发生的机制

（1）临床表现：牙龈增生、肿胀、触痛，也可蔓延到咽部、扁桃体等部位，口腔局部黏膜显苍白或充血，伴有疼痛性的隆起或破溃。

（2）机制

1）强烈的化疗可加重白血病患者的细胞和体液免疫功能缺陷，引发严重感染。

2）细胞毒药物易导致口腔的生理屏障受损，引起口腔炎、舌炎、咽炎，原有的致病菌可通过上述创面引起局部或全身的感染。

3）化疗药物对黏膜上皮细胞的直接损伤作用，通过抑制DNA合成而影响细胞再生、成熟和修复过程，引起口腔黏膜溃疡。

4）化疗后骨髓造血功能受抑，常伴有中性粒细胞减少，造成口腔局部感染。

5）化疗后由于胃肠道毒副作用使患者饮水、进食减少，口腔内寄生的正常菌群大量繁殖，口腔自洁作用减弱，产生吲哚、硫氢基、胺类等破坏口腔内环境，导致口腔黏膜受损而形成溃疡。

6）由于大量抗生素及糖皮质激素的应用，使口腔正常菌群受抑，某些致病菌、真菌异常繁殖，引起口腔溃疡感染。

7）有研究证实早期口腔溃疡与单纯性疱疹病毒I型有关，为机体内潜伏病菌被激活所致。

2．常用口腔护理液的用途

（1）饱和生理盐水：缓解口腔黏膜水肿。

（2）4%碳酸氢钠漱口液：改变口腔pH值，使口腔成碱性环境预防真菌感染。

（3）制霉菌素漱口液：用制霉菌素5片研磨成粉后用生理盐水化开，可用于预防和治疗口腔真菌感染。

（4）亚叶酸钙漱口液：大剂量甲氨蝶呤（MTX）化疗患者由于MTX阻断二氢叶酸还原酶易导致DNA合成障碍，使口腔黏膜严重破坏，继发黏膜炎，故常规口腔护理外，要加用亚叶酸钙漱口液含漱及吞服。

（5）贝复剂：促进上皮细胞增生和黏膜组织修复。

（6）口腔溃疡糊：可使口腔黏膜表面麻醉，缓解疼痛，保护创面。

（7）牙龈炎冲洗器：广谱抗细菌和病毒。

（8）碘伏液：碘和表面活性剂结合而成的水溶液，对细菌、真菌、病毒、原虫有广谱杀菌作用并能持续较长作用。

3．漱口方法　教会正确的漱口方法：漱口液含在口中流动震荡、冲击，同时用舌在齿、颊、腭各方面搅动，使漱口液充分和口腔黏膜接触。漱口时间不应小于三分钟。

4．常见口腔问题的处理方法

（1）口腔黏膜水肿：饭后半小时使用饱和生理盐水含漱3～5分钟/次，紫草泡水饮用。

（2）口腔出血：齿龈渗血者使用无菌棉球或吸收性明胶海绵局部压迫止血，或用2%碘甘油涂于齿龈边缘处，有消炎止痛和止血作用。去甲肾上腺素稀释液、云南白药对口腔出血均有效。口腔黏膜及舌部有多个血泡者，口腔护理动作应轻柔，用冰水和冰盐水漱口可使血管收缩减少出血。严重出血者，血小板较低者应及时输入血小板悬液。

（3）口腔溃疡：

1）破溃表浅者，用含0.25%有效碘无痛碘棉球湿敷、贝复剂局喷、口腔溃疡糊局涂、微波照射2次/天。

2）破溃深者用2%过氧化氢溶液清洁溃疡周围皮肤后，用生理盐水清洁溃疡部位，用含0.25%有效碘的无痛碘棉球湿敷2～3次/天、康复新液棉球湿敷2～3次/天、贝复剂局喷、口腔溃疡糊局涂、微波照射2～3次/天。

（4）口腔疱疹：阿昔洛韦软膏局涂 tid，遵医嘱静脉或口服抗病毒药；0.25% 有效碘的无痛碘湿敷 Bid。

（5）口腔透明小水泡：阿昔洛韦 0.25g 加入生理盐水 250ml 稀释后分次漱口，遵医嘱静脉或口服抗病毒药。

（6）牙龈红肿：碘甘油棉球局敷 2～3 次 / 天、替硝唑漱口液漱口。

（7）舌苔白膜或者舌苔发黑厚腻：用棉棒蘸取制霉菌素漱口液轻刮舌苔、两性霉素 B25mg 用 5% 葡萄糖注射液 10ml 化开后浸湿小纱布，分次咀嚼，5～10 分钟后吐掉。

二、肛周护理技术

（一）操作目的

预防和减少肛周疾患的发生。

思维提示

（1）大剂量化疗后骨髓受到抑制，中性粒细胞减少；免疫抑制剂和糖皮质激素的运用，患者抵抗力和免疫力急剧下降，肛门作为机体消化道排泄物的出口，括约肌形成皱褶的特殊解剖结构，为细菌的藏匿提供了有利条件。因此肛周是感染的高发部位，部分患者可发生脓肿、败血症等严重情况。床位护士每日观察患者排便及肛周情况，做好患者的宣教工作，加强肛周护理，预防和减少肛周感染的发生。

（二）操作流程

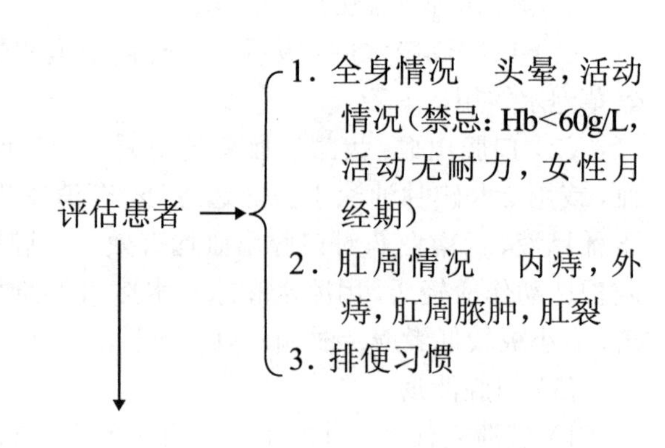

1．环境准备　病室光线适宜，清洁，温度 22～24℃
2．护士准备　修剪指甲，洗手戴口罩
3．用物准备　水（40℃）2000ml，0.5% 碘伏液或消炎坐浴散，盆，毛巾

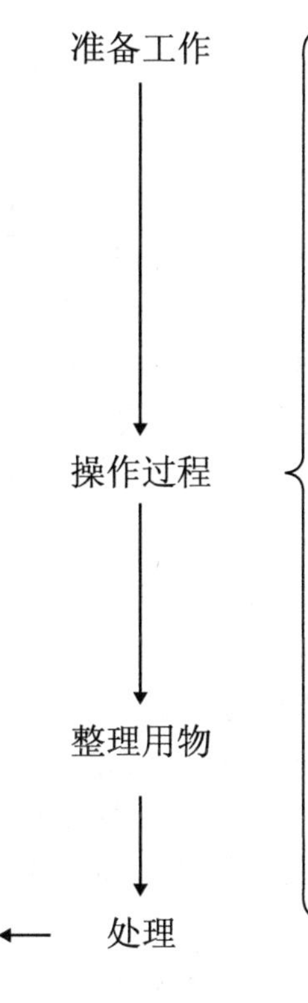

1．坐浴水配制 量杯量取温开水2000ml于盆内，加入5%碘伏5ml或消炎坐浴散1份，温度40～45℃为宜
2．坐浴盆放在坐浴凳上。协助患者下床，指导患者身体前倾，趴在床边，将臀部浸入坐浴水中，坐浴15～30分钟
3．指导其尽量分开肛门，并反复做收缩－放松盆底肌动作
4．坐浴过程中严密观察病情，发生眩晕、心悸等不适，立即停止坐浴，卧床休息

1．干毛巾擦拭肛周，更换清洁衣裤，卧床休息
2．盆、毛巾清洁晾干备用

（三）经验分享

1．常见肛周问题的护理方法：

（1）肛周发红、触痛：每日评估肛周情况，予无痛碘纱布湿敷肛周Bid，20～30分钟/次，微波照射Bid，20分钟/次，疼痛明显时加入2%利多卡因5ml局部湿敷。

（2）肛周脓肿：每日评估肛周情况，予无痛碘纱布湿敷肛周20～30分钟，微波照射Bid，20分钟/次。

（3）肛周破溃：每日评估，予贝复剂加无痛碘湿敷Bid，20～30分钟/次，卵磷脂局涂，微波照射Bid，20分钟/次。

（4）肛周内外痔：无痛碘纱布湿敷Bid，20～30分钟/次，马应龙痔疮膏局涂。

2．预防便秘 白血病患者由于贫血头晕、消瘦乏力活动减少，尤其是年老体弱、极度消耗恶病质患者，长期卧床致肠蠕动缓慢，加之化疗引起的消化道反应，不能正常饮食，容易导致便秘。指导患者多饮水，饮食细软易消化，多进新鲜卫生蔬菜水果，根据病情适当运动，每天按摩下腹部2～3次，将两手搓热放在以脐部为中心的腹壁上，按回盲部→升结肠→横结肠→降结肠→乙状结肠顺序按摩，每次10分钟，促进肠蠕动，有助于粪便排出。

三、静脉治疗护理技术

（一）操作目的

静脉输液[1]是临床给药的常用途径，通过静脉输液以达到纠正水、电解质失衡，维持酸碱平衡，补充营养，维持热量，输入药物，治疗疾病，增加循环血量，改善微循环，维持血压的目的。诸多药物由于酸碱度、渗透压及理化特性的因素，可能会导致患者出现静脉炎、血栓、化疗液体外渗导致周围组织炎症、坏死等情况，使用静脉导管进行输液治疗可有效保护患者静脉，通过科学的静脉治疗护理技术以预防静脉治疗相关并发症[2]。

思维提示

（1）选择合适的静脉通路：

1）静脉留置针：用于短期输液治疗；非化疗药物及等渗液体、等渗药物。

2）PICC：肿瘤患者行静脉化疗，输注高渗、黏稠度高的药物；需长期补液的患者；静脉高营养（TPN）支持治疗的患者；使用静脉微量注射泵治疗的患者；需反复采血、输注血制品治疗的患者；进行造血干细胞移植的患者等。

（2）观察并发症，采用有效的处理方法：

1）静脉炎：患肢抬高制动；局部治疗：局部湿敷（50%硫酸镁、碘伏），局部涂抹喜疗妥软膏、水胶体膜等敷料局贴，同时结合理疗（如微波照射）等方法进行处理。

2）感染：抽取外周及导管血培养送检，排除其他相关性感染原因，对症治疗。一旦明确为导管源性感染予以拔除导管。

3）堵塞：需要鉴别堵管原因，针对不同原因予以处理。

①不完全堵管：输液速度减慢，但是液体仍可缓慢滴注，发现后立即用生理盐水脉冲式冲管。如若无法缓解，可经验性使用5000μ/ml尿激酶，注入0.5～0.6ml保留在导管内。20～30分钟后，予回抽，弃去保留在导管内的药液，然后用10ml以上的生理盐水进行脉冲式冲管。

②完全堵管：a. 血栓性堵管，按照不完全堵管处理方法进行溶栓再通。b. 非血栓性堵塞：如为脂肪沉淀，可用氢化可的松注射液缓慢灌注0.5～0.6ml，保留一小时，后予以回抽，再通后予以生理盐水脉冲式冲管。如为药物沉淀，需根据药物pH值选择相应的拮抗剂，如：碳酸氢钠或盐酸，缓慢灌注并保留一定时间后，再通后予以生理盐水脉冲式冲管。

（二）操作流程

物品准备：
1. 护士　洗手，戴口罩、帽子，必要时戴手套
2. 病人　排尿，体位舒适
3. 环境　清洁，温度适宜
4. 用物　输注药液（加药者与核对者双人签名）、输液皮管、单头无针输液器延长管（以下简称延长管）、10ml 生理盐水、输液执行单、挂表、输液盘（酒精棉片、安尔碘、棉签、弯盘、纸胶布）

↓

评估：
- PICC：敷料固定情况
- 患者体位、输液架
- 浅静脉留置：敷料固定情况、留置时间

↓

操作方法：
1. 备齐用物至病房，严格三查七对。
2. 针筒连接延长管，排气备用。
3. 输液皮管插入输液袋，排气，检查无气泡后将输液皮管挂在输液架上。
4. 解开包好的无针输液器，酒精棉片旋转摩擦无针输液器 15～20 秒。
5. 延长管与无针输液器连接。
6. 抽回血，10ml 生理盐水脉冲式冲管。
7. 延长管与输液皮管连接，连接处胶布固定。
8. 打开调节器调节补液滴数。
9. 清洁纱布包好无针输液器接口处。
10. 再次核对后，签输液执行单。

↓

补液结束封管：断开无针输液器与延长管，10ml 导管冲洗器脉冲式冲管（巴德 PICC），剩余 2ml 做正压封管，如为 BD 导管则在生理盐水脉冲式冲管后 2ml 肝素稀释液正压封管，留置针则只需 5ml 导管冲洗器封管

↓

整理用物：妥善处理延长管和输液皮管，按医疗垃圾处理

↓

处理

（三）经验分享

1. 静脉炎分级（5 级）：

0 级：没有症状。

1 级：输液部位发红，有或不伴疼痛。

2 级：输液部位疼痛伴有发红和（或）水肿。

3 级：输液部位疼痛伴有发红和（或）水肿，条索样物形成，可触摸到条索状静脉。

4 级：输液部位疼痛伴有发红和（或）水肿，条索样物形成，可触摸到条索状静脉>2.5cm，有脓液渗出。

四、胃肠道反应护理技术

（一）操作目的

预防及减轻化疗引起的胃肠道反应，保证化疗的顺利进行。

思维提示

消化道的反应通常较骨髓抑制出现得早。很多药物都可引起不同程度、不同类型的消化道反应，可直接由药物刺激引起，也可由于药物对消化道黏膜修补增生抑制引起，还有一部分是通过非自主神经系统而引起。胃肠道不良反应可以是口干、恶心、呕吐、腹痛、腹泻、甚至是血性腹泻，其中恶心呕吐是化疗药物引起的最常见的反应，严重的呕吐可导致脱水、电解质失调、衰弱和体重减轻，并因进食受到影响而造成负氮平衡，从而削弱患者对化疗药物的耐受性，可能导致患者拒绝化疗。因此，患者用药期间护士应密切观察患者消化道反应情况，积极采取措施预防和缓解恶心、呕吐、腹泻、便秘等症状，促进舒适。

（二）操作流程

性别、年龄、既往史、体质、心理 → 评估 ↓

1. 环境　安静，整洁，轻松，舒适，放舒缓音乐
2. 避免污物，药物，食物刺激
3. 化疗时间安排最好安排在餐后 3～4 小时

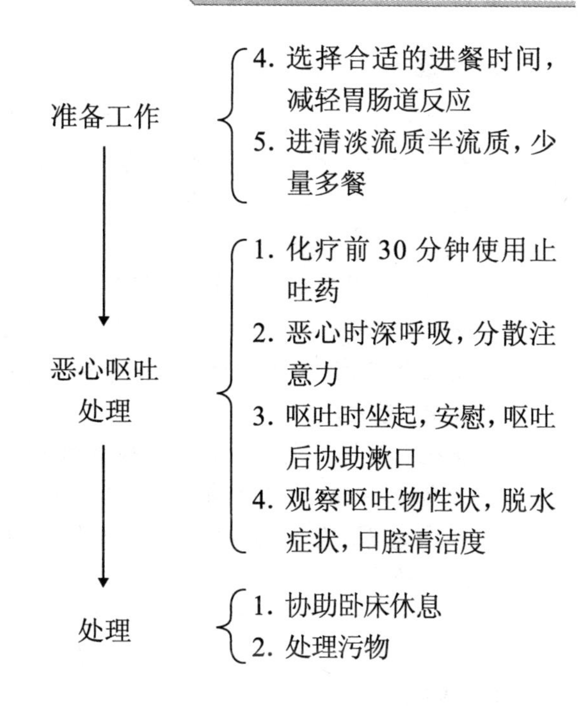

（三）经验分享

1. 观察生命体征，观察患者有无乏力、口渴、皮肤黏膜干燥，弹性减低等症状，注意观察呕吐的特点，记录呕吐的量、次数、性质、颜色及气味，注意预防直立性低血压和因持续性呕吐大量的胃液丢失而发生代谢性碱中毒。

2. 准确记录出入量，定期观察尿比重、体重的变化，积极补充水分和电解质。

3. 遵医嘱应用止吐剂，密切观察病情，关注止吐药物不良反应，如中枢神经系统抑制，出现头晕、嗜睡等，并给予相应处理。

4. 患者呕吐时注意将其头偏向一侧，以免误吸，及时清除污物，保持病房清洁干净，给患者提供一个舒适的环境。

5. 注意患者的心理疏导工作，应用放松术，引导患者转移注意力，减少呕吐发生。

五、患者安全送检和转运护理技术

（一）操作目的

护送患者外出完成各种检查、治疗，全程保障患者安全。

思维提示

（1）观察病情变化：危重患者送检或转运过程中护士全程陪同，尽量站在患者的头侧，随时严密观察患者的生命体征变化，重视患者的主诉，及时发现问题及时处理。

（2）保持呼吸道通畅。

（3）保持各种管道通畅，固定良好防止脱出。

（4）保暖和安全：注意全身保暖，特别是冬天防止受凉。搬运患者时，注意动作轻稳，协调一致，防止平车、轮椅撞门、墙等物品，确保患者安全、舒适。

（5）护送人员将患者运送到相关检查科室后，与检查科室的医护人员进行交接，告知患者的病情、生命体征、用药情况、特殊治疗措施、患者的心理状态等，按检查要求协助共同安置患者，摆放检查体位，固定各种管道。

（二）操作流程

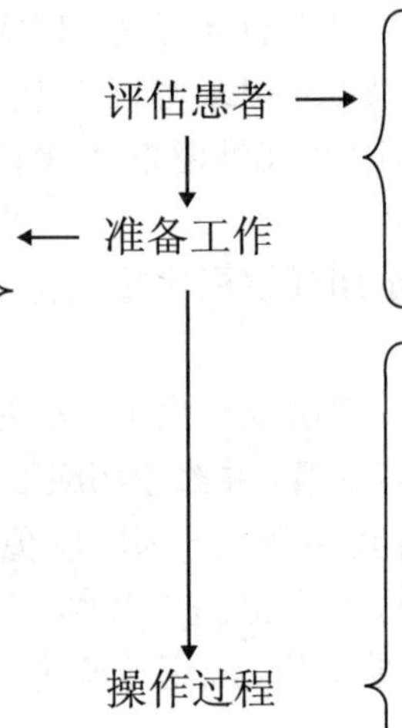

评估患者：

1. 评估病人的病情、生命体征等是否适合外出检查或转运
2. 危重病人外出应与医生一同护送

准备工作：

1. 环境评估　选择无雨天外出；紧急情况下做好防雨措施
2. 医生护士准备　确认检查项目，时间，迁入病区的护士做好迎接患者的准备
3. 用物准备　平车（轮椅）必要时备简易呼吸器、急救药品等

操作过程：

1. 备好轮椅或平车置病人床前，再次三查七对并解释
2. 协助患者穿衣，戴好口罩帽子
3. 安置病人至轮椅或平车，有导管者妥善固定，冬天需做好保暖工作
4. 安排一名护工推车，与一名医生一起护送患者，途中密切观察患者病情变化

5. 外出检查　检查过程中观察患者病情变化，出现异常及时处理。检查结束护送患者返回病房，安置舒适体位

6. 转运　与新迁入病区护士交接患者的病情、生命体征、用药情况、特殊治疗等。交接结束携用物返回病房

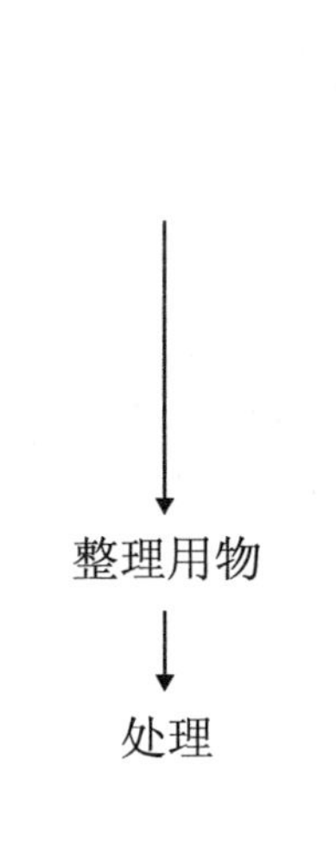

平车（或轮椅）擦拭干净放置库房，其他备用的急救物品归位放置备用

（三）经验分享

1. 禁止转运的指征

（1）心跳呼吸停止。

（2）有紧急插管指征，但未插管的。

（3）血液流动学极其不稳定，但未使用药物。

2. 患者外出检查的注意事项

（1）向患者及其家属解释检查的目的、注意事项，取得患者及家属的同意。

（2）对于外出检查的患者，护士与医生必须一起评估患者的病情，有无潜在危险因素，途中可能出现的潜在性安全隐患，医生是否必须一起同行等。

（3）如果患者生命体征不稳定，而又必须进行诊断性检查及治疗时，医生必须向患者及家属告知外出检查过程中可能出现的病情变化及所存在的风险，待患者及家属签字同意后，医生、护士才能共同陪同患者外出检查。

六、床上洗头护理技术

（一）操作目的

保持头发清洁，刺激头部血液循环，使患者舒适、美观，促进身心健康。

思维提示

（1）头皮是孕育和滋养头发的土壤，头皮不健康将直接或间接影响头发的状态。与身体其他区域的皮肤相比，头皮有其独特而明显的特征。头皮表皮角化及更新速度比较快，约是身体其他部位的两倍。大部分头皮的角质层都比颈部皮肤的厚。头皮兼有各种高度活性

思维提示

的皮肤附属器（皮脂腺、汗腺）。这些附属器每日分泌较多的水、电解质、氨基酸及脂类，为共栖菌群源源不断地提供能量。头发表面覆盖相互重叠的4～5层毛小皮及纤维，表面具有多孔性使得污物容易残留。这些污染物是来源于头皮的角质碎屑。

（2）通过洗头能去除微生物以及污垢，使头发清洁，防止细菌繁殖，减少感染机会，并能按摩头皮，刺激头部血液循环，促进头发的生长和代谢。

（二）操作流程

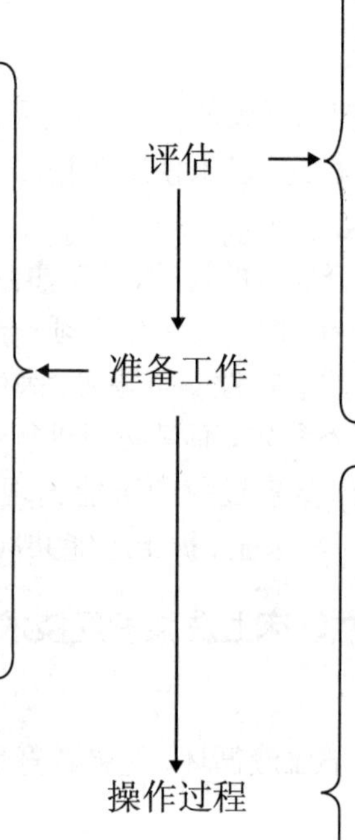

评估 →
1. 病人的病情、自理能力、合作程度、头发卫生状况，有无虱、虮及头皮损伤情况
2. 病人习惯使用的水温、洗发液等
3. 根据病人的需求，协助排尿
4. 病人的心理反应及理解程度，讲解操作目的

准备工作 →
1. 环境准备　移开床旁桌椅，关闭门窗，调节室温
2. 护士准备　修剪指甲，洗手，戴口罩
3. 用物准备　洗头车、洗头盆、电吹风、洗发液、棉球、纱布、梳子、毛巾、一次性垫布、水温计、水壶或清洁水桶内存40～42℃水15000ml、污水桶、病员服

操作过程
1. 携带用物至床边，再次核对病人并解释
2. 病人取舒适体位，解领扣，向内反折衣领，病人去枕，头颈部垫一次性垫布，毛巾围于颈部，别针固定；洗头盆垫于颈部卧于床上，塑料管连接洗头盆及污水桶
3. 洗发　棉球塞两耳，纱布遮盖双眼；湿润头发；涂洗发液反复揉搓；冲洗干净

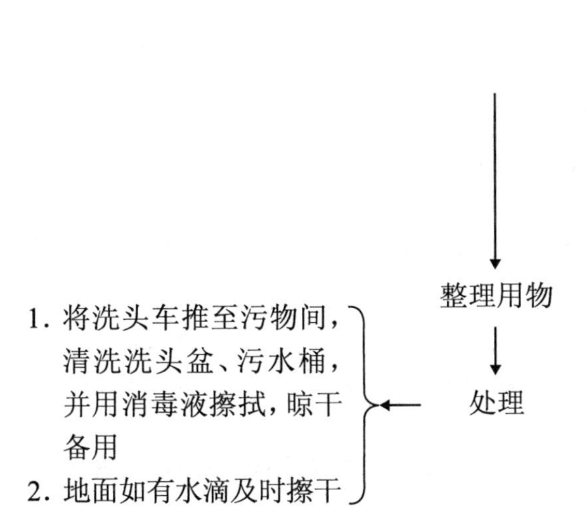

（三）经验分享

1. 洗头一般安排在下午患者午睡过后进行，协助患者排空大小便，打开随身听，让患者听舒缓轻柔的音乐。国内外研究表明，患者倾听温馨舒缓的音乐，能缓和交感神经的过度紧张，促使情绪镇静，减轻压力反应，达到宣泄感情、放松的效果，让患者在愉快舒适氛围中配合操作者完成治疗。

2. 洗头时应用节力原则，洗头时间不宜过长，并防止水流入患者的眼及耳内，用指腹按摩头皮，避免指甲接触头皮，及时擦干头发，避免沾湿衣服和床铺，如有潮湿需及时更换，防止受凉。洗头时密切观察病情变化，如出现面色、脉搏、呼吸异常时立即停止操作，并通知医师，给予处理。洗头结束后及时擦干面部及头发，必要时可涂润肤霜。

七、静脉输血护理技术

（一）操作目的

1. 补充血容量，改善血液循环，保证人体重要脏器的血液供应。
2. 补充红细胞，纠正贫血，提高血液携氧能力，改善机体缺氧状况。
3. 补充各种凝血因子、血小板、改善凝血功能。
4. 补充抗体及白细胞，增强机体抵抗力。
5. 增加蛋白质，纠正低蛋白血症。

思维提示

在血液病患者治疗过程中输注血液制品，是治疗的重要措施之一。

(1) 对于大量出血超过1000ml的休克患者，通过及时输血，补充血容量，以增加有效循环血量，提升血压，增加心输出量，促进循环。

(2) 对于贫血、血红蛋白过低者，通过输注红细胞，以增加血红蛋白含量，促进携氧功能。

(3) 对于凝血功能障碍的患者，通过输注血小板和各种凝血因子，有助于止血，减少重要脏器出血。

(4) 对于严重感染的患者，通过输入抗体、补体，以增强机体免疫能力。

(5) 对于低蛋白血症患者，通过输入白蛋白，维持胶体渗透压，减轻组织液渗出和水肿。

输血有诸多不良反应，护士在执行输血操作时严格执行三查八对，密切观察输血反应，发现问题及时处理。

（二）操作流程

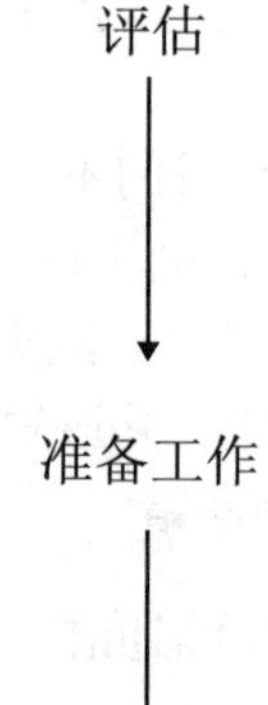

评估：

1. 确认患者已签署输血同意书
2. 病人的年龄、病情、穿刺部位的皮肤、血管状况及肢体活动度
3. 病人的血型、输血史及过敏史
4. 病人的心理状态及合作程度

准备工作：

1. 护士准备　洗手，戴口罩，帽子，必要时戴手套
2. 环境准备　清洁，温度适宜
3. 病人准备　排尿，穿刺肢体保暖
4. 输血前血液准备

1)备血：

a) 双人核对医嘱及真空采血管上的条形码后双人到床边核对条形码与患者信息，抽取血标本

b) 双签名于真空采血管上，将血样与已填写的输血申请单一起送至血库

操作过程：

1. 血制品至病房后，双人交叉核对病历、医嘱、血袋与输血单上的内容
2. 建立静脉通路，生理盐水维持通路并遵医嘱使用抗过敏药物
3. 双人携带病历至床边，核对患者身份，再双人交叉核对“三查”“八对”内容

2）取血：工作人员凭取血单与血库人员共同做好“三查”、“八对”。三查：血液的有效期、质量、输血装置是否完好。八对：受血者姓名、床号、住院号、血型（包括RH因子）、血液成分、用血量、交叉配血试验结果、编号。查对无误在交叉配血单上签名

5. 用物准备 治疗盘（止血带、棉签、安尔碘、一次性输血器、胶布、弯盘）、血制品、生理盐水、输液卡、血型卡、输液架、必要时可备静脉留置针一套

4. 确定无误后，以手腕旋转动作将血袋内血液轻轻摇匀后进行输注

5. 调节滴速15～20滴/分，双人再次核对床号、姓名、血型，在输血单上双签名，挂上血型卡

6. 观察15分种无反应后根据病情、年龄、血液成分调整滴速，一般成年人40～60滴/分，对儿童、年老体弱心肺疾患者速度宜慢

7. 向患者及家属解释有关注意事项，呼叫器放于易取处

8. 输血过程中严密观察病人的情况，发现异常及时汇报处理

9. 输血完毕继续输入少量生理盐水将输血管路内血制品全部输入

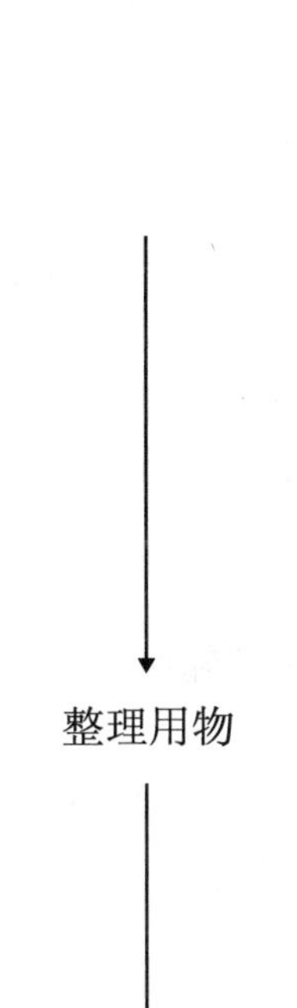

整理用物

1. 血袋外注明结束时间，保留24小时，以备必要时送检
2. 书写输血记录
3. 粘贴输血单于病历

终末处理

（三）经验分享

1. 安全输血

（1）严格遵守无菌技术原则和操作规程。禁止同时采集两位患者的血标本。

（2）严格执行查对制度，确保输血治疗准确无误。取血时和输血前、中、后必须由两名专业人员按要求逐项三查八对，确保输入血液准确无误。

（3）防血液凝集或溶血、变质，输血中须做到：

1）血液从血库取出后，勿剧烈震动，输血前轻轻摇匀，以免红细胞大量破裂而引起溶血。

2）库血不能加温，以免血浆蛋白凝固变性而引起反应。

3）血液内不得加入其他药物。

4）血液自血库取出后应在30分内输入。

5）输血前后及输注两个以上供血者的血液时，应间隔输入少量生理盐水，前者避免浪费血液，后者以防两个供血者的血液发生凝集反应。

（4）输血过程加强巡视，严密观察患者情况，发生输血反应及时处理。

2. 常见的输血反应与防治措施　输血反应是指在输血过程中或输血后，受血者发生了与原来的疾病不能解释的症状和体征。

（1）发热反应：是输血中最常见的反应。

1）原因：①可由致热源污染引起，如保养液或输血用具被致热源污染；②受血者在输血后产生白细胞抗体和血小板抗体所致的免疫反应；③违反操作原则，造成污染。

2）症状：可在输血中或输血后1～2h内发生，有畏寒或寒战、发热，体温可达40℃，伴有皮肤潮红、头痛、恶心、呕吐等，症状持续1～2h后缓解。

3）防治

预防：严格管理血库保养液和输血用具，有效预防致热源，严格执行无菌操作。

处理：反应轻者，减慢滴数对症处理，反应严重者停止输血，密切观察生命体征，通知医生，按医嘱给予解热镇痛药和抗过敏药物，配合积极抢救。

（2）过敏反应

1）原因：①患者是过敏体质，输入血中的异体蛋白与过敏机体的蛋白质结合，形成完全抗原而致敏；②献血员在献血前用过可致敏的药物或食物，使输入血液中含致敏物质；③多次输血者体内产生过敏性抗体。

2）症状：大多数患者发生在输血后期或将结束时。表现轻重不一，轻者出现皮肤瘙痒、荨麻疹、中度血管性水肿（表现为眼睑、口唇水肿）；重者因喉头水肿出现呼吸困难，两肺闻及哮鸣音，甚至发生过敏性休克。

3）防治

预防：勿选用有过敏史的献血员；献血员在采血前4小时内不吃高蛋白和高脂肪食物，宜用少量清淡饮食或糖水。

处理：过敏反应时，轻者减慢输血速度，继续观察，重者立即停止输血。呼吸困难者给予吸氧，严重喉头水肿者行气管切开，循环衰竭者应给予抗休克治疗。根据医嘱给予0.1%肾上腺素0.5～1ml皮下注射，或用抗过敏药物和激素如氢化可的松或地塞米松等。

（3）溶血反应：溶血反应是指输入的红细胞或受血者的红细胞发生异常破坏，而引起的一系列临床症状。为输血中最严重的反应。

1）原因：①输入异型血，多由于ABO血型不相容引起，献血者和受血者血型不符而造成；②输入变质血，输血前红细胞已变质溶解，如血液储存过久、血温过高，输血前将血加热或震荡过剧，血液受细菌污染均可造成溶血；③血中加入高渗或低渗溶液或能影响血液 pH 变化的药物，致使红细胞大量破坏所致；④输入 Rh 因子不同的血液。

2）症状：典型的症状在输入血制品 10～20ml 血后发生，随输入血量增加而加重。开始阶段，由于红细胞凝集成团，阻塞部分小血管，可引起头胀痛、四肢麻木、腰背部剧烈疼痛和胸闷等症状。第二阶段，由于凝集的红细胞发生溶解，大量血红蛋白散布到血浆中，可出现黄疸和血红蛋白尿。同时伴有寒战、高热、呼吸急促和血压下降症状。第三阶段，因大量血红蛋白从血浆中进入肾小管，遇酸性物质变成结晶体，致使肾小管阻塞；又因为血红蛋白的分解产物使肾小管内皮细胞缺血、缺氧而坏死脱落，也导致肾小管阻塞。患者出现少尿、无尿等急性肾衰竭症状，严重者可导致死亡。

3）防治

预防：认真作好血型鉴定和交叉配血试验，输血前仔细查对，杜绝差错。严格执行血液保存规则，不可使用变质血液。

处理：停止输血并通知医生，保留余血，采集患者血标本重做血型鉴定和交叉配血试验；维持静脉通路，供给升压药和其他药物。静脉注射碳酸氢钠碱化尿液，防止血红蛋白结晶阻塞肾小管；双侧腰部封闭，并用热水袋敷双侧肾区，解除肾血管痉挛，保护肾脏；严密观察生命体征和尿量，并做好记录，对少尿、尿闭者，按急性肾功能衰竭处理；出现休克症状，即配合抗休克治疗；Rh 系统血型反应中，一般在一周或更长时间出现反应，体征较轻，有轻度发热伴乏力、血胆红素升高。对此种患者应查明原因，确诊后，尽量避免再次输血。

（4）枸橼酸钠中毒反应

1）原因：大量输血随之输入大量枸橼酸钠，如肝功能不全，枸橼酸钠尚未氧化即和血中游离钙结合而使血钙下降，以致凝血功能障碍、毛细血管张力减低、血管收缩不良和心肌收缩无力等。

2）症状：表现为手足抽搐、出血倾向、血压下降、心率缓慢，心室纤维颤动，甚至发生心跳停止。

3）处理：严密观察患者的反应；输入库血 1000ml 以上时，须按医嘱静脉注射 10% 葡萄糖酸钙 10ml，补充钙离子。

3．ABO 血型不合的异基因造血干细胞移植患者的输血护理

（1）ABO 血型不合的异基因造血干细胞移植患者，需进行输血治疗时，该选择合适血型的血制品（表 2-2，表 2-3）。

表 2-2　ABO 血型不合的异基因造血干细胞移植患者血制品输注选择

血型不合类型	ABO 血型主要不合	ABO 血型次要不合	ABO 血型主次要不合
输红细胞类型	受者血型红细胞 /O 型	O 型红细胞 / 供者型	O 型洗涤红细胞
输 PLT、血浆类型	供者血型的 PLT、血浆 / AB 型	受者血型的 PLT、血浆 /AB 型	AB 型 PLT、血浆

表 2-3　ABO 血型不合的异基因造血干细胞移植患者血制品输注举例

血型不合类型	受者 O 型、供者 A 型	受者 B 型、供者 O 型	受者 A 型、供者 B 型
输红细胞类型	O 型红细胞	O 型红细胞	O 型洗涤红细胞
输 PLT、血浆类型	A 型或 AB 型	B 型或 AB 型	AB 型

（2）ABO 血型不合的异基因造血干细胞移植患者输血反应的预防

1）血液照射：MAP、PLT 输入前均要照射 Go^{60}，以预防输血相关移植物抗宿主病（GVHD），所有含淋巴细胞成分的血制品均需照射 Go^{60}，以灭活淋巴细胞。

2）输入前给予地塞米松 2mg 静脉滴注预防输血反应。

3）血浆置换期间、输入生物调节剂（如 ATG，Rituxin，Camath）或者临床研究用药之前、中、后均不能立即输入红细胞悬液、血小板。

4）避免和一些药物在同一时间段输注，如两性霉素 B、美罗华等。

八、凝血因子制品输注护理技术

（一）操作目的

将凝血因子制品通过静脉输入体内，改善患者凝血功能，预防和控制出血。

思维提示

（1）发生凝血功能障碍的患者应及时给予凝血因子制品输注，以改善患者凝血功能，预防和控制出血，降低关节、组织和脏器功能受损的程度。应根据患者凝血因子基础值、出血严重度、出血部位、是否有抑制物等因素制订治疗方案。护士正确执行医嘱。

（2）融化后的凝血因子制品如因子Ⅷ最不稳定，很容易丧失活性，要用输血器以患者可耐受的最快速度输入；未能及时输用的凝血因子制品不宜在室温下放置过久，不宜放 4℃冰箱，也不宜再冰冻。输注过程中护士应密切关注患者有无输血反应，发现异常及时处理。

（二）操作流程

评估
1. 病人的年龄、病情、穿刺部位的皮肤、血管状况及肢体活动度
2. 病人的输血史及过敏史
3. 病人的心理状态及合作程度

↓

准备工作
1. 签署凝血因子使用知情同意书
2. 介绍使用凝血因子的目的及使用中、使用后注意事项
3. 护士　洗手，戴口罩、帽子，必要时戴手套
4. 病人　排尿，体位舒适
5. 环境　清洁，温度适宜
6. 常规检查　包括肝肾功能、输血全套、血凝常规等
7. 备好输液用物

↓

操作过程
1. 凭治疗申请单领取凝血因子制剂
2. 领药后双人核对床号、姓名、住院号、凝血因子剂量等
3. 建立静脉通路，使用一次性输血管，用生理盐水连接冲管、排气
4. 双人核对，将凝血因子制剂轻轻摇匀后按无菌操作原则进行输注
5. 起始输注速度缓慢滴注 20～30 滴 / 分，观察 15 分钟后如不良反应可调快滴速至 60 滴 / 分，于 1 小时内输完，以保证凝血因子的作用
6. 输注过程中每隔 5 分钟轻轻混匀凝血因子制剂
7. 输注结束连接生理盐水冲洗管路观察患者有无不良反应

↓

整理用物

↓

终末处理
1. 协助患者舒适卧位
2. 分类处理各医疗垃圾
3. 记录

九、异基因造血干细胞输注护理技术

（一）概述

造血干细胞移植（hematopoietic stem cell transplantation，HSCT）是指对患者进行全身照射、化疗和免疫抑制预处理后，将正常供体或自体的造血干细胞经血管输注给患者，使之重建造血和免疫功能。是一项系统工程，涉及移植免疫学、血液学和放射医学等诸多学科，随着血液学及其相关学科的迅速发展，造血干细胞移植技术也逐渐成熟并获得广泛应用，已成为治愈某些恶性血液病、实体瘤、遗传性及免疫性疾病的有效治疗手段。

思维提示

造血干细胞回输过程中，要严密观察处理各种不良反应，如：

（1）过敏反应：症状为皮肤瘙痒和荨麻疹，严重时可发生血管神经性水肿和过敏性休克。做好预防性工作，避免过敏反应或者减轻过敏反应尤为重要。

（2）心血管反应：回输的速度及干细胞的量均可影响患者的正常生理状态，可能会出现胸闷，心慌，头昏，心动过速，血压上升等症状。特别是对小儿、年老体弱、贫血、水肿、血浆蛋白较低或肝功能障碍的患者。

（二）操作流程

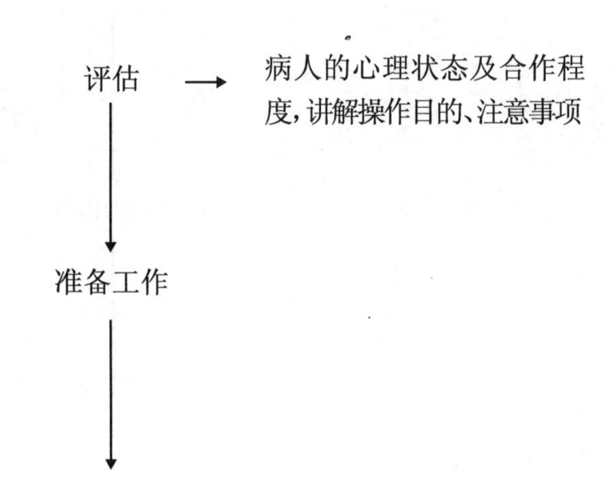

操作过程（回输前）

1. 确认当日肝素已停
2. 测体温；测尿 pH 值大于等于 8（过低，先予 5% 碳酸氢钠液输注）。置输液架于床边
3. 甲强龙 40mg 加入生理盐水 100ml 中，接输血皮管排气后连接静脉通路
4. 地塞米松 5mg 加入生理盐水 250ml 中连接另一路静脉通路，在造血干细胞输注时同步输入
5. 遵医嘱同步心电监护

↓

操作过程（回输中）

1. 输注造血干细胞的滴速控制：血型相同的同胞造血干细胞移植，如为骨髓输注，起始滴数<10 滴 / 分，30 分钟后调至 20 滴 / 分左右，再观察 20 分钟后调至 40 滴 / 分；血型不合的同胞造血干细胞移植起始滴数<5 滴 / 分，30 分钟后调至 10 滴 / 分，再观察 30 分钟后调至 20 滴 / 分；血型相同的无关供体造血干细胞移植起始滴数<10 滴 / 分，30 分钟后调至 20 滴 / 分，再观察 30 分钟后调至 40 滴 / 分；血型不合的无关供体造血干细胞移植起始滴数 5 滴 / 分，30 分钟后调至 10 滴 / 分，再观察 30 分钟后调至 20 滴 / 分
2. 如输注多袋骨髓时预先倒置一袋在输液架上（使脂肪上浮），并在每袋输完剩余约 5ml 骨髓时换下，避免脂肪颗粒与漂浮物输入
3. 输注造血干细胞半量时，测血压与体重，及时汇报医生，视患者主诉、病情对症处理
4. 如第一天输注造血干细胞量未达标，则做好第二天再次输注干细胞的准备

↓

回输后

1. 撤下输注干细胞管路及静脉导管上的无针输液接头，更换新的无针输液接头及输液管路
2. 推注速尿
3. 观察有无皮疹、酱油色尿，腰部不适、胸闷气急等症状，对症处理，留取尿常规并关注结果

（三）经验分享

1. 造血干细胞移植分类：

(1) 移植物类型：骨髓移植（BMT）、外周造血干细胞移植（PBSCT）、脐带血移植（UCBT）。

(2) 免疫学特征：自体移植（Auto）、同基因移植（Syn）、异基因移植（Allo）。

(3) 亲缘关系：亲缘全相合移植（MRD）、亲缘非全相合移植（MMRD）、非亲缘供体移植（URD）。

(4) 预处理强度：清髓性移植（MAB）、非清髓性移植（NST）。

2. 造血干细胞移植护理：

(1) 环境管理：造血干细胞移植的顺利进行有赖于无菌层流环境的全方位保护，无菌层流病房能够帮助患者安全的度过骨髓移植期，这不仅需要无菌层流病房的消毒准备工作，更重要的是要做好日常的维护工作。研究显示，无菌层流病房能够显著地降低移植患者的感染机会，有利于移植患者的康复，因此严格执行无菌层流病房消毒隔离制度与日常管理显得尤为重要。

保持病室清洁、空气新鲜，温度达 24～26℃，湿度为 40%～60%，每日用 500ppm 的含氯消毒剂擦拭家具、墙面、地面、医疗设备，每日早、晚紫外线照射病室 1 次，每次 30 分钟。晨晚间护理时严格按一床一刷一湿扫。

物品、药品的传递：耐高压蒸汽消毒的物品，须经高压蒸汽灭菌后传入无菌层流净化仓。不耐高压消毒的物品，经消毒液浸泡后传入室内。

病区的细菌检测：定期对消毒隔离制度执行情况进行检测，包括护理人员的手；定期对各室空气进行微生物检测。

(2) 五官护理：加强口、鼻、眼、耳、肛周、皮肤护理。正确漱口，饭前饭后用 5% 碳酸氢钠溶液、制霉菌素溶液、饱和盐水及牙龈炎冲洗液交替漱口，每次含漱 3 分钟。每日用 3% 过氧化氢溶液清洗鼻腔、耳道 2 次，按医嘱使用滴眼液、滴鼻剂、滴耳液。大便后、睡前用 5% 碘伏稀释液及消炎坐浴散交替坐浴 15～20min，每日擦身 2 次，着宽松柔软棉质病员服，剃发，修剪指（趾）甲，嘱其不搔抓皮肤。

(3) 饮食护理：进食清淡、细软、易消化、无鱼刺、无骨渣，无刺激饮食。忌辛、辣、硬、粗糙、有刺食物，注意制作和烹饪方法，如鱼肉类剔骨刺圆，虾类去壳，尽量采用蒸、煮、炖等制法，禁忌煎、炸等方法。水果如苹果、梨等，洗净后削皮切成小块制成水果羹汤食用。患者的食物经传递窗送入后经微波炉消毒 3～5 分钟后方可食用。

(4) 心理护理：恶性肿瘤患者身心已受创，造血干细胞移植也给他们带来了很多不适，身体虚弱，骨髓抑制的出现更加削弱了患者的信心，很容易出现恐惧、焦虑、压抑、孤独沮丧的情绪。因此尽可能多给予关心和照顾，多与患者沟通，向其解释造血干细胞移植常见的不良反应，列举同类疾病预后良好的病例，树立其战胜疾病的信心。

十、自体造血干细胞输注护理技术

（一）操作目的

对患者进行全身放化疗，清除体内的肿瘤或异常细胞，将患者预处理前采集的自体外周血干细胞经血管输注给患者，使之重建正常的造血及免疫功能。

思维提示

（1）自体造血干细胞移植，是在移植前将采集好的自体骨髓或外周血干细胞用10%的二甲亚砜细胞冷冻保护剂处理，冻存于−196℃的液氮罐中，回输前予38～39℃水浴复温后回输给患者本人。解冻后的干细胞会受到二甲亚砜细胞冷冻保护剂的破坏，所以护士回输前需充分做好回输准备工作，与实验室工作人员确定复温及回输时间，以保证顺利回输。

（2）自体外周血干细胞大量快速输入患者体内，一些受损的细胞、细胞溶解产物及二甲亚砜等诸多因素会造成患者一系列不适反应，如恶心、呕吐、高血压、心悸等，因此回输全过程中护士全程陪护，密切关注患者病情变化，发现问题及时汇报处理。

（二）操作流程

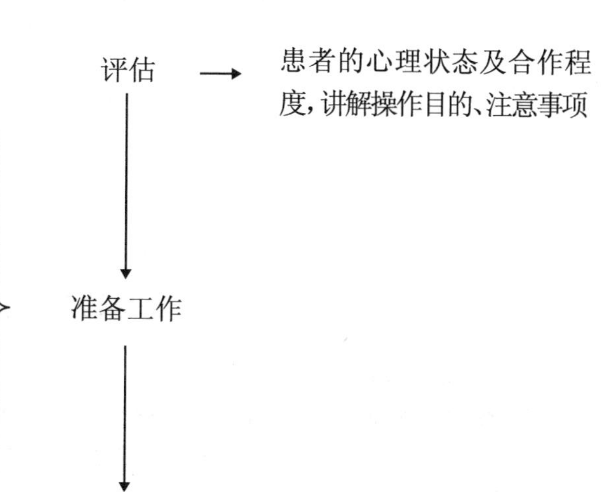

5. 固定输血皮管各个接口并确认牢固
6. 将导管无针输液接头取下，酒精棉片消毒
7. 将排好气的单头延长管直接与导管接头相连，螺旋口旋紧
8. 其他补液一律暂停
9. 0.9%氯化钠注射液250ml备用冲管

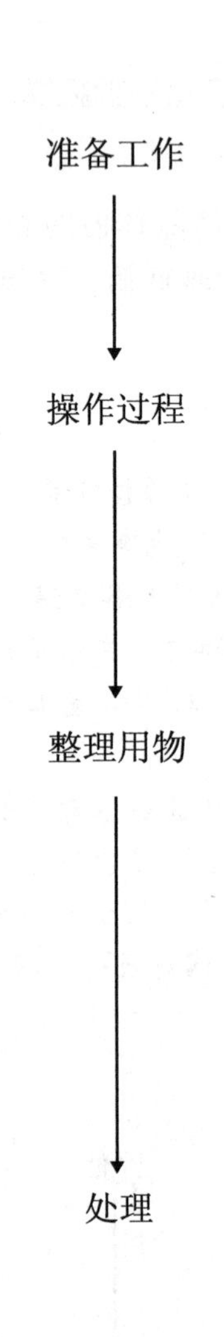

1. 接到干细胞确认无误后立即输注
2. 输注时密切观察患者，以所能耐受的最快速度输注（1袋输5～10分钟）
3. 输完1袋立即通知工作人员复温下一袋自体造血干细胞
4. 两袋干细胞间以0.9%氯化钠注射液250ml冲管，维持静脉通路
5. 输注过程中严密监测生命体征变化
6. 患者如出现面色潮红、恶心呕吐、腹痛腹泻、胸闷头痛、呼吸困难等，给予对症处理，可减慢输注速度或停输，待症状缓解后继续

1. 旋下单头静脉延长管，酒精棉片消毒，更换新无针输液器及输液管路
2. 打开静脉通路
3. 推注速尿
4. 观察尿色，留取尿常规并关注结果

十一、脐血细胞输注护理技术

（一）操作目的

将各种来源的正常脐血在患者接受超剂量化放疗后，通过静脉输注，移植入受者体内，以替代原有的病理性造血干细胞，从而使正常的造血与免疫功能得以重建。

思维提示

（1）脐血为实物冻存在深低温 −196℃的液氮中，并在冻存保护剂二甲基亚砜（Dimethyl sulfoxide，DMSO）的保护下保存。在低温下 DMSO 是没有毒性的。脐血输注前要经过复温，冻存的脐血取出后快速放入 38℃盛有恒温水浴箱中，轻轻摇晃加速解冻，一般在 2～3 分钟解冻完毕。复温后的脐血应尽快输入患者体内，减少二甲亚砜对干细胞的破坏，护士回输前需做好回输准备工作，与复温工作人员确定复温及回输时间，以保证正确快速输注。

（2）复温后的脐血应尽快输入患者体内，以防细胞丢失。但快速输注会使患者产生各种各样的急性不良反应，且发生频率高（22%～79%），最常见的不良反应为高血压。因此回输过程中医生、护士全程陪护，抢救车备在床边，密切关注患者病情变化，发现问题及时汇报处理。

（3）由于脐血回输量少（单份为 37.5ml，双份 75ml），造血重建时间相对较长，移植后易并发相关并发症，发热是常见的移植后临床护理症状之一。因此床位护士应进行有效的护理评估，及时发现患者病情变化，及时汇报处理。

（二）操作流程

患者的心理状态及合作程度，讲解操作目的、注意事项 } 评估

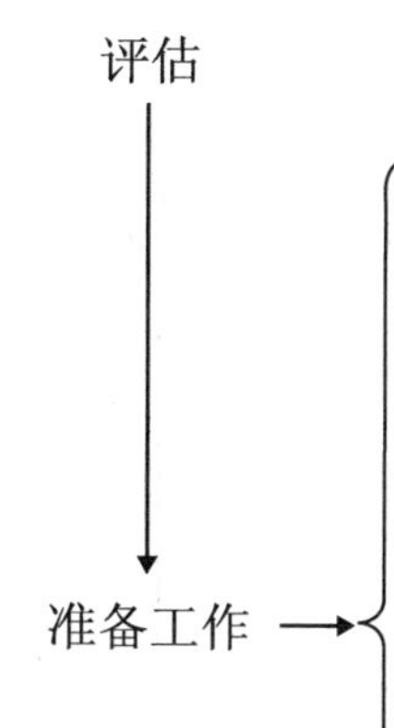

准备工作 →
1. 抢救车备在床边，备心痛定 10mg
2. 测体温<38.5℃，测尿 pH 值大于等于 8（过低，先予 5% 碳酸氢钠液输注）
3. 置输液架于床边
4. 甲强龙 40mg 加入 0.9 氯化钠注射液 100ml 中接输血皮管，尾端接单头静脉延长管排气
5. 固定输血皮管各个接口并确认牢固

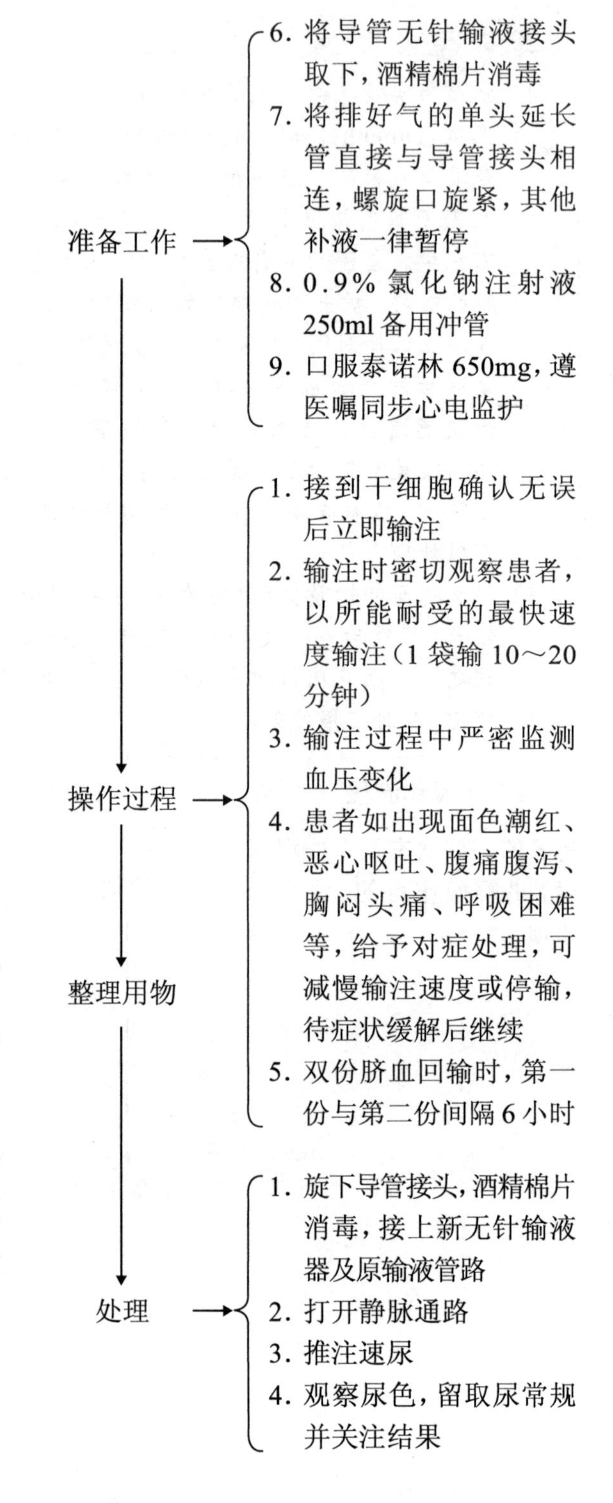
6. 将导管无针输液接头取下，酒精棉片消毒
7. 将排好气的单头延长管直接与导管接头相连，螺旋口旋紧，其他补液一律暂停
准备工作
8. 0.9% 氯化钠注射液250ml 备用冲管
9. 口服泰诺林 650mg，遵医嘱同步心电监护
1. 接到干细胞确认无误后立即输注
2. 输注时密切观察患者，以所能耐受的最快速度输注（1 袋输 10～20 分钟）
3. 输注过程中严密监测血压变化
操作过程
4. 患者如出现面色潮红、恶心呕吐、腹痛腹泻、胸闷头痛、呼吸困难等，给予对症处理，可减慢输注速度或停输，待症状缓解后继续
整理用物
5. 双份脐血回输时，第一份与第二份间隔 6 小时
1. 旋下导管接头，酒精棉片消毒，接上新无针输液器及原输液管路
处理
2. 打开静脉通路
3. 推注速尿
4. 观察尿色，留取尿常规并关注结果

（三）经验分享

1. 脐血输注的最佳速度　脐血干细胞在二甲基亚砜保护下保存在−196℃液氮中，而常温DMSO对造血干细胞有毒性作用。这就要求干细胞复温后要尽快输注给患者，但输注速度过快，患者会产生各种急性不良反应。其中以心血管不良反应发生率高，特别是高血压，脐血干细胞复温后放置30分钟可能对干细胞活性有影响，有研究显示体外保存20分钟，不影响造血干细胞增殖分化能力，故可将脐血输注时间延长至20分钟，在保持干细胞活性的基础上减少输注不良反应的发生。

2. 脐血输注的不良反应及护理

（1）不良反应：恶心、呕吐、头痛、呼吸困难、胸部紧缩及腹部不适，甚至出现心动过缓、血压升高、血生化改变等。经静脉快速输注冻存脐血主要以严重的全身反应为主，如溶血、过敏反应、剧烈头痛。血压急剧升高，心率缓慢，呼吸极度困难或发生急性肾衰，甚至意识丧失，全身抽搐等病情变化快且复杂。

（2）护理：输注时取半卧位，医护人员全程监护，嘱患者张口呼吸，放松心情，密切观察患者的反应及生命体征的变化，给予心电监护和氧气吸入。若患者出现恶心、呕吐、腹痛、腹泻等胃肠道不适时，轻者无需处理，重者给予解痉止吐；若出现呼吸困难、胸闷、胸痛、头痛、头晕等不适，并出现血压升高、心率缓慢，给予加大吸氧流量，适当减慢速度，遵医嘱降压脱水、利尿等，并严密观察监测血压，患者烦躁不安时应注意安全陪护。

十二、经外周静脉置入中心静脉导管护理技术

（一）操作目的

经外周静脉置入中心静脉导管（PICC）是经外周静脉（贵要静脉、肱静脉、头静脉）穿刺插管，使导管尖端位于上腔静脉深静脉导管置入术。该导管可为患者提供中、长期的静脉营养、化疗用药及抢救用药等输液治疗。在导管留置过程中，通过导管的一系列规范化维护，预防局部感染、保持导管通畅、预防静脉炎，避免导管破裂、脱出等，来使导管达到正常的使用寿命，充分发挥其在治疗中的作用，促进患者康复。

思维提示

（1）封管与冲管：A-C-L冲管三步曲，目的：将导管内残留的药液冲入血流，避免刺激局部血管，保持导管通畅，保持静脉通路。

需要冲管的时段：导管植入后、给药前后；输入血液、血制品、脂肪乳、氨基酸等胃肠外营养液，抽血前后；连续输液时，应每8～12小时冲管一次；治疗间歇期每7天冲管一次。

（2）更换肝素帽/无针输液器的时段：连续使用 PICC 导管输液，每 7 天更换一次；怀疑肝素帽/无针输液器被污染，或不管什么原因取下肝素帽/无针输液器后，必须更换；肝素帽/无针输液器可能发生损坏时；经肝素帽/无针输液器抽血培养或内有残留血液。

（3）更换敷料时段：置管后 24 小时更换敷料 1 次，治疗间歇期每 7 天更换敷料一次。若穿刺点有渗血、渗液时应及时更换。敷料松动或潮湿，应及时更换。

（二）操作流程

准备

1. 个人准备　洗手戴口罩
2. 准备用物　PICC 换药包、肝素帽、酒精棉片 1 张、10ml 生理盐水、2～3ml 肝素盐水、快速手消毒剂

↓

评估

携用物至床边，核对患者身份，评估内容：

1. 患者的病情、治疗、合作程度
2. 穿刺点有无红肿、渗血、渗液、肉芽肿、湿疹等
3. 观察导管外露长度，是否脱出或进入体内
4. 敷贴有无卷边、松动、潮湿、污染、脱落、是否到期
5. 查看 PICC 护理手册，维护情况

↓

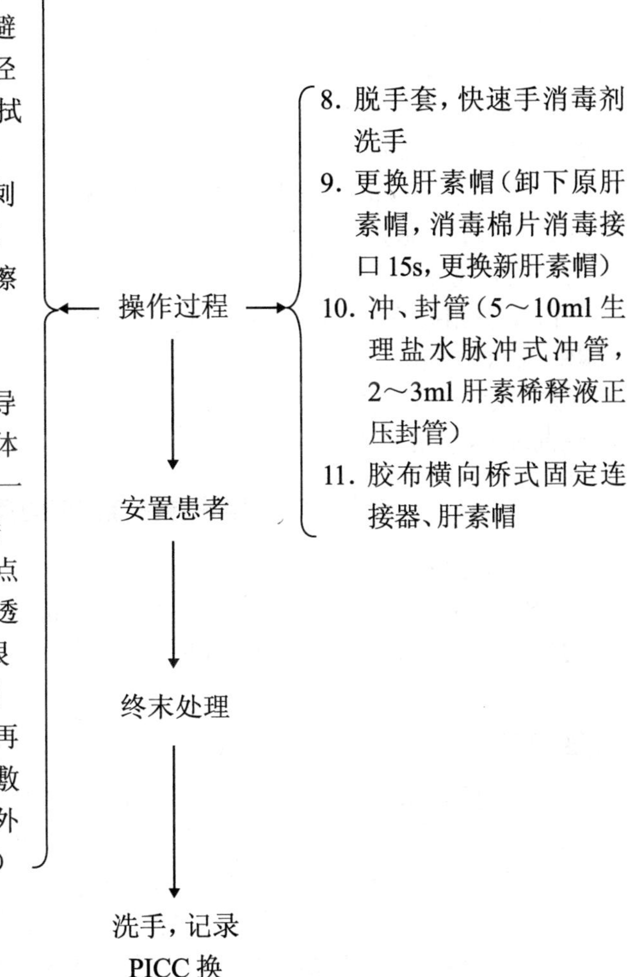

（三）经验分享

1. PICC维护要求

（1）置管后局部按压30分钟、加压包扎24小时，冰袋冰敷穿刺点，抬高患肢并制动24小时。如果穿刺点渗血不止，可以吸收性明胶海绵局部止血，必要时小纱布制成烟卷，点状按压止血。

（2）管后24小时内以及伤口停止出血前穿刺侧手臂减少活动，避免提重、撑床、用力甩膀活动，以防出血、导管移位和脱落。避免长时间压迫置管侧肢体，以免导致血流缓慢，引发静脉血栓。衣袖不可过紧，穿脱衣服动作应轻柔，穿衣时应先穿置管侧，脱衣时应后脱置管侧；平时可用网状头套套在手臂置管处以保护导管。

（3）PICC导管为硅胶材质，遇酒精会加速老化，消毒时宜使用碘伏，避免使用酒精及安尔碘，上臂置管，体外导管呈U形固定。

（4）覆盖贴膜以穿刺点为中心，覆盖全部体外部分导管，无张力固定。避免使用纱布敷料，如需使用应每24～48小时更换。请勿使用胶布直接固定导管，因为可能会在撕除胶布时损伤导管或将导管带出。

（5）经导管取血后，需用20ml生理盐水脉冲式冲管，以防止堵管。

2. PICC常见并发症

（1）导管相关的并发症：渗血、血肿；导管异位；刺激神经；心律失常；送管困难；穿刺入动脉。

（2）PICC留置期间常见并发症：静脉炎；导管感染；导管破损；导管堵塞；局部湿疹；拔导管困难。

十三、中心静脉导管维护护理技术

（一）操作目的

为保证中心静脉导管通畅，避免感染发生，进行导管维护。通过科学维护，预防局部感染，保持导管通畅，保证正常使用。

思维提示

（1）中心静脉置管（central venous catheter，CVC）是经过皮肤直接自颈内静脉、锁骨下静脉和股静脉等进行穿刺，沿血管走向直至腔静脉的插管。中心静脉因其管径粗、血流速度快、血流量大、插入导管长度相对较短、穿刺成功率高，不受输入液体浓度与pH值的限制、输入的液体很快被血液稀释，而不引起对血管壁的刺激损伤等等的优点，已被临床广泛使用。

（2）局部观察：每日需关注置管局部情况，包括：穿刺点的情况（有无发红、渗血、渗液等）；置管局部皮肤情况（有无发红，皮疹，患者有无痒感等不适主诉）；敷贴（是否卷边、有无破损、标注时间是否过期等）；患者主诉；观察缝针处有否松脱、渗血，缝线松脱则重新缝合固定。

（二）操作流程

准备

1. 个人准备　洗手戴口罩
2. 准备用物 PICC 换药包、肝素帽、酒精棉片 1 张、10ml 生理盐水、2～3ml 肝素盐水、快速手消毒剂

↓

评估

1. 患者的病情、治疗、合作程度
2. 穿刺点有无红肿、渗血、渗液、肉芽肿、湿疹等
3. 观察导管外露长度，是否脱出或进入体内
4. 敷贴有无卷边、松动、潮湿、污染、脱落、是否到期

↓

操作过程

1. 协助患者取舒适体位
2. 暴露穿刺部位，撕除旧的敷料
3. 洗手，打开换药包
4. 清洁脱脂（酒精棉棒以穿刺点为中心，但需避开穿刺点和导管，直径 20 厘米，由内向外擦拭 3 遍）
5. 消毒（碘伏棉棒以穿刺点为中心，直径 20 厘米，由内向外用力摩擦消毒 3 遍，自然待干）
6. 洗手，戴无菌手套
7. 固定（第一根免缝胶带固定连接器翼型部分；以穿刺点为中心，无张力粘贴敷贴；塑形；第二根免缝胶带蝶形交叉固定，第三根再横向固定；注明更换敷料日期、导管外露长度、操作者姓名）
8. 脱手套，快速手消毒剂洗手
9. 更换肝素帽 / 无针输液器（卸下原肝素帽 / 无针输液器，消毒棉片消毒接口 15 秒，更换新肝素帽 / 无针输液器）
10. 冲、封管（5～10ml 生理盐水脉冲式冲管，2～3ml 肝素盐水正压封管）
11. 胶布横向桥式固定连接器、肝素帽。

↓

安置患者

↓

终末处理

↓

洗手，记录

（三）经验分享

中心静脉置管常见的严重并发症：

(1) 血肿引起窒息；
(2) 误伤前腹壁和膀胱；
(3) 血胸、气胸、水胸；
(4) 心包填塞；
(5) 气血栓塞；
(6) 呼吸骤停猝死。

十四、出血性膀胱炎护理技术

(一) 操作目的

减轻出血性膀胱炎症状，促进舒适。

思维提示

(1) 出血性膀胱炎（HC）为异基因造血干细胞移植的主要并发症之一，可出现在移植后任何阶段，早期主要与预处理药物有关，而迟发性HC的发生主要与病毒感染和GVHD相关。出血性膀胱炎一旦出现，不仅增加患者的痛苦和治疗费用，严重时甚至威胁生命。在护理过程中护士应关注患者每日饮水量、尿量、实验室检查结果，发现异常及时处理。

(二) 操作流程

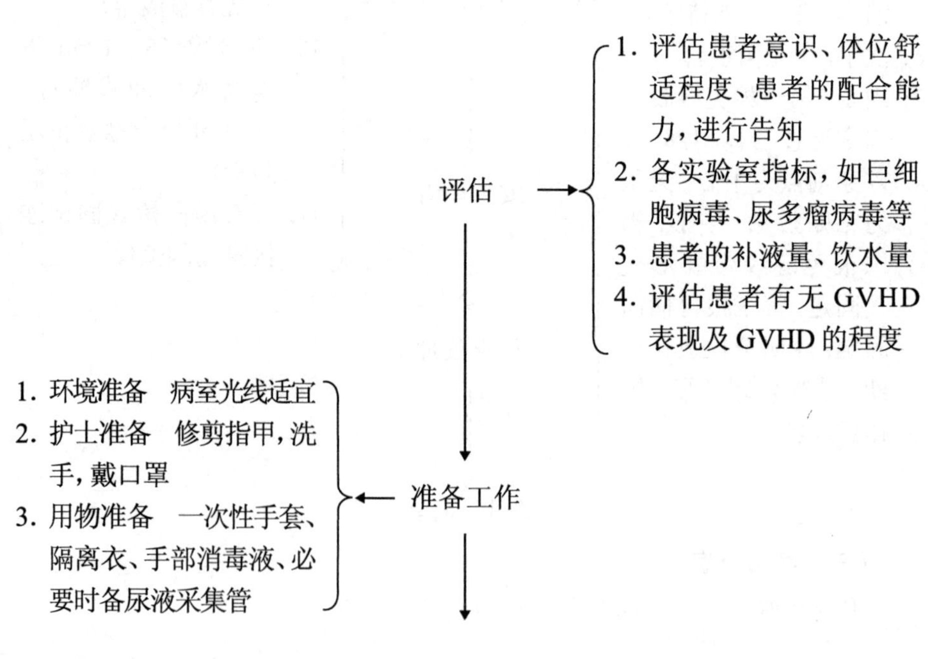

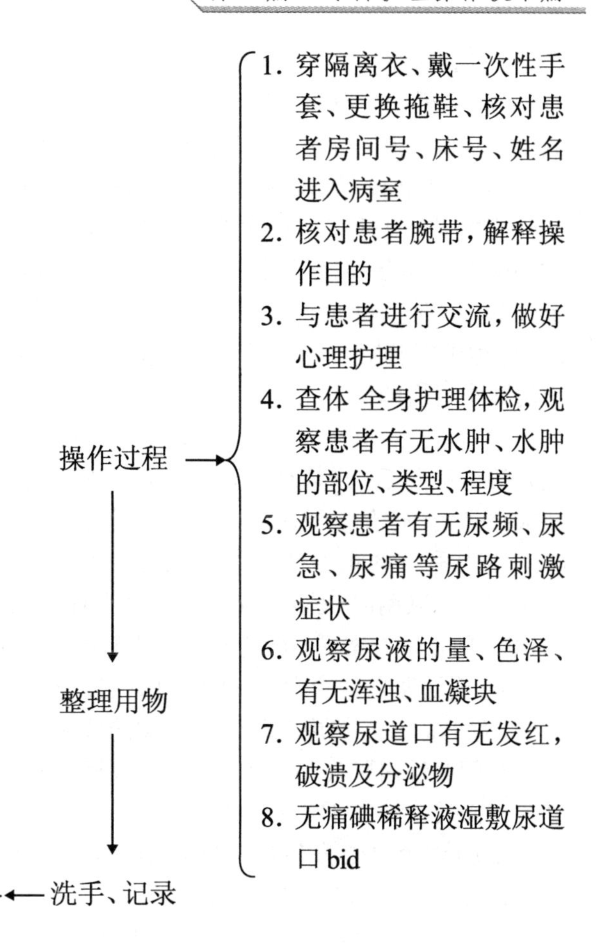

（三）经验分享

1. 出血性膀胱炎的诊断与分度

（1）诊断：有膀胱炎的临床症状，如轻重不等的尿频、尿急或尿痛表现，尿细菌、真菌培养（-）；伴有轻重不等血尿，肉眼血尿或机检>50 个红细胞 /μl 的镜下血尿。

（2）分度：

Ⅰ度：镜下血尿（尿沉渣镜检红细胞≥3 个 /HP），伴或不伴尿频、尿急、尿痛等膀胱刺激症状；

Ⅱ度：肉眼血尿；

Ⅲ度：肉眼血尿伴血凝块；

Ⅳ度：肉眼血尿，有血凝块和尿道堵塞。

（3）HC 完全缓解标准：无镜下血尿（尿沉渣镜检红细胞<3 个 /HP），且无尿痛、尿频等尿路刺激症状。

2. 出血性膀胱炎的相关因素

（1）急性 HC 发生在移植 2 周以内，主要因素是预处理方案的相关毒性，其中以环磷酰胺、马利兰及骨盆区放疗的作用最为明确。

1）环磷酰胺：进入体内后，在肝脏中经羟基化改变，产生代谢产物 4- 羟基环磷酰胺、丙烯醛和磷酰胺芥子气，其中丙烯醛可以与全泌尿道包括膀胱的黏膜上皮结合，导致局部损伤，主要表现为黏膜水肿、充血、糜烂、出血，甚至坏死，同时也可引起黏膜纤维化。虽然丙烯醛对整个泌尿道上皮均有作用，但由于膀胱对该物质的暴露时间最长，受损的程度也最为严重，在 CTX 应用数小时后即可发生炎症反应。

2）马利兰：可作为单一危险因素导致 HC 的发生。马利兰无论是口服还是静脉应用后，未经任何修饰即以原形从尿液中排出，可直接对膀胱黏膜造成损伤，同时存在于血液中的马利兰亦可直接作用于膀胱局部。同时含有 CTX 和马利兰的预处理方案，其 HC 的发生率可较单独用药相对增高，原因在于当两者联用时，药物代谢减慢，并在体内积聚，相关毒性增加。因此应用 BU/CY 预处理方案后 HC 的发生率明显高于应用 CY/TBI 预处理方案者。

3）预处理方案中含有 TBI 或以往接受过骨盆区放疗的造血干细胞移植术中，有 1%～2% 的患者可遗留长期的放射性 HC，继发于电离辐射的膀胱局部动脉闭塞性内膜炎使得组织缺血、缺氧，细胞修复及更新能力下降，易于遭受损害而发生 HC，且难以恢复。

（2）迟发性 HC 发生在移植 2 周以后，主要因素有病毒感染、急性 GVHD。

1）病毒：BK 病毒、腺病毒、巨细胞病毒、JC 病毒等。

2）GVHD：膀胱可被认为是 CVHD 的一个靶器官而直接遭受攻击；同时由于在进行抗 GVHD 治疗时应用了强烈的免疫抑制剂，易继发体内病毒再激活，与前者共同作用并导致 HC 的发生。

3. 出血性膀胱炎的预防

（1）水化：补液量 3.0～3.5L/m^2，24h 匀速滴入，饮水量≥3L/d。

（2）碱化：5% 碳酸氢钠输注，保持尿 PH≥8.0。

（3）强迫利尿：速尿静推，维持尿量 200～250ml/h。

（4）美斯纳（2- 硫基乙基磺酸钠）：使用 CTX 同时及其后 4、8h 输注美斯纳，计量为 CTX 的 120%。

（5）抗病毒：移植前更昔洛韦及移植后阿昔洛韦输注，按时检测病毒。

十五、肠道移植物抗宿主病护理技术

（一）操作目的

减轻患者肠道移植物抗宿主病的症状，促进舒适。

思维提示

（1）移植物抗宿主病（GVHD）是异基因造血干细胞移植后的主要的并发症之一，根据其发病时间可分为急性GVHD和慢性GVHD，通常发生在移植后100天内的称为急性GVHD。肠道急性GVHD常在皮肤急性GVHD出现后一至数周内发生，表现为腹泻，常为墨绿色水样便，严重者为血水样便，伴腹部痉挛性疼痛、恶心、呕吐、厌食，严重者可累及整个消化道。小肠远端和结肠的急性GVHD症状包括大量腹泻、肠道出血、腹部痉挛性疼痛和肠梗阻，腹泻外观为黄绿色水性黏液与脱落的细胞混合，口服止泻剂无效。钡餐检查可见黏膜及黏膜下层水肿，排空加速，结肠袋皱襞消失。因此护士在患者预处理期间就应密切关注患者每日饮食及排便情况，及时干预，和医生一起预防和减少患者肠道GVHD的发生，促进患者造血干细胞移植的成功。

（二）操作流程

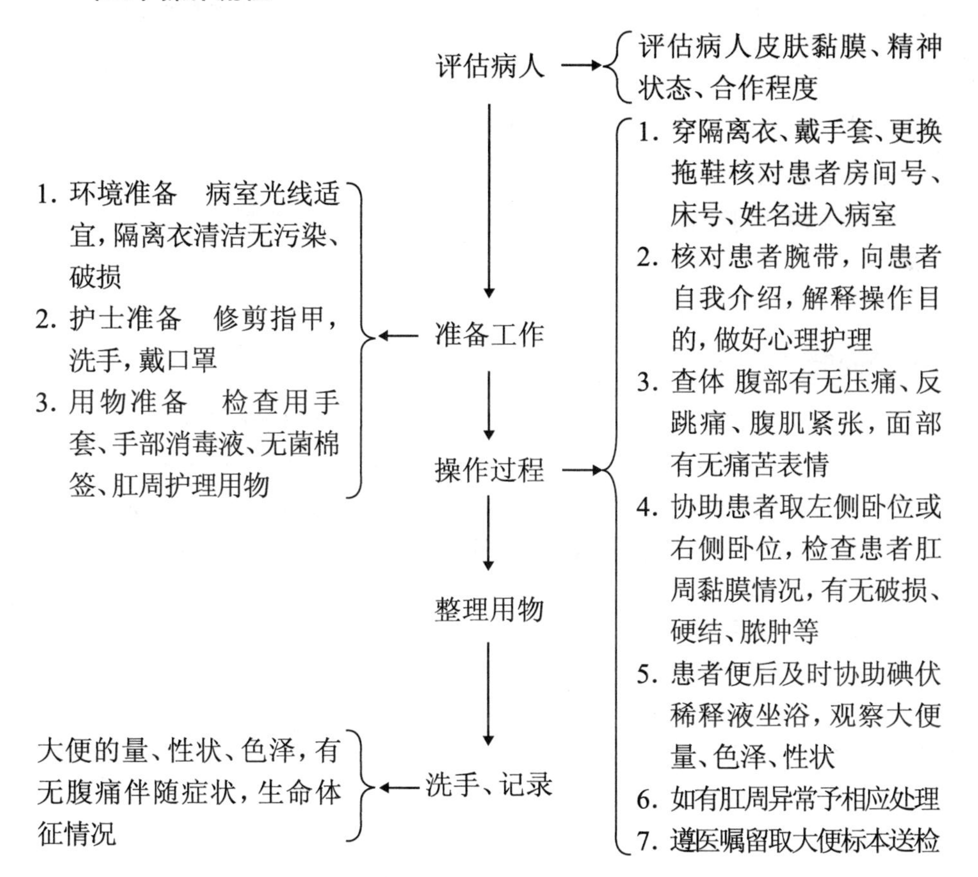

（三）经验分享

1. 肠道 GVHD 分度

国际骨髓移植登记处（IBMTR）将肠道 GVHD 分为Ⅳ度：

Ⅰ度：腹泻量<500ml

Ⅱ度：腹泻量 500～1500ml

Ⅲ度：腹泻量>1500ml

Ⅳ度：腹泻同时伴有严重腹痛肠绞痛甚至肠道梗阻

2. 肛周护理　患者腹泻情况从每日数次至数十次不等，肛周黏膜反复刺激，极易造成破损、感染。所以便后宜用柔湿纸巾擦拭以预防肛周黏膜破损，每日予无痛碘湿敷肛周预防感染。如有肛周破损，可予无痛碘湿敷肛周，贝复剂局喷，微波治疗；疼痛明显者，可与局部冰敷，利多卡因湿敷。

3. 营养补充　肠道 GVHD 患者由于肠黏膜不同程度的受损，致消化吸收功能减弱甚至消失，故做好营养护理对患者预后尤为重要。对轻度腹泻患者可进食清淡易消化、适量蛋白质的流质或半流质饮食，如严重腹泻者则要禁食，予静脉营养。

十六、移植患者的五官护理技术

（一）操作目的

做好患者口腔、眼、鼻、耳的清洁，防止或减少五官感染的机会，促进修复。

思维提示

（1）造血干细胞移植患者，免疫力极度低下，要严格进行保护性隔离，做好各项基础护理，每日评估眼睛、鼻腔、耳朵、口腔、皮肤黏膜是否完整，有无异常情况。根据患者的实际情况选择合适的滴眼液、滴鼻液、滴耳液及漱口液，常用的有 3% 过氧化氢溶液、泰利必妥滴眼液、泰利必妥滴耳液、复方薄荷油滴鼻液、4% 碳酸氢钠漱口液、九尔漱口液等。

（二）操作流程

评估患者 → 评估病人的病情、年龄、治疗概况、五官查体情况、病人的心理状态、并解释操作目的

↓

准备工作 →
1. 环境准备　病室光线适宜，整洁
2. 护士准备　修剪指甲，洗手，戴口罩
3. 病人准备　了解治疗目的，并已排尿，做好准备
4. 用物准备　消毒棉签、3% 过氧化氢溶液、纱布，滴眼液、滴鼻液、滴耳液，弯盘，电筒，pH 试纸，漱口液

↓

操作过程 →
1. 再次检查药液有效期，备用物至床边
2. 核对床号、姓名、住院号
3. 眼睛 泰利必妥滴眼液滴眼 Bid
4. 鼻腔 3% 过氧化氢溶液消毒棉签擦拭后用复方卡纳滴鼻液滴鼻或与复方薄荷油滴鼻液交替滴鼻；每个鼻孔滴一滴，一天两次
5. 耳朵　用蘸取 3% 过氧化氢溶液消毒棉签擦拭外耳道、泰利必妥滴耳液滴耳一天两次
6. 口腔　正确指导并监督患者漱口，对病情不能自理的患者需给予口腔护理。漱口液包括：口腔用洗必泰漱口液用于晨起、睡前，每次含三口，每含漱 3～5 分钟。餐前可用 4% 碳酸氢钠、制霉菌素液交替含漱，每次 3～5 分钟。口腔齿痕厚重者，可饭后 30min 含漱饱和盐水 3～5 分钟（口腔溃疡者不宜），对于甲氨蝶呤使用过后

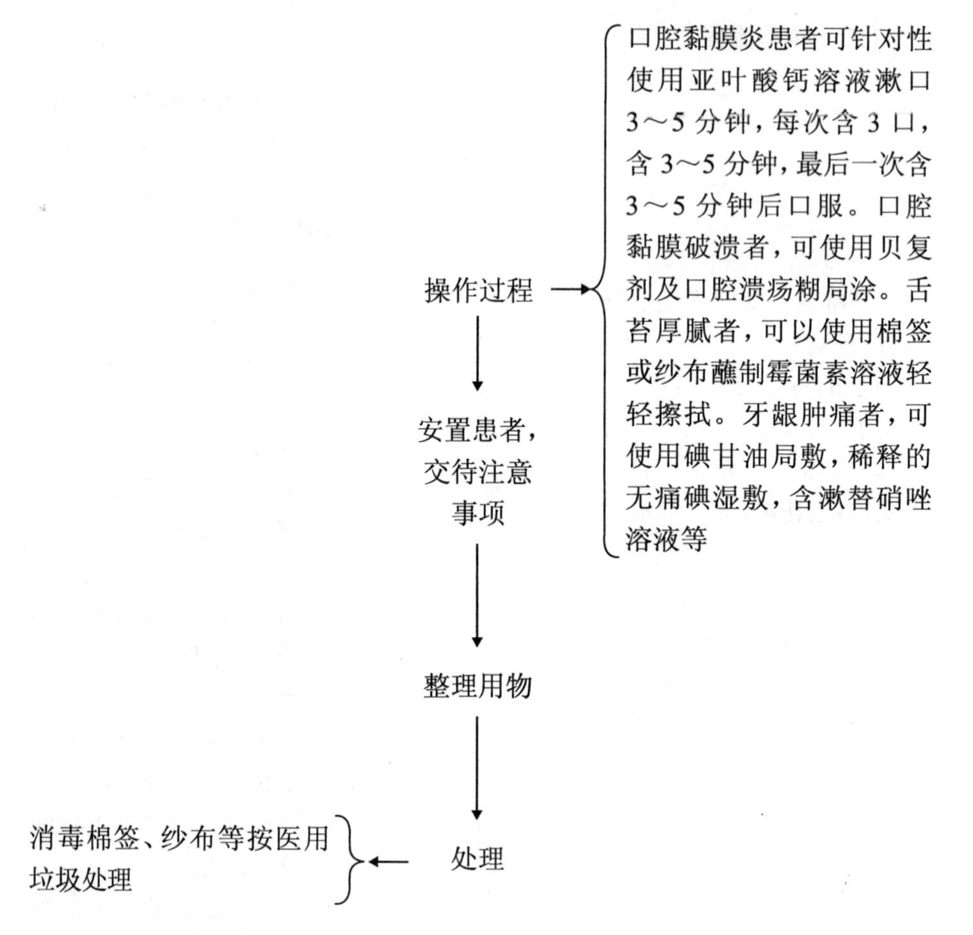

（三）经验分享

1．3%过氧化氢溶液的作用　当它与皮肤、口腔和黏膜的伤口、脓液或污物相遇时，立即分解生成氧原子。这种尚未结合成氧分子的氧原子，具有很强的氧化能力，与细菌接触时，能破坏细菌菌体，杀死细菌。

2．泰利必妥滴眼液的使用方法　将泰利必妥眼药水瓶嘴对准眼睛，点在结膜穹窿内，滴入一至两滴即可，眼药瓶嘴不可以接触到眼睛或睫毛，以防止药瓶受污染，点完眼药后立即盖上瓶盖。也可用眼药膏，使用时大约挤出1cm长于眼结膜内，由于眼球表面的容积有限，且泪液经鼻泪管排掉的速度很快，所以眼药膏可以增加药物与眼球表面接触的时间。

3．滴鼻液的使用方法　滴药时，仰卧于床上，肩上垫一个软枕。可将药液顺着鼻孔一侧慢慢流下，让鼻腔侧壁起缓冲作用，以免药液直接流入咽部而苦味难忍。

4．滴耳液的使用方法　滴液时体位舒适，滴药时一般取坐位侧偏头或侧卧于床上，患耳外耳道口向上，用手向后上方牵拉耳廓，将外耳道拉直后再滴药，这样可以使药液沿外耳道缓缓流入耳内。滴药后轻轻按压耳廓。

十七、化疗护理技术

（一）操作目的

加强对化疗患者的护理，做好化疗毒副反应的观察与预防，提高患者舒适度，保障化疗的顺利进行。

思维提示

（1）化疗药物治疗是临床治疗恶性血液病的主要手段之一。由于肿瘤细胞与正常细胞间缺少根本性的代谢差异，因此所有的化疗药都不能完全避免对正常组织的损害。化疗药物的不良反应大多发生于增殖迅速的组织，如骨髓、胃肠道、毛囊等，可致不同程度的骨髓抑制、消化道反应、脱发等毒副反应。护理人员要加强观察化疗的效果及毒副反应，积极预防及处理。

（二）操作流程

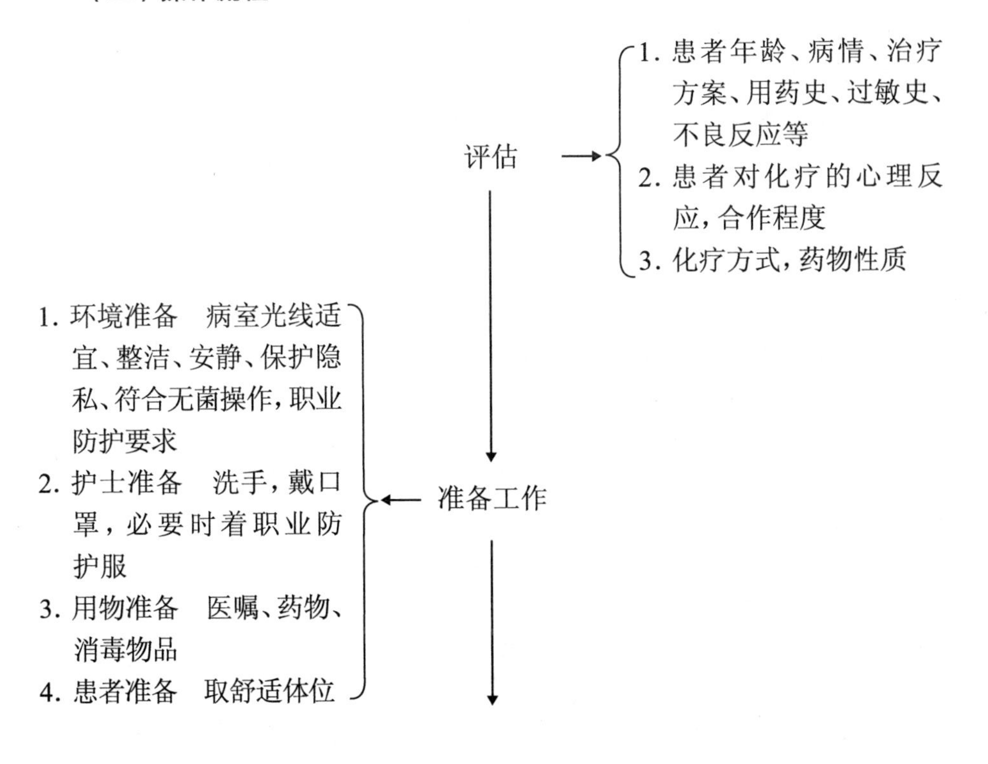

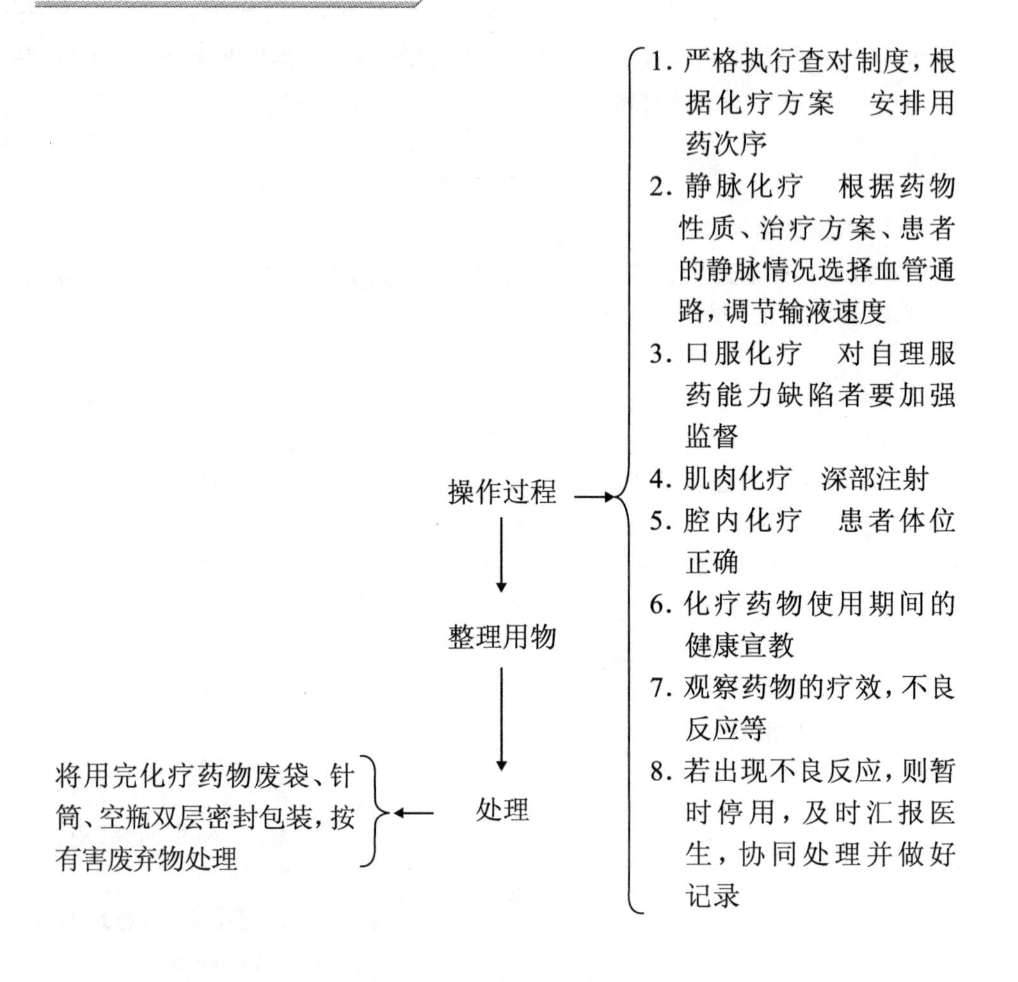

（三）经验分享

1. 常见腐蚀性药物

（1）发疱性药物：外渗后可以引起局部组织坏死的药物，如：长春新碱、柔红霉素、氨芥、更生霉素等；

（2）刺激性药物：外渗后可以引起灼烧或轻度炎症而坏死的药物，如：卡氨芥、氨烯咪胺、足叶乙苷、紫杉醇、博来霉素、卡铂、顺铂、环磷酰胺、异环磷酰胺、氟尿嘧啶等；

（3）血管活性药物：去甲肾上腺素、阿拉明、多巴胺等。

2. 药物外渗的处理　立即停止药物注入；尽量回抽渗入皮下的药液；评估并记录外渗的穿刺部位、面积、外渗药物的量、皮肤颜色、温度、疼痛的性质；利多卡因局部封闭，由疼痛或肿胀区域边缘向中央注射，封闭范围要大于渗漏区，环形封闭，48 小时内间断局部封闭注射 2～3 次；药液外渗 48 小时内，应抬高受累部位，以促进局部外渗药液的吸收；局部24小时冰袋冷敷。

3. 化疗药物常见毒副作用

（1）骨髓抑制：骨髓抑制是多种化疗药物共有的不良反应，主要表现为白细胞及血小板减少。多数化疗药物骨髓抑制作用最强时间为化疗后7～14天，但存在个体差异。化疗后定期复查血常规，了解化疗效果和骨髓抑制程度。应用升细胞药物。加强保护性隔离。

（2）胃肠道反应：如食欲缺乏、恶心、呕吐、腹痛、腹泻等。根据各种化疗药物引起呕吐的开始时间和持续时间不同，通常在化疗实施前和化疗过程中给予止吐剂。少量多餐、饮食清淡，餐后坐位休息1～2小时。当患者出现呕吐，嘱其暂停进食，给予漱口，及时清除呕吐物，并观察呕吐物的色、质、量，做好记录，保持环境清洁安静，减轻不良刺激，根据医嘱给予对症处理缓解不适。

（3）肾功能损害：多数化疗药物都由肾脏排出体外，因其代谢产物可溶性差，在酸性环境中易形成结晶堵塞肾小管，严重时可发生急性肾衰竭。因此，化疗前后常规进行肾功能检查，化疗期间避免同时使用对肾脏有害的药物，嘱患者多饮水增加尿量，遵医嘱口服或静脉滴注碱性药物以碱化尿液，适当应用利尿剂，使尿量保持在3000ml/d左右，动态监测肾功能，这对使用顺铂、环磷酰胺的患者尤为重要。

（4）肝功能损害：观察有无黄疸、恶心、呕吐、食欲下降等症状，定期检测肝功能，遵医嘱应用保肝药物。

（5）脱发：因化疗药物对正常细胞的损伤作用，在治疗后10天～15天患者即出现脱发现象。需向患者及家属解释脱发的原因和性质，给予开导和安慰，鼓励患者表达感受，使其认识脱发是暂时现象，待疗程结束后可再生。

4. 饮食指导　化疗药不仅对肿瘤细胞有杀伤力，对正常细胞也有杀伤作用，导致机体抵抗力降低。美国癌症中心的营养专家认为，大约40%的癌症患者实际上是死于营养不良，而不是死于癌症和治疗。因此，护士应重视患者的营养需要，给予恰当的饮食指导。嘱患者在饮食上要注意少量多餐，适当补充营养，多吃高蛋白（瘦肉、牛奶、鸡蛋、鱼类及豆制品等）、高维生素（新鲜的水果和蔬菜）的食物。忌食生冷瓜菜及辛辣食物，指导家属根据患者口味合理的调配饮食，避免过多的甜食、油炸或过于油腻的食物。在食品加工过程中注意保持食物的色、香、味，增进患者食欲，保证患者的营养。呕吐患者在呕吐后半小时加餐一次或少量多餐，保证机体的需要。

十八、肝静脉阻塞综合征护理技术

（一）概述

肝静脉阻塞综合征（VOD），又称布加综合征，是由于各种原因所致肝静脉和其开口上段的下腔静脉阻塞性病变引起的，常伴有下腔静脉高压为特点的一种肝后门脉高压症。急性期病人有发热、右上腹痛、迅速出现大量腹腔积液、黄疸、肝大，肝区有触痛，少尿。本病以青年男性多见。

思维提示

(1) 单纯肝静脉血栓形成急性期患者的表现是：发热、右上腹痛、迅速出现大量腹腔积液、黄疸、肝大，肝区有触痛，少尿。数日或数周内可以因循环衰竭、肝功能衰竭或消化道出血死亡。

(2) 单纯肝静脉血栓形成非急性期患者的表现是：门静脉高压，肝脾大，顽固性腹腔积液，食管静脉曲张破裂出血。

(3) 单纯下腔静脉阻塞患者的表现是：胸腹壁及背部浅表静脉曲张（静脉血流由下而上）及下肢静脉曲张、水肿、色素沉着和溃疡。

(4) 因肝静脉和下腔静脉阻塞，心脏回血减少，患者可有气促。依血管受累多少、受累程度和阻塞病变的性质和状态等而不相同。可分为急性型、亚急性型和慢性型。

（二）操作流程

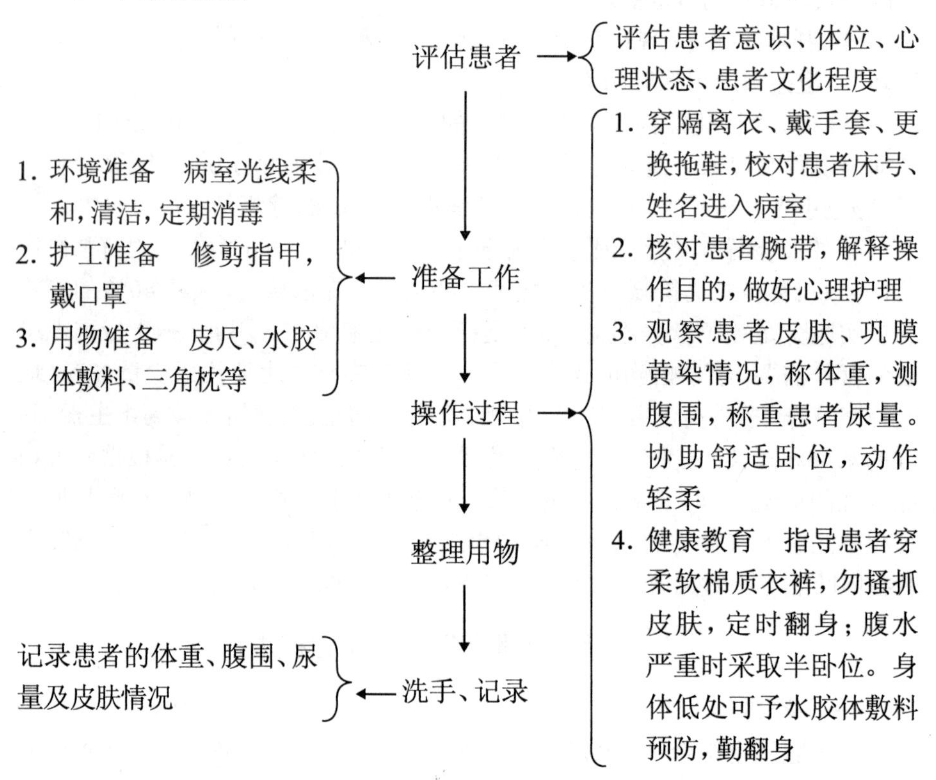

（三）经验分享

1．病情观察　密切观察病情变化，每日清晨在空腹状态下测量腹围、体重，病情严重出现腹水时，应每日早晚测量腹围、体重两次，准确记录24小时尿量。测量腹围、体重、尿量是动态观察肝静脉阻塞的依据，也为医生调整治疗方案提供有利的信息，同时密切观察实验室检查结果：如肝功能转氨酶情况，观察皮肤有无黄疸，肝脏有无肿大，肝区有无疼痛，如有异常及时汇报医生并予处理。

2．饮食护理　肝静脉阻塞病患者常伴有腹腔积液，患者腹胀难忍，食欲低下，应避免产气食物，如红薯、豆制品、牛奶等。腹腔积液患者放置引流管，每日引流腹水大量导致蛋白质丢失，应给予高蛋白高热量适量脂肪食物，限制水钠摄入，水控制在1000ml/d，钠2.0g/d，蛋白质1.5g/kg/d，少量多餐，宜进半流质饮食，如米糊、菜肉粥、炖蛋等，对于病情危重难以进食的患者，可给予肠内营养粉安素冲服补充营养。

3．皮肤护理　患者腹水明显时，腹胀如鼓，皮肤绷紧发亮很薄，很容易擦伤引起感染，护理上要保持皮肤清洁完整，每日早晚予温水擦浴，着宽松柔软的棉质内衣。防压疮，按计划协助翻身，三角枕保护取舒适体位，尾骶部予水胶体敷料保护，有条件者可睡气垫床。

4．腹水的护理　卧床休息，轻度腹水时可给予平卧位增加肝脏血流量，大量腹水影响呼吸时可改半坐卧位，使横膈下降，增加肺活量，减少肺淤血，有利于呼吸运动，同时给予吸氧，根据病情调节氧流量，减轻不适。遵医嘱输注白蛋白、血浆和呋塞米。

5．腹痛的护理　观察腹痛的部位、性质、持续时间、间隔时间及有无伴随症状。VOD患者腹痛常呈阵发性，以脐周为主，可尝试予局部按摩、听音乐等分散注意力的方法减轻其痛苦，腹痛较剧时遵医嘱予止痛药。

6．应用单腔中心静脉导管引流腹水的护理，中心静脉导管腔细，柔软，放置后损伤较小，置管后注意保持所有的接头处于密闭状态，首次放腹水小于1000ml，以后每日控制在500～1000ml左右，每次引流时医护人员在床边密切观察患者有无不适，引流速度不宜过快，防止低血压，低蛋白血症，放液后夹闭，取下引流袋，放上肝素帽，妥善固定方便患者活动和休息。

十九、间质性肺炎护理技术

（一）概念

间质性肺炎（Interstitial lung Disease，简称ILD）是以弥漫性肺实质、肺泡炎和间质纤维化为病理基本改变，以活动性呼吸困难、X线胸片示弥漫阴影、限制性通气障碍、弥散功能（DLCO）降低和低氧血症为临床表现的不同类疾病群构成的临床病理实体的总称。间质性肺炎大多由于病毒所致，主要为腺病毒、呼吸道合胞病毒、流感病毒、副流感病毒、麻疹病毒等，其中以腺病毒和流感病毒引起的间质性肺炎较多见。

思维提示

（1）间质性肺炎表现为呼吸困难、干咳，常因感冒、急性呼吸道感染而诱发，且呈进行性加重，逐渐出现呼吸增快，但无喘鸣，刺激性咳嗽或有咳痰，少数有发烧、咯血或胸痛，严重者出现动则气喘，心慌出虚汗，全身乏力，体重减轻，唇甲发绀及杵状指（趾），听诊下肺叶可听到湿啰音。在并发肺原性心脏病时有肺动脉第二音亢进，颈静脉怒张，肝大和下肢水肿表现。

（2）间质性肺炎预后不佳，急性期最短两周内死亡，多数患者最终死于呼吸衰竭。糖皮质激素为首选药物，其次为免疫抑制剂等，护士应指导患者按时按量用药，不可擅自停药。

（二）操作流程

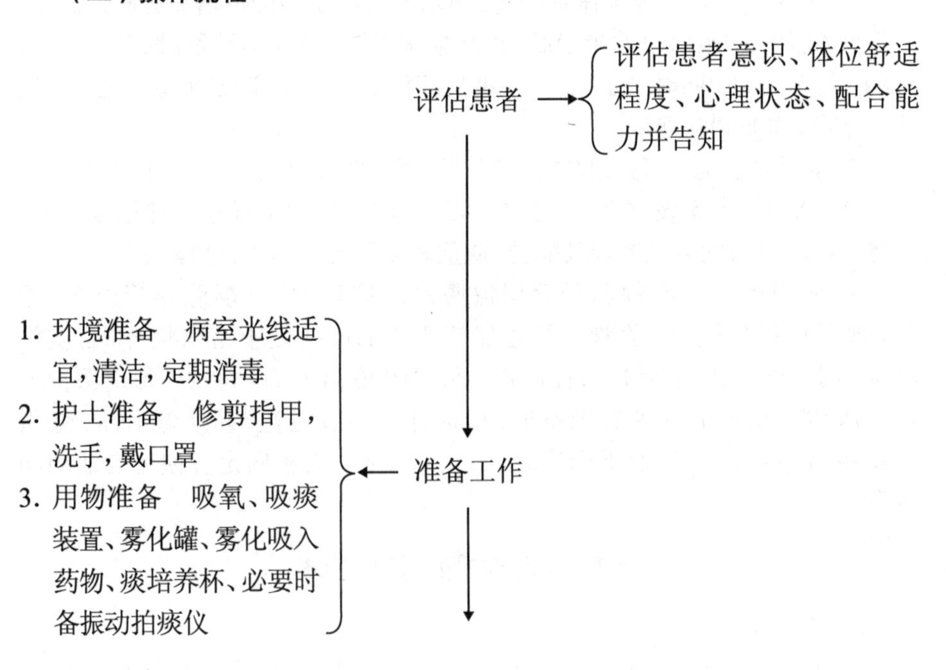

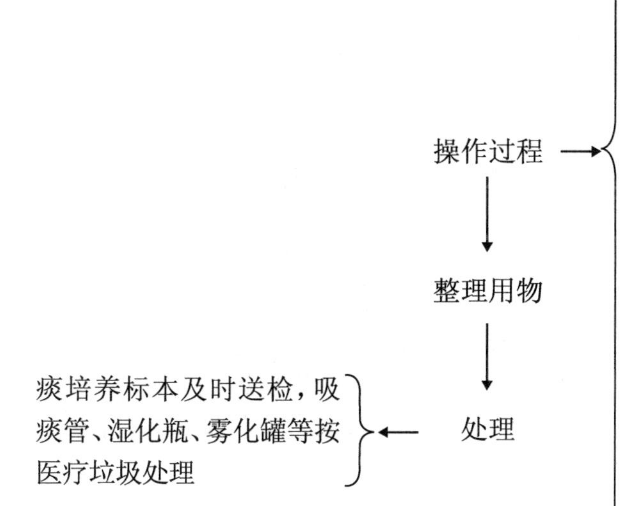

1. 观察生命体征，呼吸形态
2. 痰的颜色，性状，黏稠度，气味及量
3. 脱水状况　皮肤饱满度，弹性，黏膜的干燥程度
4. 给予端坐位或半坐位，利于呼吸
5. 鼓励患者咳嗽，指导正确咳嗽，促进排痰。痰液较多不易咳出时，遵医嘱使用祛痰剂或超声雾化吸入，必要时吸痰。正确留取痰培养标本
6. 合理用氧，采用低流量给氧
7. 遵医嘱给予抗炎治疗，有效地控制呼吸道感染
8. 多饮水，给予高热量、高蛋白质、高维生素的饮食，少量多餐，少吃产气食品
9. 聆听患者叙述，疏导其心理压力，必要时请心理医生协助诊治
10. 指导患者进行呼吸训练、正确咳嗽排痰

（三）经验分享

导致间质性肺炎的原因

（1）吸入粉尘：二氧化硅、滑石、铝、锡、铁、蔗尘、棉尘、合成纤维、电木放射线损伤。

（2）吸入气体：氧、二氧化硫、氯、烟尘、汞蒸气。

（3）微生物感染：病毒、细菌、真菌、卡氏肺孢子虫病、寄生虫。

（4）药物：细胞毒化疗药物、白消胺、环磷酰胺等。

（5）癌性淋巴管炎；肺水肿。

第三章 专科技术护理配合

一、骨髓穿刺术的护理配合

（一）概述

骨髓穿刺术[1-3]是采取骨髓液的一种常用临床技术。临床上骨髓液主要用于检查骨髓细胞增生程度和细胞组成及其形态变化，也可用于细胞遗传学检查染色体、造血干细胞培养、寄生虫和细菌学检查等，以助临床诊断、观察疗效和判断预后，还可以为骨髓移植提供骨髓。

思维提示

（1）心理护理：当患者面临疾病威胁健康，常引起各种情绪反应，心神不定，坐立不安，交感神经系统兴奋，出现心率加快、多汗、呼吸加速等表现，护士要正确评估患者心理问题，给予有效的心理支持，向其介绍骨髓穿刺的目的、方法及配合事项，消除其思想顾虑。

（2）术中配合：骨穿术中良好的体位配合能增加骨穿的成功率。在医生准确定位后，护士需安置患者合适的体位，叮嘱患者在操作过程中不要随意变换体位。操作结束后，予盖上无菌纱布按压止血，骨髓标本尽快送检。

（3）术后处理：保持骨髓穿刺处敷料干燥，72小时内不沾水，多卧床休息，观察穿刺局部有无红肿热痛等表现，出现异常及时处理。

（二）操作流程

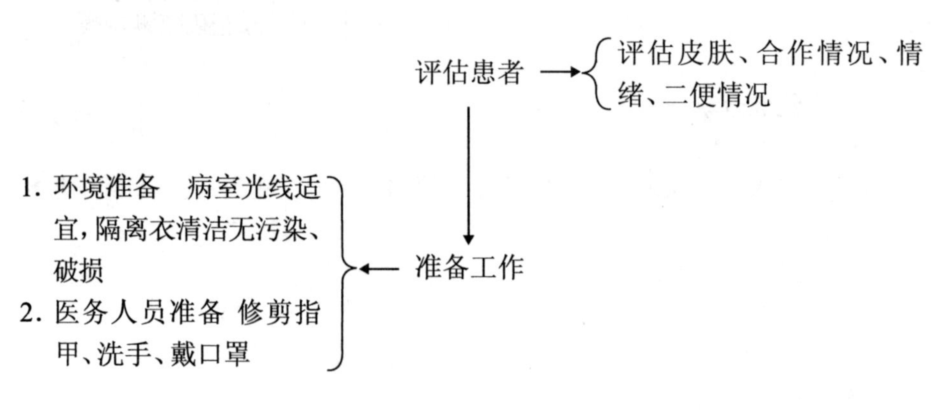

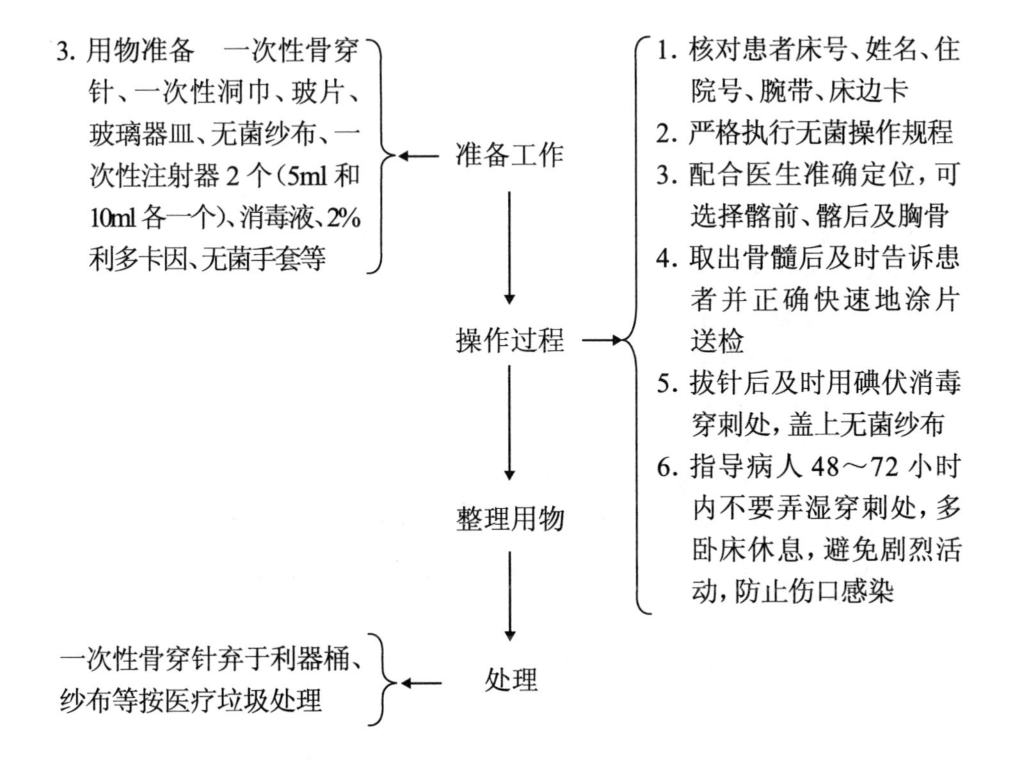

（三）经验分享

骨髓穿刺术部位选择

（1）髂前上棘：常取髂前上棘后上方 1～2cm 处作为穿刺点，此处骨面较平，容易固定，操作方便安全。该部位穿刺面对患者操作，易使患者恐惧而产生晕针等不良反应，个别心理素质差的患者甚至会拒绝穿刺。

（2）髂后上棘：位于骶椎两侧、臀部上方骨性突出部位。穿刺部位较平坦，周围无大血管、神经及重要脏器，周围有肌肉组织环绕，易于固定，穿刺的骨髓成分较好。该部位穿刺可根据需要采用坐位、俯卧位、左右侧卧位。该部位穿刺在患者背后操作，可减少患者恐惧感。对于心理素质差、肥胖、腹水或妊娠后期的患者较为适合。

（3）胸骨柄：此处骨髓含量丰富，当上述部位穿刺失败时，可作胸骨柄穿刺，但此处骨质较薄，其后有心房及大血管，严防穿透发生危险，较少选用。

（4）腰椎棘突：位于腰椎棘突突出处，极少选用。

二、腰椎穿刺术的护理配合

（一）概述

腰椎穿刺术[1]是一种检测脑脊液压力和性质及鞘内注射药物的常用诊疗

技术，对颅内感染、出血、颅内原发肿瘤及全身恶性肿瘤的颅内侵犯或转移具有诊断意义，通过腰椎穿刺术还可以测定颅内压力，了解蛛网膜下腔是否阻塞、向椎管内注射药物等。

思维提示

（1）腰椎穿刺术是一种创伤性检查，应向患者介绍该检查的目的、方法及配合事项，消除患者思想顾虑，以取得合作。术后可能有头痛、恶心、呕吐等不适，要密切观察病情，给予积极处理。腰椎穿刺术部位：以髂后上棘连线与后正中线的交会处为穿刺点，一般取第3～4腰椎棘突间隙，有时也可在上一或下一腰椎棘突间隙进行。配合事项：术中良好的配合能增加腰椎穿刺术的成功率。在医生准确定位后，护士需安置患者合适的体位，叮嘱患者在操作过程中不要随意变换体位，避免咳嗽等动作。操作结束后，予盖上无菌纱布按压止血，协助去枕俯卧或仰卧4～6小时，以免引起术后低颅压头痛。保持穿刺处敷料清洁干燥，72小时内不沾水，标本尽快送检。

（二）操作流程

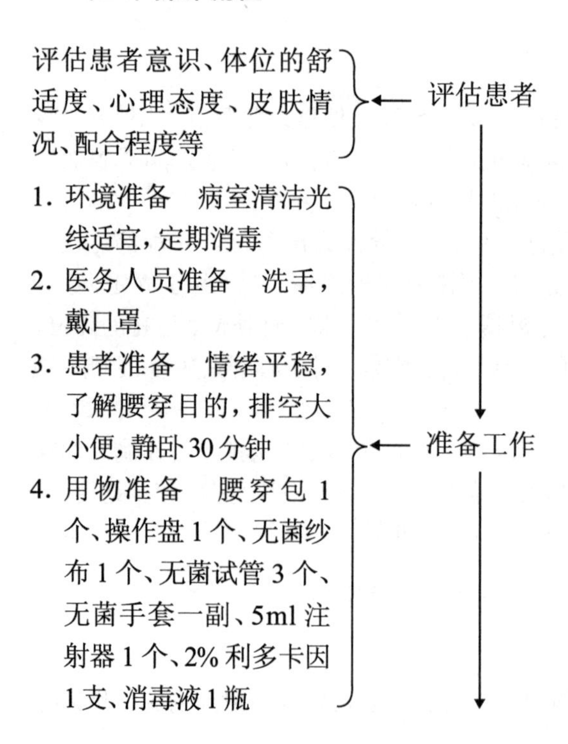

操作过程

1. 核对患者床号、姓名、住院号、腕带、床边卡
2. 严格执行无菌操作规程
3. 协助患者摆放术中体位　患者侧卧于硬板床上，背部和床边成垂直，头向前胸部屈曲，双手抱膝紧贴腹，协助医生测压
4. 密切询问和观察患者有无不适和有无异常，及时报告医生
5. 告知患者术中配合要领，做好心理安抚，引导患者运用深呼吸等自我放松的技巧缓解紧张心理
6. 协助医生留取所需的脑脊液标本，并及时送检
7. 拔针后消毒伤口，要盖无菌纱布按压
8. 指导患者去枕平卧4～6小时，告知卧床期间不可抬高头部，可适当水平移动躯体
9. 加强巡视，严密观察患者病情的变化，若有头痛、恶心呕吐、发热、肢体活动受限等情况发生，及时报告医生处理

↓

整理用物

↓

处理 → 腰穿针送供应室消毒灭菌，标本及时送检

（三）经验分享

1. 腰椎穿刺术体位要求　患者侧卧于硬板床上，背部与床面垂直，头向

前胸部屈曲，两手抱膝紧贴腹部，使躯干呈弓形，或由助手在术者对面用一手抱住患者头部，另一手挽住其双下肢腘窝处，用力抱紧，使脊柱尽量后凸以增宽椎间隙，便于进针。

2. 腰椎穿刺术术后常见并发症

（1）低颅压综合征：是指侧卧位脑脊液压力在0.58～0.78kPa（60～80mm H_2O）以下，较为常见。多因穿刺针过粗，穿刺技术不熟练或术后起床过早，使脑脊液自脊膜穿刺孔不断外流所致。

临床表现：患者坐起后头痛明显加剧，严重者伴有恶心、呕吐或眩晕、昏厥，取平卧位或头低卧位时头痛即可减轻或缓解，少数患者尚可出现意识障碍、精神症状、脑膜刺激征等，约持续一至数日。

预防及处理：使用细针穿刺，术后去枕平卧（最好俯卧）4～6小时，多饮开水，忌饮浓茶、糖水。如发生低颅压综合征，嘱继续平卧，多饮开水，必要时静脉输液补充，常可治愈。也可再次腰椎穿刺术在椎管内或硬脊膜外注入生理盐水20～30ml，消除硬脊膜外间隙的负压以阻止脑脊液继续漏出。

（2）脑疝：在颅内压增高时，当腰椎穿刺术放液过多过快时，可在穿刺当时或术后数小时内发生脑疝，故穿刺术中应密切观察患者意识和生命体征变化，积极预防，及时发现脑疝先兆配合抢救，如静脉注射20%甘露醇等脱水剂，必要时还可自脑室穿刺放液和自椎管内快速推注生理盐水，但一般较难奏效。

（3）原有脊髓、脊神经根症状的突然加重：多见于脊髓压迫症。腰椎穿刺术放液后，由于压力的改变，导致椎管内脊髓、神经根、脑脊液和病变之间的压力平衡改变所致。可使神经根性疼痛、截瘫及大小便障碍等症状加重，高颈段脊髓压迫症患者则可发生呼吸困难及呼吸骤停，症状不严重者，可先向椎管注入生理盐水30～50ml：疗效不佳时应急请外科考虑手术处理。

（4）其他：颅内感染、马尾部的神经根损伤等。

三、骨髓采集术的护理配合

（一）操作目的

骨髓采集术是骨髓移植的一个重要步骤，分为开放式骨髓采集和封闭式骨髓采集。开放式骨髓采集术是指在百级无菌层流手术室内抽取供髓者[1]骨髓，经相关处理后输入受者体内，使他们担负起重建造血的重任。骨髓采集通常于移植当天在手术室进行，采用硬膜外麻醉或全麻[2]。采集的有核细胞一般不低于 1×10^8/kg，最好在 3×10^8/kg以上。

思维提示

（1）供体准备：供体在完善各项检查及机体动员后，于采髓前一天入院行术前准备，包括：

①皮肤准备，术前晚沐浴，手术当日更换消毒衣裤。

②肠道准备：术前晚20：00时起禁食禁饮，晨起空腹解除大、小便。

③术前30min遵医嘱肌注苯巴比妥0.1g及阿托品0.5mg。

④按病情需要予保留导尿。

⑤护送供体入手术室，与手术室护理人员进行交接。

（2）术后护理及常见并发症：骨髓采集术后，按全麻或硬膜外麻醉护理常规进行护理，去枕平卧6小时，禁食禁饮6小时，做好保留导尿护理，多功能监护监测生命体征，观察穿刺处有无出血及渗液，如发现异常，应立即通知医生协助处理。供体术后均有不同程度的手术区域疼痛，可能是由于穿刺部位损伤所致，一般不需特殊护理。少数供体手术后出现低热，多为手术后的吸收热，术后给予预防性抗生素即可。如出现血压降低，脉搏快速，尿量减少等低血容量症状，应立即汇报医生，给予扩容治疗。

（二）操作流程

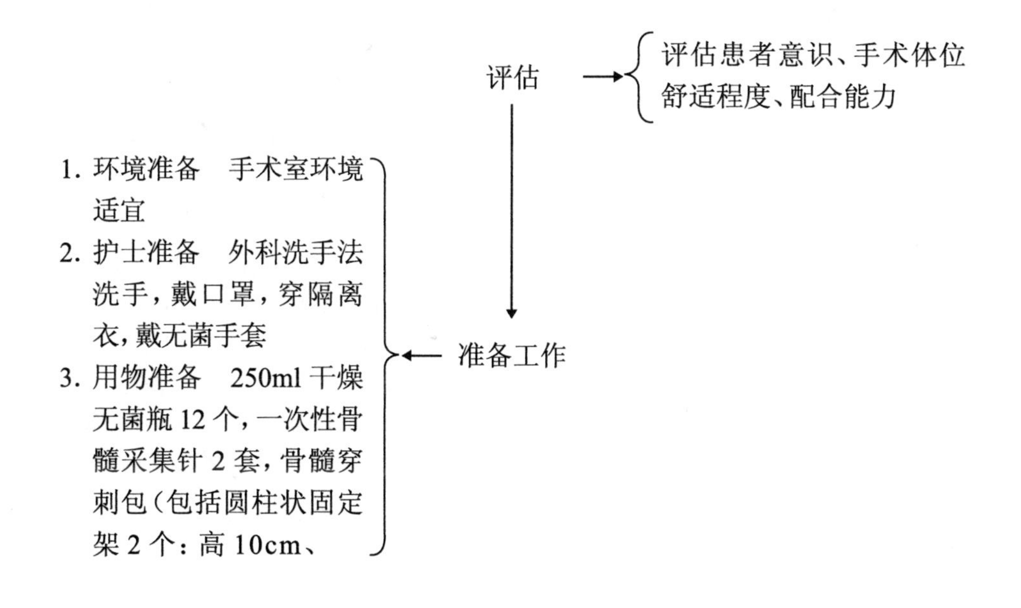

直径 10cm，圆柱状固定漏斗 2 个：高 5cm、直径 8cm 及配套不锈钢滤网 2 副），500ml 血液保存液 2 袋，肝素 2 支，5mg 地塞米松 2 支，立止血 2 支，500ml 生理盐水 2 袋，10ml 针筒根据采集量准备，腹带 1 根，无菌手术敷料包 1 只

4. 供体准备　采髓前 4 天开始皮下注射重组人粒细胞刺激因子，采髓前禁食禁水 8 小时，术前半小时肌注阿托品和鲁米那

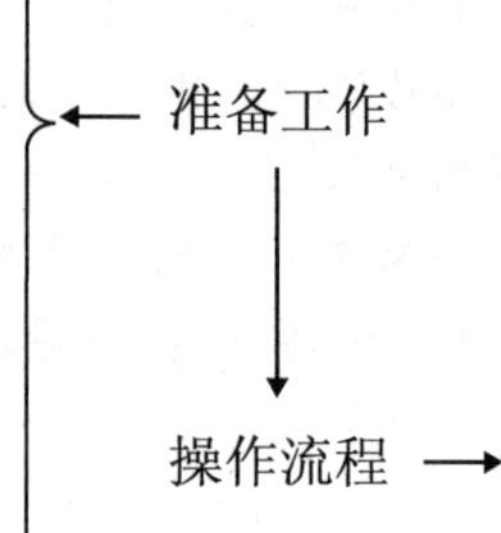

1. 手术由 1 名麻醉医生、2 名采髓医生、1 名器械护士、1 名巡回护士及 1 名负责骨髓过滤的护士共同完成
2. 麻醉医生对病人进行麻醉后将病人安置于手术体位
3. 巡回与器械护士一起打开手术敷料包，铺设两个无菌手术台
4. 采髓医生、器械、过滤护士按外科洗手法洗手
5. 器械、过滤护士穿无菌手术衣，戴无菌手套后由巡回护士将术中所需物品按无菌原则投递，器械护士协助医师消毒病人手术区域、铺设手术单；过滤护士将无菌输液瓶、骨髓穿刺包内物品妥善摆放于手术台面
6. 器械护士将 500ml 血液保存液内加入 12500U 肝素制成骨髓保养液，放于治疗碗内备用；过滤护士将 500ml 生理盐水加入另一治疗碗内，将骨穿针、过滤器、滤网用生理盐水冲洗后再取适量骨髓保养液冲洗后备用

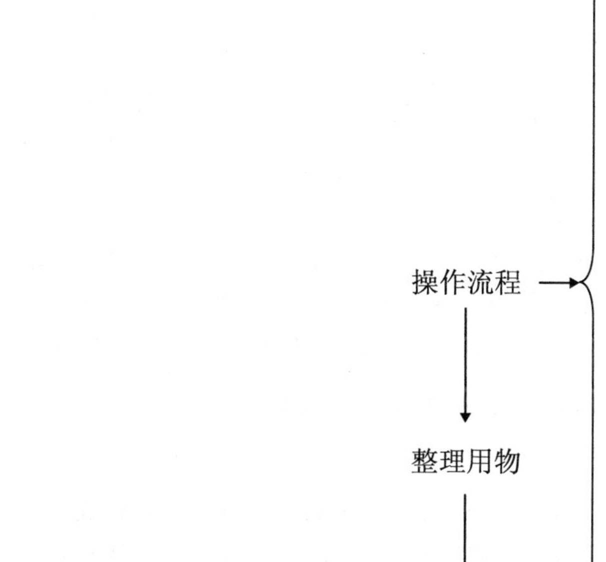

操作流程 →

7. 将无菌输液瓶放入固定架，过滤漏斗套于瓶口，滤网嵌入过滤漏斗中
8. 器械护士先将10副10ml注射器用骨髓保养液冲洗后抽取骨髓保养液2ml，排尽空气置于器械台上供采髓者备用，后面注射器均抽取1.5ml骨髓保养液
9. 采髓医生穿刺后每针筒抽至10ml骨髓液后递给过滤护士，过滤护士将注射器上下颠倒数次，再注入骨髓过滤漏斗，轻轻旋转过滤器，使骨髓透过滤网慢慢滤入输液瓶内
10. 每个输液瓶放入250ml骨髓液，采满后及时送实验室计数，根据结果采集骨髓量
11. 术毕穿刺点无菌敷料覆盖，腹带约束

↓

整理用物

↓

处理 → 术中产生的垃圾分类，按医疗垃圾处理

（三）经验分享

1. 骨髓采集术的手术配合

（1）需在百级无菌层流手术室内进行，严格执行无菌操作，保持骨髓液不被污染。

（2）严格配制骨髓保养液浓度，精确抽取保养液量，所有抽髓用具包括骨穿针、滤器必须经保养液冲洗，抽髓过程中注意及时将骨髓与保养液混合均匀，密切观察骨髓是否有凝固现象，及时提醒医生调整保养液的抽取数量，若发现滤网上积聚血凝块、脂肪组织或骨碎片，应及时更换备用滤网以免影响骨髓过滤。

（3）尽量缩短骨髓在外部环境中暴露的时间，采髓速度不宜太快，采髓500ml时间不少于30分钟，原则上骨髓抽取后应尽快输注，以保证骨髓能在采集后6小时之内输入。

2. 骨髓采集术健康指导 指导供髓者术后注意休养，避免劳累，1周内暂勿淋浴，3个月内勿行重体力劳动，注意保暖预防感冒，保持心情舒畅。按时按量服用药物，如铁剂、维生素B12等，告知服用的目的、方法、注意事项。嘱其注意补充营养，进食高热量、高蛋白、高维生素、易消化饮食，注意营养均衡、适量，勿过度进补，以免营养过剩，导致肥胖，定期查血常规，门诊随访。

3. 心理护理 供体因为对捐献骨髓的过程、方法缺乏了解，担心自身遭受疼痛，导致情绪紧张恐惧，尤其是担心供髓后是否会对自身的机体健康造成损伤和危害而顾虑重重。护理人员要热情接待供体，建立一个相互信任关系，给予关心与支持，介绍骨髓移植的相关知识，讲解骨髓采集的过程，方法及配合注意事项，告知手术的先进性和安全性，详细介绍术后可能出现的不适，使供体具有一定的心理准备和机体承受能力，特别要强调骨髓捐献对于拯救一个生命的重要意义，强调献髓后经过一段时间的调养不会损害机体健康遗留后遗症的事实，给他们以荣誉感和自信心，打消顾虑，消除紧张恐惧情绪，以良好的心态积极配合手术。

四、治疗性血液成分单采的护理配合

（一）概述

治疗性血液成分单采[1]（Therapeutic apheresis，TA）借助可以连续流动的血液成分分离机，去除引起疾病的特定成分，回输其余的、或者是替代的成分。可以快速地改变血液的组成成分，对于血细胞或血浆数量和质量异常所导致的疾病可以起到快速而有效的初始治疗作用。按照不同目的TA可以分成三类：血细胞去除（blood cell depletion）、血液成分置换（blood component exchange）和血液成分调整（blood component modification）。

思维提示

治疗性血液成分单采的不良反应总发生率5%左右，包括输血反应、恶心、呕吐、低血压、迷走神经功能亢进、苍白、心动过速、呼吸窘迫、肌肉痉挛或寒战等。分离需要静脉通道，静脉插管可能带来血肿、静脉硬化、血栓形成、出血及感染等风险。分离过程中随着液体的流出和流入可导致某些病人血容量过低而另一些病人血容量过高，其症状的严重程度取决于病人的红细胞压积、心脏或肾脏的功能。分离过程需要枸橼酸盐抗凝，大多数病人枸橼酸盐可以被快速代谢而不产生延后的效应，但碳酸氢盐排泄受损的肾脏患者可能发生碱中毒。枸橼酸盐可引起低钙血症，如口周或肢端的刺痛麻木、头晕、恶心和味觉改变，心电图表现为OT间隙延长。此外，低钙血症还可能是钙与置换液中的白蛋白结合所致，或者是输入的供者血浆中所含的枸橼酸盐所致。轻症者口服补充钙剂即可，症状持续或严重者，须静脉滴注补充钙剂；若不及时治疗，可以产生严重的症状：如肌肉收缩、手足抽搐和癫痫发作。由于TA可能需要大量的血液制品，增加了感染性疾病的风险，如HIV、人类T淋巴细胞病毒、肝炎病毒以及细菌和寄生虫的传播；非感染性疾病的风险，如溶血、发热、变态反应、同种异体免疫的过敏反应、输血相关急性肺损伤等。因为造血祖细胞及淋巴细胞采集的供者主要是正常人（自体除外），操作者必须对分离过程的所有不良反应都有了解，并制定相应措施，才能保证整个过程的安全有效。

（二）操作流程

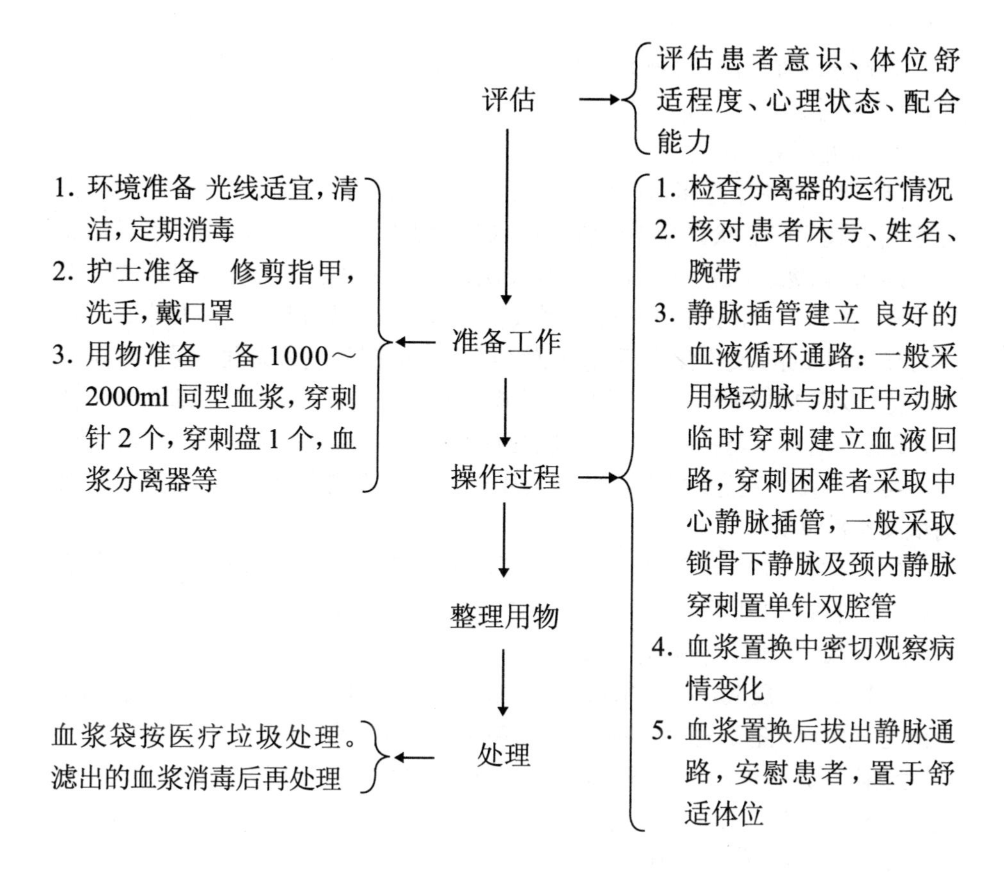

（三）经验分享

1. 治疗性血液成分单采分类

（1）血细胞去除：

①血小板单采：分离并采集患者血小板，以减少血小板计数。

②白细胞单采：分离并采集患者白细胞（如，白血病细胞），以晶体或胶体液替代，有时需补充采集过程中丢失的红细胞，其目的是减少循环血中异常的白细胞。包括：治疗性白细胞去除，采集血液祖细胞，采集淋巴细胞。

（2）血液成分置换：

①血浆置换：分离含有致病因子的患者血浆，以正常供者的血浆、白蛋白或胶体/晶体代替，减少患者血浆内致病因子（如致病的抗体）。

②红细胞置换：分离患者的红细胞以正常供者红细胞和/或胶体代替，减少红细胞量（如，镰刀形红细胞）。

（3）血液成分调整：

①选择性提取血浆成分：分离血浆并经过过滤，选择性的去除致病的免疫球蛋白。

②光分离置换法：分离采集患者血浆，在体外以补骨脂素和紫外线A处理，然后回输。

2. 常见不良反应

（1）低钙血症：是指血中钙离子浓度（尤其游离钙）降低，神经肌肉兴奋性增高引起相应症状。除不同程度的佝偻病表现外，主要为惊厥、手足搐搦和喉痉挛，以无热惊厥最常见。惊厥表现为突然发生四肢抽动，两眼上窜，面肌颤动，神志不清，发作时间可短至数秒钟，或长达数分钟以上，发作时间长者可伴口周发绀，发作停止后，意识恢复；手足搐搦表现为突发手足痉挛呈弓状，双手呈腕部屈曲状，手指伸直，拇指内收掌心，强直痉挛，足部踝关节伸直，足趾同时向下弯曲；喉痉挛表现为喉部肌肉及声门突发痉挛，呼吸困难，有时可突然发生窒息，严重缺氧甚至死亡。因此监测血钙水平，维持正常血钙浓度非常重要。

（2）过敏反应：输入异体蛋白均可发生过敏反应，出现皮肤瘙痒和荨麻疹，严重时可发生血管神经性水肿和过敏性休克，做好预防性工作，避免过敏反应或者减轻过敏反应尤为重要。

（3）心血管反应：采血的速度，还输的速度以及出入量的平衡均可影响患者的正常生理状态。患者可能会出现胸闷，心慌，头昏，心动过速，血压下降，昏厥或休克等症状。年老体弱患者更容易发生心血管反应。要加强观察，分离全过程进行生命体征及神态的监测，特别是对小儿、年老体弱、贫血、水肿、血浆蛋白较低或肝功能障碍的患者。

（4）感染：穿刺处皮肤消毒不严，置换液污染，大量免疫球蛋白丢失，患者抵抗力降低，输入未经病毒灭活的血浆等可引起病毒性疾病的感染，因此，术前要全面了解患者情况，治疗中严格执行无菌操作原则，给予保护性隔离。

（5）出凝血异常：大量的血浆去除且没有补充足够的凝血因子会使患者发生凝血活性异常，出现出血或原有出血症状加重，意外猝死。应监测患者凝血酶原时间，积极预防处理。

第四章 仪器使用技术

一、无菌层流净化罩的应用技术

（一）概述

层流净化罩[1]是一种垂直单向流局部净化设备，它构造了一个有效的可移动洁净空间，能够清除 0.3μm 的细菌、真菌和尘埃，使水平流达到百级净化级别，在空气中达到无菌效果，有效降低患者的感染机会。特别适用于血液患者、放化疗患者及其他免疫力低下的患者。

思维提示

（1）血液患者需反复多次化疗，可导致骨髓抑制，加上血液患者本身存在细胞免疫、体液免疫功能障碍和骨髓造血功能异常，易诱发感染。据文献报道，粒细胞缺乏的白血病患者住普通病房感染率在 85% 以上，无菌层流净化仓有效降低了患者的感染率，为患者足量全程治疗提供了安全保障，患者病程缩短，痛苦减少，经济负担也减轻。

（二）操作流程

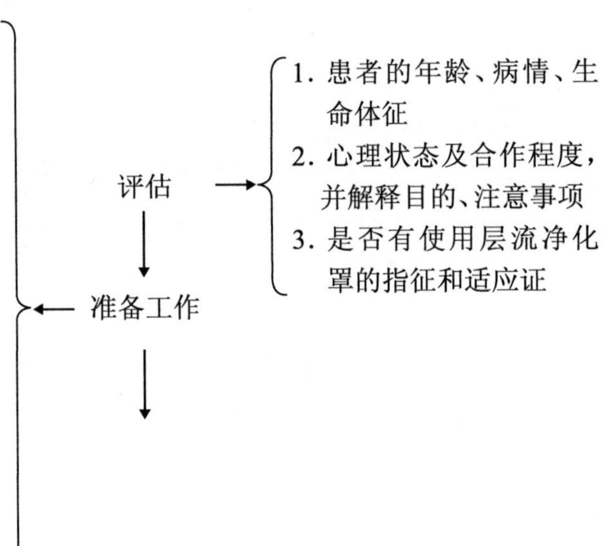

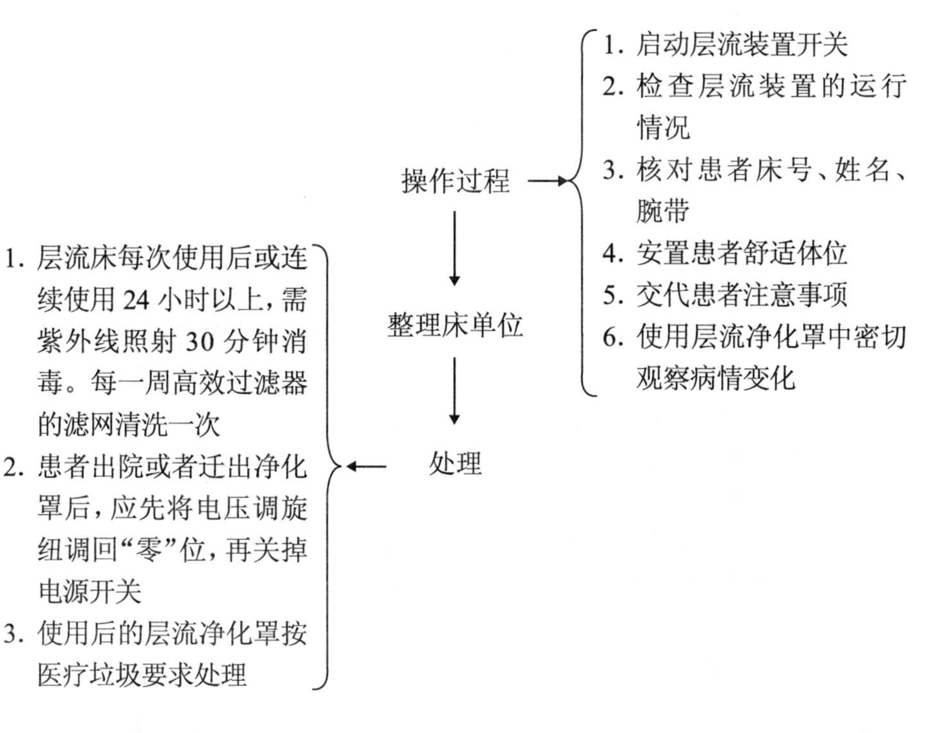

（三）经验分享

层流净化罩由高效空气过滤系统、消音降噪系统、风机动力系统、操作控制系统等组成。其整体结构为冷轧钢板，顶部为空气净化系统，四周以高透明度的防静电塑胶垂帘围护。工作时顶部的风机吸入环境空气，经空气净化系统过滤为洁净空气，再以层流的方式送入工作区域。同时使工作区域内保持正压，以阻止外部空间的尘埃粒子进入工作区域。

使用前应启动层流装置2小时后患者方可入住，患者检查及治疗均在净化罩内完成，医护人员在接触患者进行治疗护理时均戴口罩、帽子，消毒液擦手。层流床高效过滤器的滤网每1周清洗一次，患者出院或者迁出净化罩后，应先将电压调旋纽调回“零”位，再关掉电源开关，拆洗床单、被套、枕套，更换新的层流净化罩，检测高效过滤器，清洗滤网，必要时更换高效过滤器，备用。

二、无菌层流净化仓应用技术

（一）概述

造血干细胞移植治疗过程中要进行大剂量的放疗、化疗，以清除患者体内的肿瘤细胞并重建患者的造血和免疫功能。由于患者骨髓功能严重受损，免疫力低下，感染机会增多，所以无菌层流病房的创建至关重要，百级层流病房是目前洁净度最高的一种医疗环境，通过高效过滤器对空气进行过滤，将细菌、灰尘等都过滤到室外，可几乎达到无菌状态。

思维提示

（1）无菌层流净化仓使用前，要彻底打扫卫生，用消毒液擦拭病室台面、桌面、地面、角落等处，再用等离子消毒机消毒2小时，细菌培养合格方可入住。

患者入住无菌层流净化仓后，护理人员每日需用消毒液擦洗病室一次，每日紫外线照射2次，每次30分钟。医护人员集中操作，禁止频繁进入病室，禁止感冒、咳嗽等携带病菌的发烧人员进入，物品传递到层流室内前，必须经过无菌处理。工作人员须修剪指甲，清洁漱口，洗澡，外科洗手，更换无菌衣服，戴无菌帽子、口罩，换拖鞋后进入无菌层流病区，进入无菌层流病室前，须穿无菌隔离衣、戴无菌手套，再次更换拖鞋后方可进入。

（二）操作流程

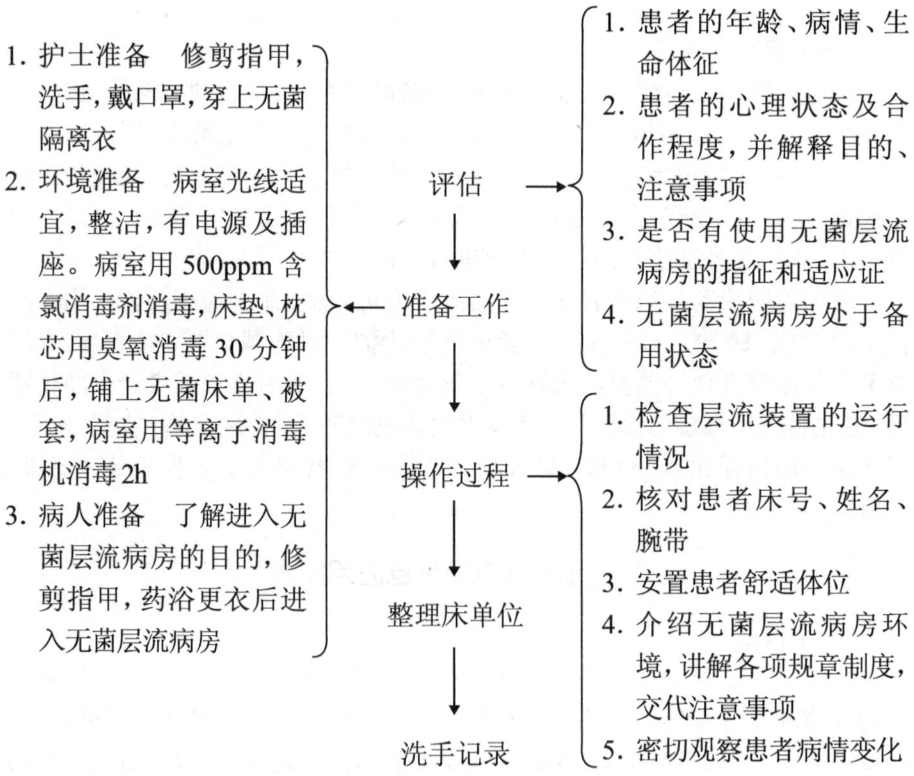

评估 → 准备工作 → 操作过程 → 整理床单位 → 洗手记录

评估：
1. 患者的年龄、病情、生命体征
2. 患者的心理状态及合作程度，并解释目的、注意事项
3. 是否有使用无菌层流病房的指征和适应证
4. 无菌层流病房处于备用状态

准备工作：
1. 护士准备　修剪指甲，洗手，戴口罩，穿上无菌隔离衣
2. 环境准备　病室光线适宜，整洁，有电源及插座。病室用500ppm含氯消毒剂消毒，床垫、枕芯用臭氧消毒30分钟后，铺上无菌床单、被套，病室用等离子消毒机消毒2h
3. 病人准备　了解进入无菌层流病房的目的，修剪指甲，药浴更衣后进入无菌层流病房

操作过程：
1. 检查层流装置的运行情况
2. 核对患者床号、姓名、腕带
3. 安置患者舒适体位
4. 介绍无菌层流病房环境，讲解各项规章制度，交代注意事项
5. 密切观察患者病情变化

（三）经验分享

1. 空气洁净度级别：

（1）1000级（局部100级）：0.4个/30minϕ90皿（10个/m^3），5个/cm^2。

（2）10 000级：1.5个/30minϕ90皿（50个/m^3），5个/cm^2。

（3）100 000级：4个/30minϕ90皿（150个/m^3），5个/cm^2。

（4）300 000级：5个/30minϕ90皿（175个/m^3），5个/cm^2。

2. 洁净等级病房适用范围：

（1）100级（特别洁净）：瓣膜置换、心脏手术、器官移植、人工关节置换、神经外科间、手术间。

（2）1000级（标准洁净）：眼外科、整形外科、非全身烧伤、骨科、普外科中的I类手术、肝胆胰外科、体外循环灌注准备室。

（3）10 000级（一般洁净）：胸外科、泌尿外科、妇产科、耳鼻咽喉科、普外科（除去I类手术）、手术间、无菌室。

（4）100 000级（一般洁净）：门诊、急诊、感染手术，全身烧伤、走廊、洗手间、麻醉预备室。

三、微波治疗仪的应用技术

（一）概述

微波是指波长在1毫米～1米的电磁波、频率为300MHz～300GHz，其频率比一般的无线电波频率高，在临床上，微波与生物体的相互作用可以分为两大类，即微波致热效应和非微波致热效应。微波治疗仪[1]所采用的微波热疗是一种非接触加热方式，不存在因电接触造成的热灼伤和电灼伤的可能。由于微波对生物组织有一定的透入深度，配上相应的照射治疗探头，可改善局部血液循环，增强代谢过程，加强局部组织营养，促进白细胞吞噬作用，提高组织再生能力，临床上具有解痉、止痛、促进炎症消散及加速创口修复等作用。目前微波已被广泛应用于伤口愈合的理疗上。

思维提示

（1）微波治疗仪在理疗状态下，医护人员必须严格观察仪器的使用情况及患者的反应，应以患者感到温热舒适为准，辐射线严禁折硬弯，以免影响输出，辐射器应隔覆盖物，使用时避开金属物如金属纽扣等，以免造成仪器的损坏或造成患者烫伤，与病灶部位保持1～2cm的距离，病灶表面的纱布、石膏等卫生材料不必去除，辐射器对准病灶部位后方可输出微波，切忌空载输出。每次照射时间为15～20分钟，每日1～2次。术后理疗的患者必须在48小时后进行。

（二）操作流程

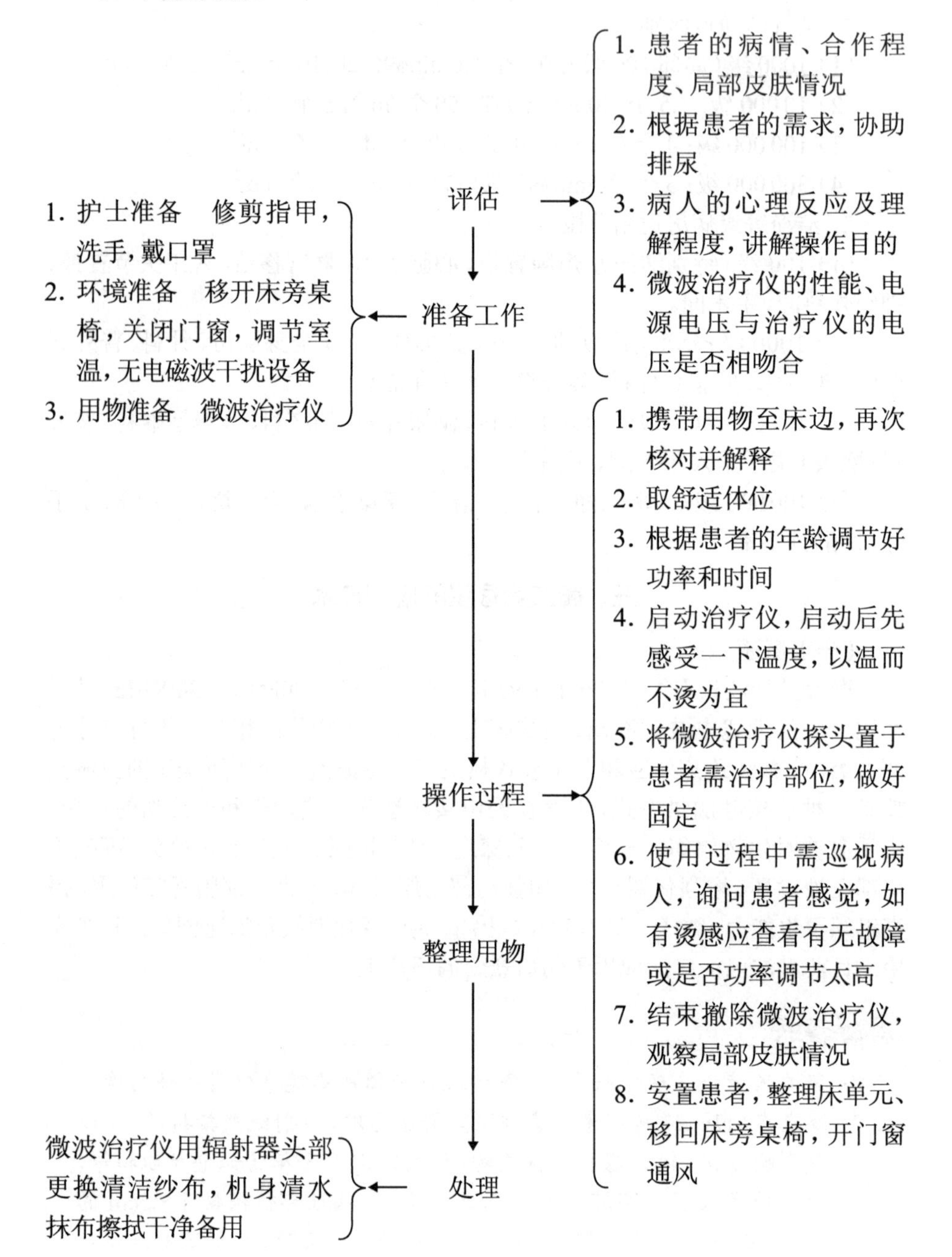

（三）经验分享

1. 微波治疗仪的使用禁忌　患者体内有金属植入物，除专门医嘱外，一般不可治疗。助听器应从患者身上拿走。植入心脏起搏器的患者不能接受微波治疗。严禁照射眼睛、大脑、睾丸和孕妇腹部。出血倾向的患者、严重局部水肿及全身性感染疾病患者禁用。治疗部位有严重血循环障碍，感温迟钝或丧失者慎用。

四、静脉输液泵的应用技术

（一）操作目的

输液泵[1]能控制静脉输液的速度或量；使药物剂量精确，均匀、持续输入体内，产生最理想的效果，避免药物浓度波动过大而产生副作用。

思维提示

（1）使用输液泵输液，可提高给药的流速和容量控制精度（如<±5%），扩大给药流速范围（如 0.1ml/h～1200ml/h）；利用输液泵的多种给药模式做到更精准的用药。输液泵的程控功能（如时辰模式）可开展更先进的治疗项目（如联合时辰化疗）；其快捷操作功能（如敏捷调速）能达到快速调节流速和争取抢救时机的目的；历史信息储存功能达到协调医护患纠纷的目的。内置加温功能达到提高输液舒适性、降低药液渗漏几率的目的。输液泵的各种报警功能（如管路气泡、针头阻塞、静脉跑针、管路疲劳、滴空等报警项）可达到降低劳动强度、提高临床安全性、减少护理人力的目的。

（二）操作流程

1. 环境准备　病室光线适宜，整洁，有电源及插座，无电池波干扰
2. 护士准备　修剪指甲，洗手，戴口罩
3. 病人准备　了解治疗目的，并已排尿，做好准备
4. 用物准备　输液泵急电源转换器、专用输液器、输液架、拟输入溶液（遵医嘱），必要时备静脉输液用物

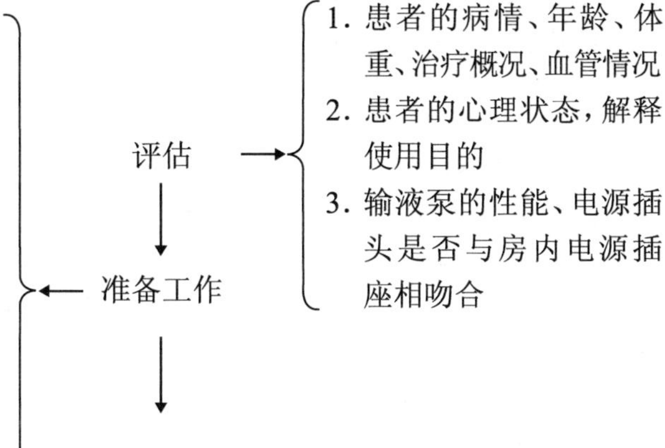

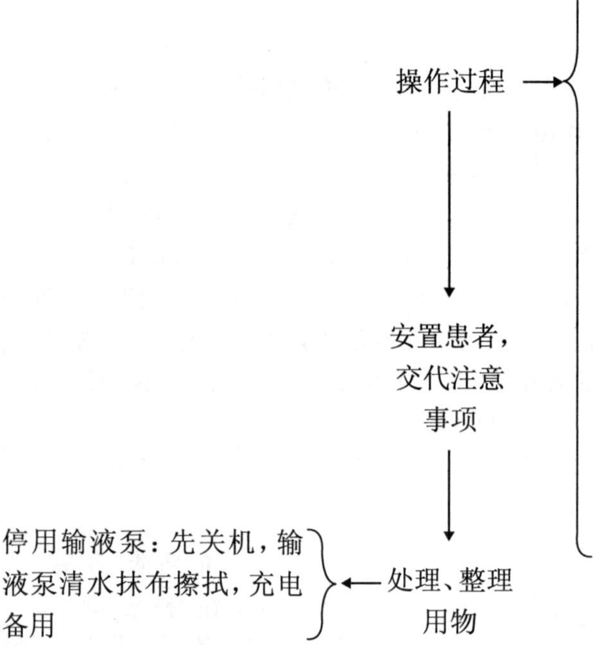

（三）经验分享

1. 输液泵使用注意事项

（1）输液器选择，输液泵所用的输液器应该为弹性很好、质量过硬的输液器，长时间挤压而不会造成弹性下降严重、管路破损等情况出现，这样才能很好的确保输液的精度。输液泵使用的程序上面显示的输液器要和现实使用的输液器种类一致。如无名称显示则应该选择至自定义上面，并且进行输液器标定后方可使用，从而避免输液精度的误差增大。

（2）输液器的滴壶应与输液泵门上方入口处保持10cm以上的具体，太短太长也会多少影响输液的精度。预置量一定要略小于输液量和药物量之和，避免药液输完，还没到输完报警，当然药液输完了会产生气泡报警，如果输液泵未报警就有可能把空气打入人体，产生气栓，危及患者生命。

（3）根据不同规格和质量的输液器情况，应该采取灵活的输液调控措施，从最安全和最精确的角度来讲，使用普通输液器时，同一位置最好不要挤压超过 4 个小时；普通输液器是用塑料制成，即 PVC 管，其弹性一般，质量也参差不齐，长时间输液时候，泵片挤压后管子极易变形，质量次的甚至会破损，无论是弹性还是安全性都将大大下降，将明显影响输液精度和输液安全。

（4）流速模式（毫升 / 小时）、滴数模式（滴数 / 分钟）、时间总量模式（总量—小时）、药液体重模式。国际通用的输液模式为第一种流速模式，其他各种模式最终仍是转换为流速模式，使用过程中可以根据自己的习惯或药物的使用说明来进行选择模式。

（5）电池的使用问题，要做到合理正确的使用输液泵自带电池，当“充电”灯亮了，即使泵已不用了，也不要关掉电源开关，更不要拔去交流电源，让电池充足电能，等“充电”灯灭了，再关掉电源。

2．常见输液泵报警处理方法　输液泵报警分为气泡报警、阻塞报警、开门报警、电池低压报警、电源线脱落报警、机器流速异常报警、程序错误报警等。

（1）气泡报警：应检查管路中有无气泡滞留，输液管是否与卡槽接触密合，管路外皮是否有残留物和检查气泡探头的清洁度。排除完这些问题，仍有气泡报警，则可以采取移动一节管路，或在没有进入人体之前采取快排，让其运行一段则可。

（2）阻塞报警：首先应该检查管路原有的调节阀是否完全打开，其次要检查管路是否通畅正常，无异物阻塞，最后还应查看扎针是否跑偏造成阻塞。

五、微量输液泵的应用技术

（一）操作目的

微量注射泵[1]（简称微量泵）是一种新型泵力仪器，将少量药液精确、微量、均匀、持续地泵入体内，操作便捷、定时、定量，根据病情需要可随时调整药物的浓度、速度，使药物在体内能保持有效血药浓度。

思维提示

（1）微量注射泵用途：可精确输注血管活性药物，调节血压，心率，维护循环功能；输注镇静、镇痛等药物，微量给药，流速均匀，以维持药物最佳有效浓度。

（二）操作流程

评估 → 准备工作 → 操作过程 → 安置患者 → 整理用物

评估：

1. 患者的病情、年龄、体重、治疗概况、血管情况
2. 心理状态，并解释使用目的
3. 微量泵的性能、电源插头是否与病室内电源插座相吻合

准备工作：

1. 环境准备　病室光线适宜，整洁，有电源及插座
2. 护士准备　修剪指甲，洗手，戴口罩
3. 病人准备　了解治疗目的，并已排尿，做好准备
4. 用物准备　微量泵及电源线、输液架、专用延长管、50ml或20ml针筒及抽取的拟输入溶液（遵医嘱），必要时备静脉输液用物

操作过程：

1. 检查微量泵及其专用延长管
2. 备齐用物至床边，三查七对并解释
3. 固定微量泵于输液架或床架上
4. 将微量泵接上电源，打开电源开关
5. 将抽取药液的注射器连接延长管，排去空气，检查有无气泡
6. 将注射器正确安装入注射器座中
7. 将注射执行单贴于微量泵上或注射器上
8. 正确调节、使用微量泵　①设定输入速度等参数；②再次检查有无气泡；③将延长管与静脉通路连接（如无静脉输液通路，则依照静脉输液法重新建立）；④按微量泵启动键（START），观察通畅情况；⑤观察生命体征及反应，必要时重新调整输液速度；⑥若出现报警声，针对原因处理后，再按启动键

整理用物：

1. 停用时按微量泵停止键（STOP）
2. 先关机，必要时拔针
3. 安置患者，交代注意事项
4. 擦拭微量泵，整理充电备用

（三）经验分享

1. 微量注射泵使用注意事项

（1）在注射前须向患者及家属详细介绍使用微量泵的目的、功能、优点、发生报警原因和注意事项，介绍药物名称、作用、需要注射时间及可能出现的不良反应，使患者对该仪器及药物有一定了解，消除紧张心理，主动配合治疗，确保药物有效实施。

（2）安装注射器时，注射器边圈必须紧靠注射器座。使用微量泵时应加强巡视，观察输液部位有无药液外渗、肿胀，局部颜色、温度，血管走向有无条索状红线等，若出现以上情况，应立即停止输液，及时更换穿刺部位。

（3）观察黄灯亮闪频率、微量泵工作状态及速率是否处于正常。需更换药物及改变速率时应及时记录，并作好交接班。嘱患者及家属勿随意调节微量泵速度，以免出现不良后果。观察泵管及针头有无脱落，被污染需及时更换。

（4）观察用药效果及副作用，在治疗过程中若出现不良反应需及时通知医生。当出现电池低电压（LOW-BATT）报警时，应及时将泵接通交流电源进行充电或关机。

（5）勿在同一静脉通路上输入其他液体，避免受输液速度、压力影响或因推药等其他操作影响药液持续泵入，使药物浓度忽高忽低，血药浓度受到影响，而引起病情变化，延误治疗，出现不良反应。严格无菌操作，使用24小时需更换注射器和泵管，若有污染及时更换。

六、多功能监护仪的应用技术

（一）操作目的

多功能监护仪[1]可监测患者的生命体征，为评估病情及治疗、护理提供依据。

思维提示

（1）多功能监护仪使用注意：

1） 监测新患者前要删除原来患者的信息，定期更换电极片安放位置，防止皮肤过敏和破溃。

2） 妥善放置各种导线，避免折叠、受压和脱落。报警系统应始终保持打开，出现报警应及时正确处理。

3） 安放监护电极时，必须留出一定范围的心前区，以不影响在除颤时放置电极板。

4） 择宽窄合适的袖带，排尽袖带内空气，缠于上臂中部，松紧以放入一指为宜，下缘距肘窝 2～3cm，肱动脉与心脏同一水平。对需要频繁测量血压的患者应定时松解袖带片刻，以减少因频繁充气对肢体血液循环造成的影响和不适感，必要时应更换测量部位。

5） 告知患者不要自行移动或摘除电极片、摘取传感器，避免在监护仪附近使用手机，以免干扰检测波。

（二）操作流程

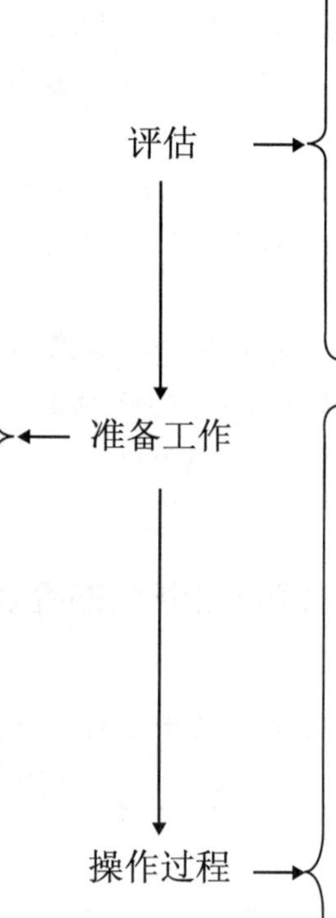

评估：

1. 患者的年龄、病情、生命体征、皮肤情况
2. 心理状态及合作程度，并解释目的、注意事项
3. 是否有使用监护仪的指征和适应证；所需监测项目
4. 监护仪的性能

准备工作：

1. 环境准备　病室光线适宜，整洁，有电源及插座
2. 护士准备　修剪指甲，洗手，戴口罩
3. 患者准备　了解治疗目的，并已排尿，皮肤准备，体位舒适
4. 用物准备　心电监护仪及模块、导联线、配套血压计袖带、SPO_2 传感器、电源转换器、电极片、75% 乙醇棉球、监护记录单等

操作过程：

1. 备齐用物至床边，三查七对解释目的
2. 安置舒适体位
3. 连接监护仪电源，打开主机开关
4. 无创血压监测　①选择合适的部位，绑血压计袖带；②按测量键；③设定测量间隔时间
5. 心电监测　①暴露胸部，正确定位（放置电极片处用 75% 乙醇清洁）心电导联线与电磁片连接；②将操作过程连接好心电导联的电极片粘贴患者正确位置；③选择 P、QRS、T 波显示较清晰的导联；④调节振幅

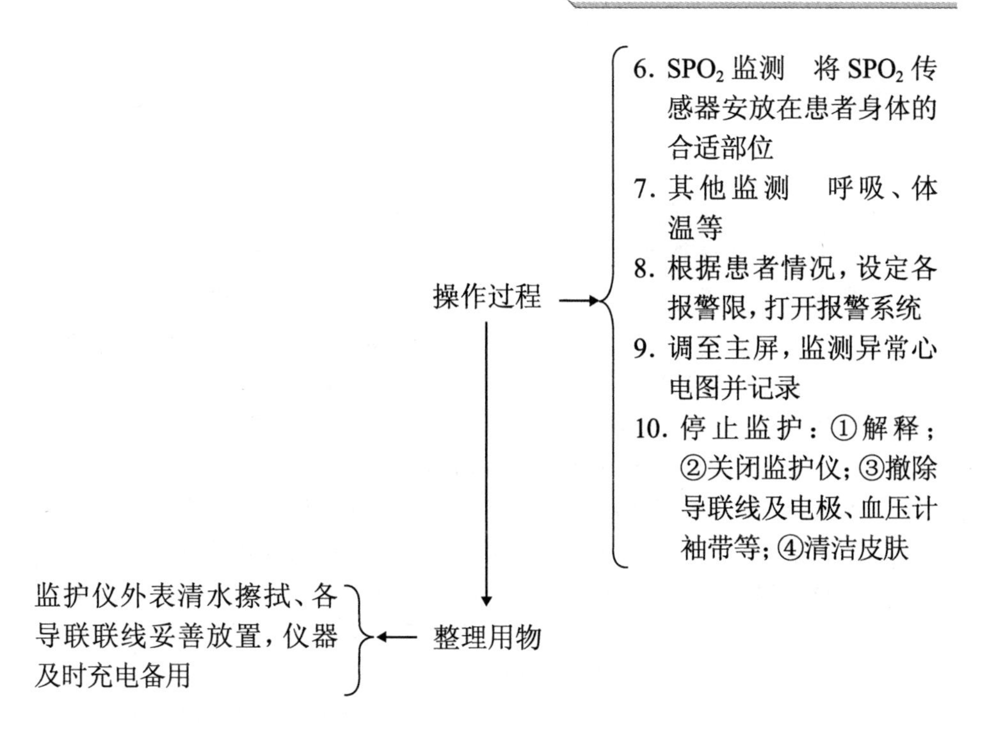

（三）经验分享

正确安放电极位置

（1）三电极（综合Ⅱ导联）：负极（红）：右锁骨中点下缘；正极（黄）：左腋前线第四肋间；接地电极（黑）：剑突下偏右。

（2）五电极：右上（RA）：胸骨右缘锁骨中线第一肋间；左上（LA）：胸骨左缘锁骨中线第一肋间；右下（RL）：右锁骨中线剑突水平处；左下（LL）：左锁骨中线剑突水平处；胸导（C）：胸骨左缘第四肋间。

七、无创呼吸机的应用技术

（一）概述

无创通气[1]（Non-Invasive Ventilation，NIV）：广义是指不经气管插管或气管切开而增加肺泡通气的一系列方法的总称。包括体外负压通气、经鼻面罩正压通气、胸壁震荡及膈肌起搏等。无创正压通气[2]（Non-Invasive Positive Pressure Ventilation，NIPPV）：狭义是指目前最常用的无创通气技术，主要是指经鼻/面罩进行的正压通气。早期主要用来治疗睡眠呼吸暂停综合征，近年来广泛用于治疗多种急、慢性呼吸衰竭。NIPPV可以减少急性呼吸衰竭患者的插管率，缩短有创通气时间，降低住院费用。给予患者呼吸支持，维持生命，为基础疾病治疗、呼吸功能改善和康复提供条件。

思维提示

（1）无创正压通气时，患者可取半卧位，注意上呼吸道的通畅，选择适合患者脸型的鼻/面罩，将鼻/面罩正确置于患者面部，鼓励患者扶持鼻/面罩，避免头带张力过高，头带下可插入1或2个手指。口/鼻面罩可能使患者面部有不适感，可予透明贴防护面部皮肤；指导患者使用面罩时要闭口呼吸，尽量不用口吸气以减少腹胀。鼻罩和口/鼻面罩内的容量约为100～300ml，属死腔空间，可造成重复呼吸。通常，鼻罩和口/鼻面罩上有带塞子的漏气孔，打开后可将重复呼吸效应降至极低的水平。通气过程可对患者咽鼓管和耳膜产生冲击，可以使用棉球塞住患者的双侧外耳道，有效减轻患者的耳痛症状，提高耐受性。对躁动不能配合治疗的患者可考虑用浅镇静剂，但对COPD患者原则上禁用。无创正压通气的常见不良反应有口咽干燥、罩压迫皮肤损伤、恐惧（幽闭症）、胃胀气、误吸、漏气、排痰障碍及睡眠性上气道阻塞等。注意密切监测病情变化、并发症和不良反应，及时防治，提高NIPPV的临床疗效。

（2）NIPPV时不常规应用加温湿化，根据患者情况和气候环境选用。加温湿化的优点是可温化、湿化管路的气体，稀释气道分泌物，促进分泌物的排出，同时提高患者舒适度和耐受性；缺点是管道内出现冷凝水，可改变通气环路的顺应性及阻力，影响吸气和呼气触发的功能。

（二）操作流程

1. 环境准备　病室光线适宜，整洁，有电源及插座
2. 护士准备　修剪指甲，洗手，戴口罩
3. 患者准备　了解治疗目的，并已排尿，皮肤准备，体位舒适
4. 用物准备　连接器（鼻罩或口鼻面罩）、无创呼吸机、抢救药品、抢救设备（气管插管等）

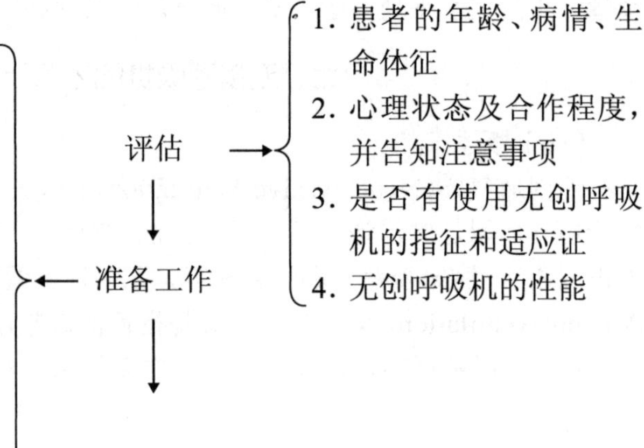

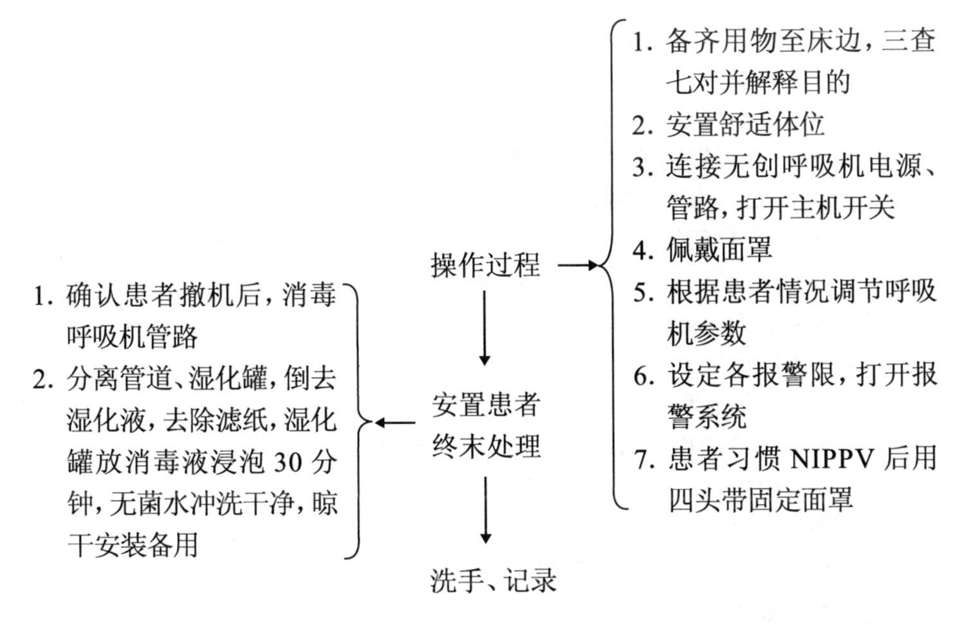

（三）经验分享

1. 使用无创呼吸机的适应证

（1）COPD 急性恶化时的急性Ⅱ型呼衰 pH<7.5。

（2）因心源性肺水肿所致的急性呼吸衰竭 CPAP-N<PPV。

（3）胸廓畸形或神经肌肉病变所致的急性高碳酸血症呼吸衰竭。

（4）失代偿性梗阻型睡眠呼吸暂停患者 NIPPV 比 CPAP 更适宜。

（5）充分镇痛和氧疗的胸部创伤者，可用 CPAP，不可用 NIPPV。

（6）免疫功能不全患者的急性呼吸衰竭。

（7）ARDS 者 NIPPV- 有创通气。

（8）手术后呼吸衰竭和慢支肺气肿。

（9）氧疗效果不佳的肺炎，CPAP-NIPPV- 有创通气。

（10）促进 COPD 患者的脱机。

2. 使用无创呼吸机的禁忌证

（1）心跳呼吸骤停者。

（2）非呼吸器官衰竭，如 Glasgow 评分<10 分的脑病，严重的上消化道出血和血流动力学稳定。

（3）面部外伤，损伤或畸形。

（4）上气道阻塞。

（5）不合作患者。

（6）不能保护气道者。

(7) 呕吐、不能清除分泌物者。

(8) 误吸危险高者。

(9) 自主呼吸微弱，昏迷患者。

(10) 社区获得性肺炎和SARS疑似患者。

(11) 未经过引流的气胸。

3. 无创呼吸机的优点

(1) 可间歇通气，最大灵活性使用和去除。

(2) 无需插管，避免相关并发症。

(3) 用不同通气方法。

(4) 生理性加温和湿化气体，正常吞咽。

(5) 保留其说话和吞咽功能，患者舒适感增加。

(6) 容易脱机。

4. 无创呼吸机的缺点

(1) 易引起吸入性肺炎、低血压、气胸。

(2) 难于持续维持气路的密闭性。

(3) 吸入氧浓度调节监测不精确。

(4) 鼻黏膜、鼻窦充血、干燥；眼刺激，胃胀气。

5. 无创呼吸机通气效果判断：

(1) 辅助呼吸肌（如胸锁乳突肌收缩、“三凹”征）是否减少或消失。

(2) 呼吸困难症状是否缓解，呼吸频率是否减慢，可否闻及清晰的双肺呼吸音，经皮氧饱和度（SpO_2）和血气分析是否改善。

八、超声导引下PICC（经外周中心静脉导管）置管技术

（一）操作目的

维护静脉通路，保证药物输注。

思维提示

(1) 超声引导下采用改良塞丁格技术置入经外周静脉置入中心静脉导管（PICC）[1]，因其置管部位在上臂，避开了肘关节，患者活动方便，并发症少，提高血管穿刺成功率。但受操作人的经验、熟练程度、方法等因素影响，临床上也会出现不成功的例子。因此操作人员必须熟悉B超操作方法，把握进针深度、异常情况处理方法等，促进穿刺的成功。

（二）操作流程

评估

1. 患者病情，治疗方案、实验室检查（血常规、出凝血时间等）、过敏史
2. 穿刺部位有无禁忌证

↓

准备

1. 环境准备　病室光线适宜、整洁，病床备臂板、有电源及插座
2. 护士准备　洗手，戴手术帽、口罩
3. 病人准备　心理状况和合作程度，了解治疗目的、方法、置管过程及置管后应注意的事项，术侧上臂清洁，并已排尿
4. 用物准备　PICC 套件包、PICC 穿刺包（一次性垫单 2 块、洞巾 1 块、大单 1 块、测量尺、碘伏或 2% 葡萄糖酸氯己定乙醇溶液、75% 酒精、生理盐水、10ml 以上注射器 2 副，透明敷料（10×10ml 以上）、无菌手套、无菌隔离衣）、肝素帽（无针接头），血管超声仪、血管鞘包、导针器、2% 利多卡因 1 支、1ml 注射器 1 副、肝素盐水

↓

操作过程

1. 备齐用物至床边，核对患者身份
2. 启动超声引导系统电源备用
3. 患者准备 取平卧位，最大范围暴露穿刺区域，必要时戴口罩、圆帽
4. 超声引导系统选择血管并定位、标记
5. 测量导管置入长度与臂围（术侧手臂外展 90°，测量自穿刺点经右胸锁关节至第三肋间；取肘窝上 10cm 处测量术侧上臂围，记录测量值）
6. 洗手，戴无菌手套
7. 皮肤消毒（打开静脉穿刺包，以穿刺点为中心用力摩擦消毒，范围为穿刺点上下 20cm 至整臂范围，先 75% 酒精 3 遍，再用 2% 葡萄糖酸氯己定醇 3 遍消毒）

操作过程 →

8. 建立无菌区（①打开无菌敷料包，以建立最大无菌屏障为原则依次铺大单和洞巾；②脱手套洗手；③依次在静脉穿刺包上按无菌原则放入PICC导管套件包、导针架套件、血管鞘套件、无菌透明敷贴等；④穿无菌隔离衣、戴无菌无粉手套；⑤ 1ml注射器抽利多卡因，20ml生理盐水备用）
9. 预冲（导管、连接器、减压套筒、肝素帽，并将导管浸泡于生理盐水中）
10. 安装探头（打开导针架套件包，取出无菌的探头保护套，将超声引导仪探头置入，并安装导针架备用）
11. 穿刺点上方10cm处扎止血带
12. 静脉穿刺（①将穿刺针安装在导针架上，注意针头斜面正对探头；②左手持无菌探头，右手持穿刺针；③操作者双眼直视显示屏，右手缓慢穿刺血管）
13. 送导丝（①见回血后停止进针，右手将导引钢丝置入穿刺针芯内5cm；②分离穿刺针与导针架；③减小穿刺针角度为5～10度；④松止血带；⑤换左手持穿刺针，右手缓慢置入导丝，体外余留5cm；⑥撤出穿刺针）

14. 局麻，送血管鞘（①扩皮；②沿导丝方向送入扩张器 / 血管鞘；③左手拇指固定，食指、中指按压血管鞘末端处上方的静脉止血，右手撤出导丝、扩张器）
15. 送入导管（以左手固定血管鞘，右手将导管送入鞘中，缓慢、匀速地推进导管，置入 10～15cm 时，嘱患者将头转向穿刺侧、并低头使下颌贴近肩部，置入预订长度后头复位）
16. 撤出穿刺鞘，抽回血，脉冲式冲管
17. 使用超声探头探查颈内静脉，判断导管未误入，撤出导引钢丝
18. 清洁穿刺点及导管外露部分
19. 修剪导管长度（保留体外 5cm 导管）。安装连接器，安装肝素帽，抽回血、脉冲式冲管、正压封管
20. 撤洞巾，清洁穿刺点及周围皮肤
21. 固定（① U 型；②免缝胶带一根固定连接器翼型部分；③以穿刺点为中心无张力贴膜；④塑形；⑤胶带蝶形交叉固定贴膜下缘，再横向固定；⑥胶布横向桥式固定肝素帽；⑦注明日期、外露长度、姓名）

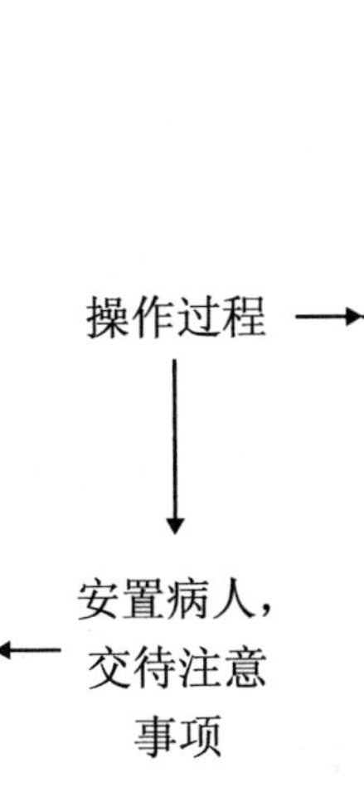

1. 术后适当行握拳松拳运动
2. 保持局部清洁干燥
3. 携带 PICC 导管可从事一般日常工作、家务劳动和体育锻炼，避免使用置管侧手臂提过重物体、引体向上、托举哑铃、打球等负重、反复屈伸、举高及手臂大幅度运动的锻炼，以防导管移位
4. 携带 PICC 导管可以淋浴，淋浴前用保鲜膜在肘弯处缠绕两三圈，上下缘用胶布贴紧，淋浴后检查贴膜下有无进水，有潮湿需及时更换敷料，避免游泳、泡澡

洗手、记录

（三）经验分享

1. PICC导管使用适应证

（1）输注肿瘤化疗药物。

（2）持续输注腐蚀性药物或刺激性药物。

（3）输注胃肠外营养液。

（4）需长期静脉输液的患者，如输注各种抗生素、血制品等。

（5）输注pH值小于5或大于9的液体或药物，以及渗透压超过600mosm/L的液体或药物；其他如早产儿、家庭病床患者。

2. PICC导管使用禁忌证

（1）穿刺部位有感染或损伤。

（2）上腔静脉压迫症。

（3）插管途径有放疗史、血栓形成史、外伤史、血管手术史。

（4）接受乳腺癌根治术或腋下淋巴结清扫术的术后患侧。

3. PICC导管使用穿刺时注意事项

（1）置管前正确评估患者静脉及全身状况，选择合适的静脉通路，签署知情同意书。

（2）置管前评估患者血小板计数、出凝血时间，血小板低下及凝血功能障碍患者必须建立静脉通路时，置管后需使用弹力绷带加压止血，定时放松。

（3）置管前讲解术中配合事项，即当导管置入10～15cm，即到达患者肩部时，需将头转向穿刺侧、并低头使下颌贴近肩部，以避免导管误向上置入颈静脉。

（4）置管首选贵要静脉，次选肱静脉、头静脉。

（5）操作全程严格无菌操作。

（6）置管过程中严密观察患者的病情变化，疏导患者情绪。

（7）操作者注意手眼协调，探头固定稳妥，勿用力过度。

（8）正确识别动静脉，避免误入动脉。

（9）置管过程中倾听患者主诉，如遇疼痛明显应重新选择血管穿刺，避免损伤神经。

4. PICC置管术后护理要点

（1）严格遵守无菌操作原则，防止导管相关性血流感染（CRBSI）。

（2）置管后24小时内更换敷贴，以后每7天换药一次或在发现贴膜被污染（或可疑污染）、潮湿、脱落及穿刺点渗血渗液时随时更换，以免导管及穿刺口感染和导管脱落。如用纱布敷料时应在48小时内换药。

（3）每日观察患者导管固定情况、外露长度；无菌透明贴膜是否有卷边、松动、潮湿、污染；穿刺点有无渗血、渗液、红、肿、热、痛。输液时每班检查重力滴速>120 滴 / 分。

(4) 保持导管通畅。每次输血、输液、给药前后都应用 10ml 以上的注射器脉冲式冲管。当药物间有配伍禁忌、输入血制品、高黏质液体后应增加冲管次数和量，注意不能靠输注生理盐水方式冲管。

(5) 输液停止或导管维护时要进行正压封管。

(6) 严禁使用小于 10 毫升注射器。

(7) 避免在置管侧肢体测量血压。

(8) 非耐高压注射型 PICC 导管不能用于高压注射泵推注造影剂等。

(9) 密切观察有无置管并发症的发生，发生异常及时处理。

九、血液病患者振动拍痰仪应用技术

(一) 操作目的

通过振动拍痰机[1]振动起到痰液松动而利于咳出的目的。

思维提示

(1) 振动拍痰机属Ⅱ类 B 型普通设备，由主机、传动系统和动力输出装置(即叩击头)组成，配有多种叩击头，可用于不同情况下的体位引流，不受体位的限制。

由于拍痰仪治疗力的深穿透性强，产生的定向治疗力可穿透皮层、肌肉、组织和体液，对于深度的痰液排出效果明显，在叩击、震颤和定向挤推工作间隔期间，作用力变化较为缓和，患者舒适感增强，尤其适用于耐受力较差的患者。对于痰液稠厚，不易咳出的患者，振动排痰可以使痰液易于咳出，利于肺炎控制。

(二) 操作流程

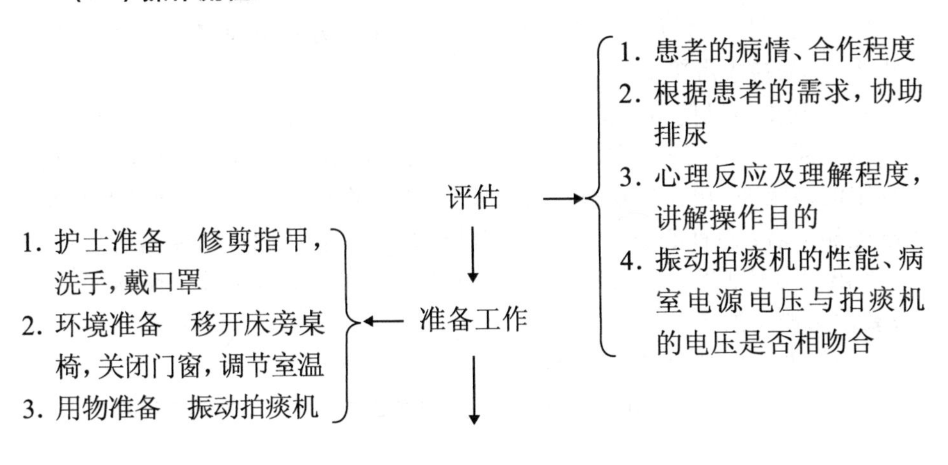

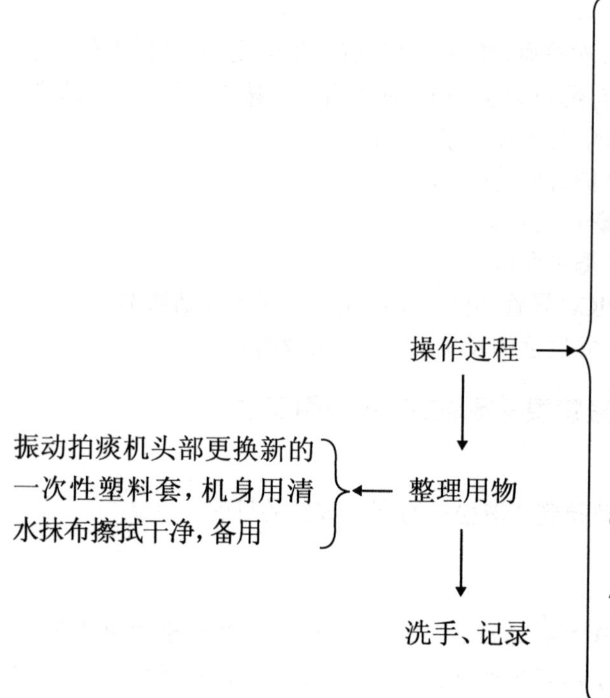

（三）经验分享

1．振动拍痰机的优点

（1）穿透性：集叩击、震颤和挤推三种功效于一身的综合治疗力，有极强的深穿透性，对于深度痰液的排出有着人工手法无可比拟的优势。

（2）功效性：患者在综合治疗力的作用下，不仅能排除痰液，有效清除呼吸系统的分泌物，减少受细菌感染的程度，而且还能起到改善肺部血液循环，预防静脉淤滞的作用，从而起到治疗和预防呼吸系统疾病的效果。

（3）稳定性：拍痰机产生的治疗力比人工手法方式更稳定、更缓和，持续性更久，更易被患者接受。

2．振动拍痰机使用禁忌证

接触部位皮肤感染；胸部肿瘤、血管畸形；肺结核、气胸、胸水胸壁疾病、未局限的肺脓肿；出血性疾病或凝血异常，有出血倾向者；肺部血栓及咯血；不耐受振动者；急性心肌梗死、心内血栓、房颤。操作部位出现出血点和淤斑；新出现血痰；患者高度紧张；患者出现心率增加、血压等生命体征变化者，要慎用振动拍痰机。

3．使用振动拍痰机的注意事项

（1）振动方法：从上至下，由外而内，每个部位叩击 30 秒左右，然后移动到下一个部位，直至整个胸廓（避开肩胛骨及脊柱）。对于感染部位，应延长叩击时间，增加频率，并用手对叩击头增加压力，促进其深部排痰。

（2）对于正在静脉点滴的患者，请在使用振动拍痰机前详细检查是否有无渗漏、脱针现象。

（3）对于可以行走的患者，在进行叩击治疗后，可以请患者下床进行活动，以帮助肺部纤毛运动，促进痰液排出。

（4）对于无自主咳痰能力及昏迷的患者，请在使用振动拍痰机前准备好吸痰设备，并在操作中严密观察患者病情变化。

参考文献

1. 尤黎明，吴瑛．内科护理学．第5版．北京：人民卫生出版社，2002
2. 孙琛．临床用药大全．上海：中国百科全书出版社，1995
3. 张之男，沈悌．血液病诊断及疗效标准．北京：科学出版社，2007
4. 中华医学会．临床诊疗指南 血液学分册．北京：人民卫生出版社，2006
5. 宋善俊，陆道培，郝玉书．白血病．武汉：湖北科学技术出版社，2004
6. 陈灏珠．实用内科学．北京：人民卫生出版社，2009
7. 周剑锋，孙汉英，张义城．血液病诊疗指南．第3版．北京：科学出版社，2013
8. 叶任高，陆再英，谢毅等．内科学．第6版．北京：人民卫生出版社，2004
9. 韦小乐．培门冬酚替代治疗急性淋巴细胞白血病的观察胡护理．护士进修杂志，2012（21），1976-1977
10. 王金桥．急性淋巴细胞白血病48例临床护理．齐鲁护理杂志，2009．03
11. 郝良佳，迟昨菲，刘卓刚．PH+急性淋巴细胞白血病的治疗策略．西安：现代肿瘤医学，2010．11．18（11）：2285-2286
12. 张之南，郝玉书，赵永强等．血液病学．第2版．北京：人民卫生出版社，2013
13. 闰曼，肖燕．血液病临床护理上的体会．北京：中国误诊学杂志，2009，20
14. 郭智，张波．16例恶性组织细胞病的诊断分析．实用诊断与治疗杂志，2007，21（5）395-396
15. 黄晓军．血液病学．北京：人民卫生出版社，2009
16. 黄晓军．血液内科诊疗常规．北京：中国医药科技出版社，2013
17. 薛凤珠，韩艳飞，翟红岩．造血干细胞移植健康教育．北京：军事医学科学出版社，2014
18. 王颖，颜霞．移植护理必备．北京：北京大学医学出版社，2013
19. 侯彩妍，王国权．造血干细胞移植护理手册．北京：军事医学科学出版社，2009
20. 鲁建春．血液科护理手册．北京：科学出版社，2011
21. 颜霞．实用血液科护理及技术．北京：科学出版社，2008
22. 张之南，沈悌．血液病诊断及疗效标准．第3版．北京：科学出版社，2007
23. 李秀云，赵锋．临床护理指南．北京：科学出版社，2009
24. 姚尔固．恶性血液病的诊断与治疗．北京：人民军医出版社，2004

25. 马梁明，杨林花. 血液科主任医师查房. 军事医学出版社，2011
26. 黄璐. 深低温冻存脐血最佳输注时间的研究. 安徽医科大学，2013
27. 黄璐，宋瑰琦，吴云. 深低温冻存脐血复温后输注导致高血压的影响因素分析. 护理学报，2012

57检